나는 나를 보았다

나는 나를 보았다

페니 사토리 지음 | 박정희 옮김

한얼

일러두기

이 책에 수록된 사례들 중 대부분은 지난 몇 년간 사람들에게서 받은 편지와 이메일을 재구성한 것이다. 많은 이들이 자신의 이야기를 책에 인용하는 것을 허락하되 익명을 요구했다. 그렇기 때문에 나도 그들의 의견을 존중하였다.

페니 사토리 박사가 간호사로 일하는 동안 겪은 일들은 모두 실제 사건을 바탕으로 하고 있으나, 인물의 이름과 일부 정보는 환자의 신원을 보호하기 위해 바꿨음을 밝힌다.

추천사

인간의 영성을 이해하는 것은 곧 인간과 삶을 아는 길이다. 그리고 궁극적으로는 지금 이 순간을 더 가치 있게 한다. 이 책은 우리의 보편적 경험과 일반적 의식을 뛰어넘는다. 그럼으로써 인간의 더 깊은 체험과 의식이 다양한 구조와 상태에 존재할 수 있음을 보여준다. 또한 삶과 존재의 아름다움과 죽음의 신비도 깨닫게 해준다. 의미 있는 삶을 추구하거나 행복한 죽음(well-dying)에 관심이 있는 독자라면 이 책에서 그 답을 발견할 것이다.

김행신 (한국정신과학학회 뇌상담 연구가, 미래마음연구소 소장)

놓치기 아까운 책이다! 사토리 박사의 이력은 특별하다. 간호사였던 사토리 박사는 매일 죽어가는 환자들과 함께하며 임사체험 분야에서 손꼽힐 중요한 연구를 마쳤다. 학술적인 내용임에도 읽기 쉽고 재미있다. 독자들의 삶을 바꿀 심도 있는 '지혜의 보물'이 가득하다.

제프리 롱 (의학 박사, 뉴욕타임스 베스트셀러
《죽음 그 후Evidence of the Afterlife: The Science of Near-Death Experiences》 저자)

중환자실에서 20년 넘게 임종 환자들을 돌봤고, 임사체험 연구로 박사 학위까지 취득한 사토리 박사는 죽음과 임종에 대해 이야기할 자격이 있다. 사토리 박사는 임사체험을 통해 죽음의 과정을 이해할 수 있는 사람이다. 그리고 이에 대한 연구가 많아질수록 말기 환자들을 더 잘 간호할 수 있다고 믿는다. 죽음의 필연성을 인정하는 것은 환자에게 꼭 필요한 과정이다. 회복 가능성이 희박한 상황에서도 환자들을 과도한 외과적 치료에 노출시키는 현 의료 체계에 이 책은 의미심장한 논의점을 제공한다.

폴 배드햄 (웨일스 대학교 트리니티 세인트 데이비드 신학 종교학 명예교수)

간호사였던 페니 사토리 박사는 고통스럽게 죽어가는 환자와의 만남을 계기로 임사체험을 연구하기 시작하였다. 죽음 이후에 무엇이 있는지 탐구하기 위해서가 아니라, 살아있는 동안 삶의 질을 높이기 위해서였다. 사토리 박사의 목적은 '환자들이 죽음을 이해함으로써 질병의 의미를 발견하고 평안한 삶을 누리게 하는 것'이다. 사토리 박사의 헌신으로 의료인들은 귀한 자료를 얻었다. 이는 임종을 맞이하는 환자와 그 가족들, 나아가 언젠가 죽음과 마주할 우리 모두에게도 꼭 필요한 책이다.

브루스 그레이슨 (의학 박사, 버지니아 대학교 신경의학, 신경행동학 교수)

이 책에는 임사체험에 대한 포괄적 연구 결과와 그 밖의 관련 현상들이 수록되어있다. 그래서 이 분야에 관심 있는 대중은 물론 의료전문가들에게도 유용한 정보를 제공한다. 이 책은 사람들에게 삶의 이유를 생각하게 하고, 죽어가는 이들을 인도적으로 대할 수 있는 혁명적인 방법도 제시한다.

제니스 홀든 (교육학 박사, 노스텍사스 대학교 교육대학교수)

한국어판에 부쳐

제 책이 한국어로 번역되어 출간된다는 소식을 들었을 때 무척 기뻤습니다. 이 책에서 다루는 내용이 매우 중요하며, 또 세상 모든 사람들과 밀접하게 연관된 것임을 새삼 확인할 수 있었으니까요. 이 책을 계기로 한국에서도 이러한 현상에 대한 인식이 확대되고, 경험자들이 자신들의 체험을 드러내고 나눌 수 있게 되기를 바랍니다.

임사체험을 한 많은 사람들이 오랫동안 자신의 경험을 이해하지 못한 채 살아갑니다. 주변 사람들로부터 눈총을 받는 것이 두려워 쉽게 터놓고 이야기하지 못하는 것이지요.

본문에서 거론하고 있듯이 이러한 현상은 체험자의 문화적 배경에 따라 다소 차이는 있지만, 모든 문화권 안에서 일어나고 있습니다. 저로서는 아직 한국의 임사체험 기록을 많이 접하지 못했습니다. 여러분 중에 혹시 이러한 체험을 하신 분이 있다면 제게 들려주시기를 바랍니다. 여러분이 경험한 임사체험을 배움으로써 제가 이 분야의 연구에 기여할 수 있으리라고 확신합니다.

임사체험은 우리 모두에게 삶의 지혜를 선사하는 매우 중요한 현상입니다. 이 책이 독자 여러분들이 임사체험에 대해 더 많은 관심을 가지는 계기가 되기를 바랍니다.

저를 만나고 싶으신 분은 제 홈페이지(www.drpennysartori.com)를 방문해주시기 바랍니다. 감사합니다.

페니 사토리

감사의 말

감사의 마음을 전할 사람이 너무나 많다. 그들의 도움이 없었다면 나는 이 책을 쓸 수 없었을 것이다. 임사체험이라는 주제에 관심을 갖게 된 다음부터 (정서적·재정적으로) 나를 계속 지원해준 남편 엔리코에게 먼저 감사를 전한다. 남편이 연장 근무를 해준 덕에 나는 근무시간을 줄여가며 연구에 매진할 수 있었다. 내가 책을 쓰는 데 집중하도록 도와주고 이해해준 다른 가족과 시댁 식구들, 친구들에게도 고마움을 전한다.

1997년부터 2005년까지 내 박사 과정 지도 교수였으며, 지금까지 귀한 조언과 도움을 베풀어 주신 폴 배드햄 교수와 피터 펜위크 박사에게 감사드린다. 내가 이 연구를 진행하는 동안 대학교 수업료를 지원해준 뉴욕의 라이프브릿지재단Lifebridge Foundation도 고마움을 표하는 바이다.

모리스톤 병원과 싱글톤 병원 중환자실의 동료들에게도 큰 도움을 받았다. 이들의 수가 너무 많아 여기에 적지 못하는 것을 양해해주었으면 한다. 훌륭한 사람들과 함께 일할 수 있었다는 축복과 특권에 감사한다. 두 병원에서 몸담았던 시간들은 나에게 즐겁고, 잊지 못할 기억이 되었다. 두 병원에서 일했다는 사실을 앞으로도 항상 자랑스러워할 것이다. 함께했던 동료와 환자들이, 그리고 간호사 일이 지금도 그립다. 물론 야간 근무와 주말 근무를 했던 것, 새벽 5시 45분에 일어나 오전 근무를 했던 것은 전혀 그립지 않지만!

핌 반 로멜 박사에게도 감사드린다. 로멜 박사와는 전부터 이메일을 주고받던 사이다. 하지만 실제로 처음 만난 것은 2006년이었다. 그때 우리 두 사람은 미국 텍사스 주 휴스턴에서 열린 국제임사체험연구협회 컨퍼런스에 강사로 초빙되었다. 그리고 2012년 생명윤리포럼이 열린 미국 위스콘신 주 매디슨에서 다시 만났다. 2001년 의학저널 〈란셋〉지에 저명한 임사체험 연구를 발표했던 로멜 박사가 이 책의 서문을 써 주었다는 것은 내게 큰 영광이다.

누구보다 내가 병원에서 만난 환자들에게 가장 크게 감사를 드린다. 특히 죽음에 대한 연구를 시작하는 계기가 되었던 한 환자와, 지난 몇 년간 내가 알게 되었던 임사체험자들 모두에게 감사한다. 인터뷰 시간을 내 주고 자신의 이야기를 책에 싣도록 허락해주신 그분들이 몹시 고맙다. 당신들이 나의 가장 위대한 스승이다.

페니 사토리

차 례

베릴 할머니(1927~2009)와

내 남편 엔리코,

동생 줄리안과 그의 파트너 크리스토퍼,

우리가 모두 함께했던 2009년의 봄과 여름에 이 책을 바친다.

그 시간이 진정한 선물이었다.

서 문

죽음을 경험한 사람들의 이야기가 우리 의료 체계에, 나아가 죽음을 부정하는 현대 물질주의 사회에 시사하는 바는 무엇일까? 페니 사토리는 이 책에서 솔직하고 명쾌하게 그 답을 제시한다. 사토리는 임종을 앞둔 환자들을 직접 돌보고, 또 그들과 이야기를 나누면서 삶과 죽음에 대한 자신의 인식을 송두리째 바꿀 수 있었다. 특히 죽어가는 한 환자와의 만남이 연구를 시작하는 계기가 되었다.

환자들에겐 안된 일이지만 아직도 많은 의료계 종사자들이 임사체험과 이에 관한 최신 연구에 무지하다. 환자가 죽음의 경계를 넘는 위기의 순간에 경험하는 임사체험이나 특이한 의식 활동에 회의적인 사람들이 지금도 내 주변에 많다. 이런 현상들이 우리 서구 문화권 안에서 형성된 기존의 관념들과 부합하지 않기 때문이다. 자신도 임사체험을 경험해보지 않고서는 그것이 무엇인지, 그것으로 삶이 어떻게 바뀌는지 이해하는 것이 불가능한 것 같다. 그래서 아직도 임사체험은 많은 의사, 심리학자, 환자와 그 가족들에게 불가해한 미지의 현상이다. 분명 의식불명에 빠졌던 사람이 자신의 상태를 선명하게 기억하는 것을 어떻게 과학적으로 설명할 수 있을까? 몇 분 동안 심장이 멈췄던 사람이 깨어난 다음부터 완전히 다른 삶을 사는 것이 어떻게 가능할까? 많은 이들이 임사체험을 통해 의식 속 무한한 차원과 접촉하는 듯하다. 그 잊을 수 없는 기억 때문에 세계관이 변화하고, "분명 나 자신인데 다른 사람이 된 것 같다"라고 말하는 것이다. 그러므로 임사체험은 의학적으로 이해해야 하고, 정신적·영적 위기 상황으로 풀이해야 한다.

특이한 의식 상태 또는 '변성變性' 의식 상태에 관한 자료는 이미 많다. 하지만 의료계 종사자들은 물론 많은 사람들이 임사체험과 그로 인한 삶의 변화에 대해 알지 못한다.

현재의 의학 지식으로는 순환기와 호흡이 멈춘 심정지 상태, 뇌파가 심하게 파괴된 깊은 혼수상태, 말기 암으로 생명을 위협받는 상태에서는 의식이 활동할 수 없다는 것이 정설이다. 그러나 심정지 상태나 혼수상태에 빠져서 의식을 잃은 환자들이, 역설적으로 의식이 더욱 선명해지는 경험을 한 사례들이 보고되고 있다. 즉, 시공간의 제한을 받지 않고서 인지기능과 감정, 자기 정체성을 갖고 있었다는 것이다. 또 유년기의 기억을 떠올리는 경험, 생명을 잃은 육체에서 이탈하거나 자신을 위에서 내려다보는 것 같은 경험을 한다.

레이먼드 무디의 저서 《다시 산다는 것Life after Life》이 발표된 이래 이렇게 특이한 의식의 경험을 임사체험Near-Death Experience, NDE이라고 부른다. 임사체험은 의식이 증폭된 특별한 상황에서 목격한 일련의 인상에 대한 기억이라 정의할 수 있다. 여기에는 유체이탈을 비롯하여 편안한 기분이 드는 것, 터널과 빛을 보고 이미 죽은 가족을 만나는 것, 자신의 인생을 회고하는 것, 의식이 다시 몸으로 돌아가는 것과 같은 '만국' 공통의 요소가 포함된다. 임사체험이 일어나는 상황으로는 심정지(임상적 사망), 과다출혈로 인한 쇼크(출산), 외상성 뇌손상이나 뇌졸중에 의한 혼수상태, 익사 직전(어린이의 경우)이나 질식 등이 있다. 하지만 임사체험은 생명이 즉각적으로 위협받지 않는 질병이나 우울증(존재적 위기)을 앓을 때, 고립되었거나 명상(깨달음을 얻는 경험 또는 우주와 일체가 되는 경험)을 할 때, 교통사고를 당한 직후(죽음에 대한 공포), 질병 말기(임종 직전)에, 때로는 아무 뚜렷한 이유가 없을 때에도 나타난다. 이러한 임사체험에는 사람의 삶을 변화시키는 힘이 있다. 임사체험을 한 사람들은 모두 전과는 다른 인생관이나 세계관을 가지게 되었다. 또한 직관력이 예민해졌으며, 죽음에 대한 공포를 더 이상 느끼지 않게 되었다. 현대에는 심폐소생술을 비롯하여 위험한 질병에 걸려도 낫게 할 정도로 의술이 발달해 임사체험을 경험하는 사람들도 늘어나고 있다.

임사체험의 내용과 영향은 세계적으로 비슷하다. 하지만 일정한 틀이 없고, 또 체험자의 주관도 개입된다. 그래서 개인의 문화적·종교적 배경에 따라 이를 묘사하고 해석하는 언어도 달라지기 마련이다. 최근 독일과 미국에서 이루어진 한 무작위 여론 조사에 따르면, 전체 서구 인구의 4퍼센트에 해당하는 사람들이 임사체험을 경험했다. 그러므로, 놀랍겠지만, 이는 영국에서 250만 명이, 유럽에서 2000만 명 이상이, 그리고 미국에서 900만 명이 임사체험을 했을 가능성이 있다는 뜻이다.

사토리는 임사체험의 원인과 내용, 영향을 파악하기 위해, 그리고 이에 대한 사람들의 무지를 해소하기 위해 자발적으로 연구를 시작했다. 당시에는 대부분의 의료직 종사자들이 임사체험을 인정하지 않았다. 이러한 사례들이 있다는 이야기는 나돌았지만, 그 진위는 확인할 수 없었다. 특히 유체이탈Out of Body Experience, OBE 현상은 더욱 그랬다. 환자가 체험 당시 정말 죽음에 근접했는지, 심장이 멈췄는지, 의식을 잃었는지, 어떤 약물이 투여됐는지, 혈액 양이 변화했는지 등을 확인할 길이 없었던 것이다. 하지만 사토리가 연구를 시작하면서, 그리하여 이에 관한 의학적 정보를 제공하면서 임사체험을 부인하거나 산소 결핍, 약물 등 물질적 요인에서 비롯된 것으로 무시해 버리기가 어려워졌다.

페니 사토리가 연구한 환자는 총 3개 집단이다. 첫 번째 집단은 자료를 수집한 첫해 동안 중환자실에 들어왔다가 회복된 환자들이다. 총 243명 중 2명(0.8퍼센트)이 임사체험을, 2명(0.8퍼센트)이 유체이탈을 경험했다고 조사되었다. 하지만 다른 임사체험 요소는 발견되지 않았다. 두 번째 집단은 자료를 수집하는 5년 동안 심정지를 경험한 후 회생되었다는 환자들이다. 이 집단의 전체 환자는 39명으로 훨씬 적었다. 하지만 이들 중에서 임사체험을 한 환자는 확연히 많은 7명(17.9퍼센트)으로 보고되었다. 이는 다른 연구자들이 발표한 3건의 심정지 환자 연구 결과와 거의 유사한 비율이다. 세 번째 집단은 자료를 수집하는 5년 동안 보고된 모든 임사체험 환자들이다. 이들은 심정지나 응급 상황에서 의식을 잃었다 회생한 환자들로 5년간 총 15명이 임사체험을 했고, 이 중 8명이 유체이탈을 경험했다.

놀랍게도 임사체험을 한 심정지 환자들을 조사한 근래 몇 건의 연구들을 살펴보면 그 결과가 크게 다르지 않다. 이제 의학적으로도 임사체험을 더 이상 간과할 수 없다. 이제는 임사체험을 죽음에 대한 공포나 약물, 산소 결핍에서 비롯된 환상, 환각 또는 정신 이상으로 치부할 수 없는 것이다. 페니 사토리도 결론에서 말하는 것처럼, '인간의 의식'이란 뇌가 살아있을 때에만 작동하는 부차적 기능'이라는 주류 과학계의 정설을 '믿는' 이상, 임사체험을 과학적으로 설명하는 것은 불가능하다. 뇌 기능이 멈춘 상태에서도 의식이 있어서 어떤 경험을 하고, 그것들을 생생하게 증언한다는 주장은 현대 의학과 병립하지도 않는다. 대다수의 의사, 철학자, 심리학자 들이 가지고 있는 물질적 관점으로는 뇌와 의식의 관계를 제대로 설명할 수 없는 것이다. 그러나 인간의 의식이 뇌 기능과 항상 병행하여 작동하는 것은 아니다. 그리고 의식이 육체와 분리된 채 더욱 고취되는 현상을 뒷받침할 수 있는 근거도 충분하다. 유럽과 미국에서 임사체험을 연구한 다수의 학자들이 부득이하게 도달하는 결론은, 뇌가 의식을 깨어있게 하는 것이 아니라는 사실이다. 즉, 뇌 안에 의식을 받아들이는 기능이 있음이 분명하다는 사실이다. 이때 뇌는 무전기, 송수신기, 또는 접속기 등으로 기능한다. 의식을 비국부적이며 '유비쿼터스ubiquitous'한, 즉 편재한 현상으로 이해하려는 시도를 통해, 우리는 과학의 물질주의적 패러다임에 대해 자연스레 이의를 제기하게 된다.

최근에는 놀라운 연구 결과와 결론들이 도출되고 있다. 하지만 임사체험에 대한 의료계 종사자들의 교육과 인식은 여전히 부족하다. 임사체험에 대한 복합적인 이해가 없다면, 이러한 현상이 일어났을 때 적절하게 대응할 수 없을 것이다. 의료계 종사자들은 환자가 임사체험을 하고

난 후, 그리고 많은 경우 회복 기간 동안 지속적으로 만나는 사람들이다. 임사체험을 한 사람들이 자기 경험을 이해받지 못한 채 다시 삶에 적응해 간다는 것은, 보통 사람들이 상상할 수 없을 만큼 힘든 일이다. 환자들은 남들에게 불신과 조롱을 받는 것이 두려워 자신의 경험을 이야기하기를 꺼린다. 사람들의 차가운 반응을 보고 다시는 자신의 경험을 이야기하지 않겠다고 다짐하기도 한다. 그래서 남이 관심을 보이는 것을 꺼리며, 공적인 자리에서 자신의 경험을 이야기하지 않는다. 이 책에 인용된 사례들의 환자들 역시 익명을 요구하였다.

이 책은 페니 사토리가 지난 20년간 죽음의 의미를 이해하면서, 그로부터 삶의 귀중한 교훈을 배우고자 노력한 데 따른 결실이다. 그 과정에서 페니 사토리는 한 번도 관심을 가진 적 없었고, 그래서 전혀 알지 못했던 사실에 눈뜰 수 있었다. 환자들의 놀라운 이야기를 인용하면서 페니는, "현재에 충실하고, 마지막 순간까지 해야 할 일을 미루지 말라"는 충고를 우리에게 건넨다. 선입견 없이, 비판하지 말고, 우리는 체험자들의 이야기에 귀를 기울일 필요가 있다. 그러면 삶과 죽음에 대한 생각이 완전히 바뀔 것이다.

열린 마음으로 이 책을 읽는다면 죽음에 이르는 경험을 하지 않고서도 지혜를 얻을 수 있다. 나는 의료계 종사자나 임사체험자뿐 아니라, 지금 불치병을 앓는 환자들과 그 가족들에게도 이 책을 강력히 권한다.

핌 반 로멜
심장전문의, 《삶 너머의 의식Consciousness beyond Life》 저자

들어가는 말

사람이 죽는다는 것은 누구나 안다. 하지만 그것을 믿는 사람은 아무도 없다. 정말 죽음을 믿는다면 우리는 이렇게 살지 않았을 것이다. … 죽는 법을 배우라. 그러면 사는 법도 알게 된다.

– 모리 슈와르츠[1]

침대에 누운 환자의 몸을 돌리려던 찰나 밖에서 심박동 정지를 알리는 비상벨 소리가 들렸다. 나는 하던 일을 멈추고 동료에게 내 환자를 봐달라고 부탁한 다음, 비상벨이 울리는 병실로 달려갔다. 몸에서 아드레날린이 솟구치는 것을 느꼈다. 가 보니 내가 맨 먼저 도착했다. 나는 환자의 흉부를 압박했다. 뒤를 이어 달려온 동료 간호사가 환자의 기도氣道를 확보했다. 몇 초 간격으로 다른 간호사들도 달려왔다. 동료들은 각각 흉부 압박 주기를 세고, 공기 주입식 매트리스의 공기를 빼고, 심폐소생기를 준비하고, 응급약품을 가져왔다. 어떤 간호사는 흉부 압박을 교대하기 위해 대기하고, 또 누군가는 비상사태를 대비해서 다른 약품을 가지러 뛰어갔다.

"밥, 정신 차려요!" 나는 환자의 가슴을 누르며 소리쳤다. 팔이 떨어져나갈 것처럼 아팠다. 그래도 나는 환자를 살리고야 말겠다고 마음먹었다. 15분이 흐른 뒤 불규칙한 심장박동이 모니터에 나타났다. 점차 심장 박출량도 정상으로 돌아왔다. 한 사람의 생명을 구하다니, 뭐라 말할 수 없는 기분이 들었다.

밥은 내가 담당하는 환자가 아니었다. 하지만 그날 이후 나는 몇 번이나 그의 방에 들렀다. 그는 인공호흡기를 쓴 채 혈압 유지 약물을 투여받았다. 예전에는 나를 보고 웃거나 아는 척도 했지만, 이제는 눈도 깜빡일 수 없었다. 이제는 더 이상 해줄 수 있는 치료도 없을 만큼 그의 상태는 악화된 것이다. 다들 최선을 다한 보람도 없이 밥은 열흘 뒤에 세상을 떠나고 말았다.

그렇게 그가 떠나자 나에겐 큰 실의가 찾아왔다. 당시 나는 중환자실에서 일한 지 한 달 남짓 되었고, 생명을 구하는 일을 한다는 것에 대해 영웅이나 된 듯한 자부심을 느끼고 있었다. 그러나 나이가 어리고 의욕이 너무 앞섰기 때문일까? 나는 생명을 구하고 치료하는 일에만 관심이 있을 뿐이었다. 정작 환자들의 감정이 어떨지에 대해서는 전혀 관심이 없었다. 병과 싸워 이기지 못하고 결국 세상을 떠나는 환자가 속으로 어떤 생각을 하는지는 한 번도 고려한 적이 없었던 것이다.

그렇게 18개월이 지난 1995년의 어느 날, 내 삶이 바뀌는 일이 일어났다. 나는 야간 근무를 하며 임종을 앞둔 어떤 환자를 돌보고 있었다. 14주 동안이나 중환자실에 머물던 환자였기 때문에 익히 아는 사이였다. 이전 근무자로부터 교대를 받고 그 환자에게 인사를 했다. 그리고 기기들을 체크한 다음, 늘 하던 대로 그의 몸을 닦으려던 참이었다. 침대 높이를 조정하려고 손잡이를 만지는 순간 환자가 침대 밖으로 튀어나올 것처럼 고통에 몸부림을 쳤다. 온몸은 뻣뻣하게 오그라들었고, 두 팔은 공중에서 허우적거렸다. 얼굴은 흉하게 일그러졌다. 그와 눈이 마주친 순간 내 주변의 모든 것이 정지된 것 같았다. 모든 소음이 일시에 사라졌다. 인공호흡기가 작동하고, 정맥 내 주입펌프기를 통해 약물이 떨어지고, 투석기가 돌아가고, 주변에 간호사들이 분주하게 오갔다. 하지만 이 모든 움직임이 순식간에 사라졌다. 그리고 나는 오직 그가 느끼는 그 순간의 감정만을 이해할 수 있었다. 그는 목의 절개관에 연결된 인공호흡기 때문에 말을 할 수는 없었다. 하지만 그의 입술은 이렇게 애원하는 것 같았다. "제발, 나 좀 가만둬…. 그냥 죽게 해 줘." 그 눈빛을 나는 지금도 잊을 수 없고, 앞으로도 잊을 수 없을 것이다. 거기에는 눈물과 고통, 공포가 가득했다. 어찌나 충격이 컸던지 나는 5분 넘게 아무것도 하지 못하고 멍하게 서 있었다. 이윽고 의사가 와서 더욱 강력한 진통제를 투여했다. 하지만 그는 여전히 고통스러워했다. 나는 무엇을 해야 할지 몰랐다. 몸을 닦자니 환자에게 더 고통을 줄 것 같았고, 안 닦자니 나중에 수간호사로부터 야단을 맞을 것 같았다.

나는 침대 주변에 커튼을 친 다음 그가 안정을 되찾도록 나름대로 최선을 다했다. 그래서인지 그의 상태도 곧 어느 정도 누그러졌다. 몸을 닦아도 되겠냐고 물어본 다음, 손이 닿는 데까지 그를 닦아주었다. 그리고 옆에 앉아 그의 손을 잡았다. 몇 시간 후 그는 안정을 되찾고 눈을 감더니 슬며시 잠들었다. 그날 근무 내내 내 머릿속에는 '그가 무엇을 느끼고 있었을까?'라는 생각이 떠나지 않았다. 그는 인생의 마지막 지점에 서 있었다. 중환자실에 있는 지난 14주 동안 말 한마디 할 수 없었고, 몸속 모든 기관에 연결된 온갖 기계에 의지해 목숨을 연명하고 있었다. 잠도 제대로 잔 적이 없었다. 말하자면 삶의 모든 영역이 간호사들에 의해 유지되고 있었다. 다음 날 새벽, 근무를 마친 후 차를 몰고 집으로 돌아오는 길에 눈물이 그치지 않았다. 그에 대한 생각을 떨칠 수 없었고, 잠도 오지 않았다. 아침나절 병원에 전화를 걸었더니, 내가 일을 마치고 2시간 후에 그 환자가 세상을 떠났다고 했다. 이 일로 매우 큰 충격을 받은 나는, 간호사 일을 그만둘까 심각하게 고민했다.

이 사건이 있은 후 나는 삶의 마지막 단계에 이른 환자들이 그 환자의 경우와 비슷한 경험을 한다는 사실을 알게 되었다. 나는 임종 환자와 환자 가족들에게 더욱 마음을 쏟았다. 그들을 안아주고 뭔가 도움이 될 만한 일을 하고 싶었다. 하지만 내게는 그럴 능력이 없었다. 그러다가 문득 이런 생각이 들었다. '과연 무슨 수를 써서라도 환자를 살려야 할 만큼 죽음이 그렇게 나쁜 것인가? 죽는다는 게 도대체 뭐길래? 죽으면 어떻게 될까? 우리는 왜 그리도 죽음을 두려워할까? 우리는 왜 죽음에 대해 이야기하지 않을까?'

이후 몇 달 동안 나는 늘 우울했다. 병원에서도 마치 일하는 로봇이 된 기분이었다. 임종 환자를 잘 돌보는 법을 가르치는 교육 과정을 알아보기도 하였다. 하지만 중환자 병동에 적용할 만한 과정은 찾을 수 없었다(지금도 없다!). 그래서 죽음에 관한 책을 모조리 읽기 시작했다. 그러다가 임사체험에 대해 알게 되었고, '이 사람들은 지금 죽음이 전혀 두려워할 것이 아니라고 말하고 있구나!' 하고 깨달았다. 그동안 간호사로서 내가 받았던 교육에 의하면 임사체험은 환각이나 자신의 소원을 보는 것에 불과했다. 하지만 점점 체험자들에 대해 궁금한 마음이 생기는 것은 어쩔 수 없었다. 그래서 돌보던 환자들에게 혹시 이런 경험을 해보았느냐고 물었다. 하지만 그런 일을 겪었다는 사람은 단 한 명도 없었다.

그 무렵 함께 일하는 간호사 한 명이 내가 너무 의기소침해지고 유머 감각도 없어졌다며 나를 걱정해주었다. 그러면서 그녀는 내가 당시의 고민을 털어놓도록 직무개선평가회의를 소집하였다. 2시간 동안 나는 지난 몇 달간 겪었던 일과 내가 느낀 좌절감을 토로하였다. 내 말을 듣고 놀란 그 간호사가 말했다. "우리 모두 생각해 볼 만한 이야기인 것 같아요. 그럼 이제부터 어떻게 하는 게 좋을까요?" 모임을 마치기 전에 상황을 개선할 수 있는 방안을 제시해야 했다. 나는 중환자실에 남아 임사체험 연구를 시작하고 싶다고 했다. 내 말에 그 간호사는 웃더니 그러한 연구를 시작하려면 병원의 윤리위원회에서 허가를 받아야 한다고 했다. 그러면서 자문위원들이 허가해줄 리 없다고 덧붙였다. 그녀는 워낙 실현 가능성이 없는 계획이라며 내 말을 평가회의록에 기재하지도 않았다. 하지만 나는 이것이 내가 원하는 일임을 확신했다. 그렇기 때문에 누구도 나를 막을 수 없었다.

그로부터 2년 후 나는 윤리위원회와 우리 부서 책임자, 그리고 자문위원들의 허가를 받았다. 그리고 이 분야의 선두적 권위자인 폴 배드햄 교수와 피터 펜윅 박사의 지도 아래, 영국에서는 처음으로 임사체험에 대한 장기 프로젝트를 시작했다.

나는 임종하는 한 환자와의 만남을 계기로 1997년부터 연구를 시작하였다. 그 후 8년간 오직 이 연구에 내 삶을 쏟아부었다. 죽음이 무엇인지 이해함으로써 내가 돌보는 환자들이 예전의 그 환자가 겪은 것과 같은 일을 겪지 않도록 돕고 싶었다. 기술·과학 분야의 전문 독자들을 위해 연구의 모든 내용과 수치, 통계, 논의점 그리고 결론은 이미 학술 자료로 발간한 바 있다.[2]

내 강의, 특히 공개 강의에 많은 이들이 오는 것을 보면 일반 대중과 의료계 종사자들 모두 이 주제에 관심이 많고, 더 알고자 하는 것이 분명하다. 연구 결과가 신문에 실리자 전 세계 많은 사람들로부터 연락이 왔다. 기대하지 못한 반응이었고, 또 너무 쑥스러운 나머지 나는 언론의 주목을 가급적 피하고 싶었다. 하지만 내가 연구한 바를 전하기 위해 영국의 텔레비전과 라디오 프로그램에 출연하였다. 심지어 콜롬비아, 브라질, 뉴질랜드까지 가야 했다. 어디에서든 사람들은 내 연구에 대해 물었다.

그러나 내가 연구한 내용에 대해, 특히 죽음 이후의 삶에 대해 많은 오해도 받았다. 분명히 말하지만, 나는 사후세계가 있음을 주장하지도 부정하지도 않는다. 다만 죽음의 과정을 이해함으로써 임종하는 환자들을 더 잘 돌보기를 원한다. 나는 앞서 글의 첫머리에 임종하는 환자와의 만남에 대해 썼다. 하지만 그것만으로는 그날 밤 내가 느꼈던 감정의 깊이를 다 표현하지 못한다. 그 환자에게 무슨 일이 있었는지도 다 쓰지 않았다. 하지만 1995년 그날, 그 환자와 나눈 교감은 내가 지금까지 이 연구를 계속할 수 있었던 동기 그 자체였다. 내게는 죽음을 앞둔 환자들을 더 잘 돌보는 것 이상의 목적은 없다. 우리 인생에서 단 한 가지 확실한 것이 있다면, '죽음이라는 주제에서 벗어난 사람은 아무도 없다'는 것이다. 나는 그 환자가 걸었던 고통스러운 길을 밟고 싶지 않다.

내가 병원에서 진행한 연구는 대부분 심정지 환자들을 대상으로 하였다. 하지만 임사체험은 다른 환경에서도 일어날 수 있다. 그렇기 때문에 이에 대해서도 나중에 다룰 것이다. 지난 수년간 사람들은 수백 건이 넘는 임사체험 사례들을 나에게 들려주었다. 이 책에서는 그중 일부를 소개했다. 하지만 흥미롭고 가치 있는 사례들이 많다보니, 그중 어느 것을 소개할지 결정하기가 무척 어려웠다. 소개된 증언들은 교정을 좀 보고 이름을 지웠을 뿐이다. 그 외에는 모두 원본 그대로다. 바라건대, 내 21년의 간호사 경험과 박사 학위 연구 자료, 그리고 이때까지의 생각이 담긴 이 책이 독자들에게 쉽게 다가가기를 바란다. 많은 독자들이 이 책을 읽고 임사체험의 사례를 접하기를, 이것이 단지 환각 현상이 아니라는 사실을, 그리고 이 책에서 배울 점이 있음을 발견하기를 바란다. 부디 임사체험에 대해 관심과 깊은 통찰을 가지기를 바란다. 나아가 혹시 독자 주변에 있는 누군가가 자신의 임사체험을 용감하게 이야기한다면, 개인적인 관점이 어떠하든 그 사람을 존중하면서 이야기를 들어 주기를 바란다.

직업상 만나게 된 환자들을 통해 이렇게 많은 것을 배울 수 있었다는 점이 자랑스럽다. 특히 연구의 기반을 마련해준 환자들, 자신의 체험담을 제공해준 분들께 감사한다. 임사체험을 한 분들은 사람을 겸허하게 하는 분위기를 뿜어낸다. 그래서 나는 그들로부터 지극히 개인적이고도 감정적인 이야기를 직접 들을 수 있었음을 큰 영광이라고 생각한다.

이 주제에 회의적인 독자들에게 말하고 싶은 것이 있다. 그러니까 임사체험을 액면 그대로 받아들여 서둘러 판단하지 말 것을 권한다. 대신

이 현상의 복합적인 측면에 관심을 갖고 깊게 생각해보기를, 그리고 이 현상을 실제 경험한 사람들의 이야기에 귀 기울여 보기를 추천한다. 임사체험에 대해 책으로 읽는 것과 그것을 실제로 경험한 사람의 이야기를 직접 듣는 것은 사뭇 다르기 때문이다.

이 책에서 내가 내리고 싶은 가장 중요한 결론은, 임사체험은 의심할 여지없이 실제로 존재한다는 것이다. 그리고 이 경험을 한 사람들에게는 너무나 현실적이고 중대한 삶의 변화가 일어난다는 것이다. 나아가 임사체험을 통해 얻은 삶의 지혜는 이를 체험하지 않은 다른 사람의 삶까지 바꾸는 긍정적 효과가 있다. 우리가 할 일은 그들의 이야기에 관심을 갖고 듣는 것이다. 임사체험을 병리적인 현상으로만 이해하면 우리는 너무나 중요한 사실을 간과하게 되니까 말이다.

임사체험에 대한 연구를 시작한 이래 내가 얻은 가장 큰 배움은, 역설적으로 죽음이 아닌 삶에 관한 것이다. 현대 기술의 발달과 소비적·물질주의적 삶은 우리로 하여금 가장 중요한 것, 즉 '어떻게 살 것인가?'라는 질문과 그 답을 잊게 하였다. 나는 죽음과 삶을 새롭게 통찰함으로써 지난 17년간 중환자실에서 계속 일할 수 있었고, 임종을 맞은 나의 가족을 돌볼 수 있었다. 내가 모든 해답을 알고 있다고 주장하지는 않겠다. 단지 내가 들은 이야기들을 전하고 싶고, 지난 세월 간호사로 일하면서 그리고 논문을 쓰면서 알게 된 사실들을 공유하고 싶다. 열린 마음으로 이 책을 읽어 주기를 바란다. 그리고 우리가 '죽음'이라고 부르는 가장 큰 신비를 깨닫기 위한 여정에 당신도 동행하기를 바란다.

1. 임사체험

가장 큰 고통은 육체적 질병이 아닌 죽음에 대한 공포에서 비롯된다. 임사체험은 그런 점에서 우리의 고통을 덜어 줄 수 있다. 왜냐하면 임사체험은 우리의 의식이 뇌와 육체의 죽음을 초월한다는 사실을 알려주기 때문이다. 임사체험을 경험하고 다시 살아난 사람들은 죽음에 대한 공포를 느끼지 않는다. 그리고 영혼이 불멸함을 확신한다.

― 래리 도시[1]

이 책을 통해 다음의 내용을 이해할 수 있다.

▾ 임사체험의 정의

▾ 임사체험이 체험자들에게 미치는 영향

▾ 임사체험이 일어나는 상황과 환경

▾ 문화적 배경에 따른 임사체험의 차이

▾ 지금까지 임사체험을 설명하기 위해 제안된 과학적 가설들

▾ 필자의 연구 결과

▾ 문화별 죽음에 대한 인식과 그 발달 과정

▾ 임사체험이 의료 체계에 주는 혜택

▾ 우리의 삶을 풍요롭게 하는 임사체험의 긍정적 측면

나는 간호사 공부를 시작했던 1989년까지도 임사체험이라는 말을 들어본 적이 없다. 1학년 병원 실습을 10일간 연속으로 했는데, 그때 한 여성 환자와 상당히 친해졌다. 열흘째 되던 날, 나는 그 환자가 목욕하는 것을 도와주었다. 그녀는 자신이 심혈관 환자 병동에 있을 때 심장이 멈췄었는데, 그때 '천국'을 다녀왔다고 조심스레 말을 꺼냈다. 당시 병상에 누워 있는 자신의 육체를 내려다보았고, 돌아가신 어머니가 아름다운 들판에서 손을 흔들며 자신을 기다리는 것도 보았다고 했다. 나는 '에휴, 환각 상태에 빠졌나 보지? 헤로인을 과다 투여했든지' 하고 생각했다. 더 물어볼 것도 없어서 나는 듣기만 했다. 물론 그날 이후 그 이야기도 완전히 잊어버렸다. 정식 간호사가 되고 몇 년이 더 지나서야 그 환자가 내게 얼마나 중요한 이야기를 했는지 깨달았다.

혹여 이 글을 읽는 독자들도 임사체험이란 이러저러한 것에 불과하다고 생각한다면, 그런 고정관념을 버리고 온전히 열린 마음으로 이 책을 읽어 주기를 바란다. 나는 임사체험과 그에 복합적으로 동반하는 심리적·정신적·사회적·육체적 영향을 최대한 자세하고 폭넓게 다룰 것이다. 그리고 임사체험을 이해하는 것이 어떻게 개인의 삶과 사회에 영향을 미치는지도 논의할 것이다. 즉, 이 현상을 귀중한 경험으로 이해하고 수용함으로써 삶의 의미를 발견할 수 있다고 이야기할 것이다. 그리고 타인과 자신, 지구에 대한 애정과 경외심, 남들을 불쌍히 여기는 마음까지 고취된다는 사회학적 접근법도 이 책의 말미에 소개할 것이다.

임사체험이란?

독자들 중에는 임사체험이라는 말이 익숙한 사람도 있을 것이고, 그렇지 않은 사람도 있을 것이다. 또 실제로 임사체험을 경험했지만, 그것을 어떻게 이해해야 할지 몰랐거나 입을 다문 사람도 있을 것이다.

임사체험은 새로운 현상이 아니며, 인류의 모든 역사에 걸쳐 기록된 바 있다. 성경(고린도후서 12장 1~9절)과 플라톤의 《국가Republic》에도 나오고, 로마 시대[2]에 작성된 기록에도 있으며 중세 문학[3]에도 자주 등장한다. 이와 유사한 현상도 다양한 문화권에서 발견된다. 티베트에서 쓰인 〈사자死者의 서書〉[4]나, 티베트에서 죽었다 살아난 자들을 일컫는 델록delog들[5]의 경험담이 그것이다. 네덜란드의 히로니뮈스 보시나 영국의 윌리엄 블레이크의 그림에도 임사체험을 묘사한 듯한 이미지가 등장한다.

1970년대 초에 요한 함페와 엘리자베스 쿠블러 로스가 이 현상을 공식적으로 보고한 바 있다. 하지만 1975년 레이먼드 무디가 《다시 산다는 것》에서 이러한 현상을 임사체험Near-Death Experience, NDE이라고 분류·명명하기 시작했다. 이 책이 세계적인 베스트셀러가 되면서 임사체험에 대한 관심이 높아졌다. 무디가 정의하는 임사체험은 죽음에 이른 사람이 의식불명의 상태에서 앞으로 소개될 일련의 요소들을 경험하는 현상이다.

과거의 연구

1970년대에 임사체험이 알려지자 폭넓은 연구가 이루어졌다. 그러면서 관련 도서들도 나오기 시작했다. 관련 선구자로는 미국에는 레이먼드 무디, 케네스 링, 브루스 그레이슨, 마이클 사봄, 멜빈 모스, 낸시 에반스 부시, P. M. H 앳워터가 있다. 영국에는 폴 배드햄과 린다 배드햄, 수잔 블랙모어, 피터 펜위크와 엘리자베스 펜위크, 마곳 그레이, 데이빗 로리머가 있다. 1980년대에 미국에서 국제임사체험연구협회, 즉 IANDS(International Association of Near-Death Studies)가 창립되었다. 현재 영국의 호라이즌리서치 재단Horizon Research Foundation이 비슷한 업무를 수행하며, 인간의 의식을 이해하기 위한 연구를 진행 중이다.

병원에서도 연구가 계속 이루어졌다. 이 연구는 마이클 사봄,[6] 멜빈 모스,[7] 제니스 홀든,[8] 마들렌 로렌스,[9] 모리스 롤링스[10]가 주도했다. 지난 10년간 네덜란드의 핌 반 로멜[11]과 미국의 재닛 슈와닝거,[12] 브루스 그레이슨[13]이 일련의 성과를 이루었다. 영국에서는 1997년 샘 파니아[14]와 내가 같은 시기에 비슷한 주제의 연구를 각각 독자적으로 시작하였다.

최근의 임사체험

최근 2건의 임사체험 사례가 언론을 통해 유명세를 타며 많은 공론을 낳았다. 아니타 무르자니[15]가 그중 한 명이다. 당시 임파선암 말기였던 아니타는 죽음을 눈앞에 두고 있었다. 외국에 살던 오빠를 비롯해 가족들이 아니타의 임종을 지키기 위해 병실에 모였다. 그리고 아니타는 혼수상태에서 임사체험을 하였다. 놀랍게도 아니타는 다시 깨어났으며, 몸속의 암세포가 완전히 사라졌다. 이를 계기로 완전히 다른 삶을 살게 된 아니타는, 지금도 전 세계를 다니며 자신의 경험을 알리고 있다.

근래 보고된 임사체험 사례들 중 에벤 알렉산더 3세 박사[16]의 경우보다 더 놀라운 사례는 없다. 그는 이제껏 내가 접했던 가장 깊은 단계의 임사체험을 경험했다. 또한 신경외과 의사라는 자신의 직업에도 불구하고 임사체험의 경험을 공공연하게 이야기하고 있다. 그렇기 때문에 알렉산더 박사는 매우 특수하고 용기 있는 사람이다. 당시 알렉산더 박사는 희귀 뇌막염으로 중환자실에 입원했는데, 약물로 인해 7일간 혼수상태에 빠졌었다.

알렉산더 박사의 임사체험에서 특히 놀라운 점은 깨어난 다음의 일이다. 그는 임사체험을 하는 동안 나비의 날개를 단 아름다운 천사가 동행했다고 주장했다. 천사의 얼굴은 아름답고 선명했지만, 아주 낯설었다. 알렉산더 박사는 입양아였는데, 임사체험을 했던 때로부터 한 해 전에야 친가족을 만날 수 있었다. 알렉산더 박사는 친누나를 통해 자신에게 오래전에 죽은 벳시라는 여동생이 있었음을 알게 되었다. 병원에서 퇴원하고 4개월 뒤, 가족들은 알렉산더에게 벳시의 사진을 보내 주었다(그는 이전에 벳시의 얼굴을 본 적이 없었다). 벳시의 사진을 본 알렉산더 박사는 그녀가 나비 날개를 단 천사였음을 알게 되었다.

알렉산더 박사의 임사체험은 매우 많은 내용을 담고 있다. 신경외과 의사였던 알렉산더 박사는 자신의 경험을 신경생리학적으로 풀어보고자 노력했다. 그러나 의사로서 교육을 받아서 뇌에 대한 방대한 지식을 갖춘 알렉산더도, 인간 의식에 대한 현대 의학적 사고로는 임사체험을 이해하지 못했다. 이로써 알렉산더 박사도 뇌가 의식을 만들어 낸다는 현 의학계의 설명은 옳지 못하다는 사실을 확신하게 되었다.

직업상 수많은 의사와 일을 하는 나도 임사체험을 고백하는 의사들을 만난 적이 있다. 그러나 의사들은 대개 임사체험의 경험을 나름의 방식으로 해명했다. 어떤 의사들은 이런저런 생리학적 요인 때문에 임사체험을 하게 된다고 설명했다. 그리고 그들은 의사들의 사회에서 압박 혹은 조롱의 대상이 될지 모른다는 두려움 때문에 자신들의 경험을 다른 사람들에게는 털어놓지도 않았다. 그럼 알렉산더 박사는 왜 자신의 경험을 공개했는가? 그것은 알렉산더 박사가 의과대학에서 배웠던 지식과 과거의 소신을 버릴 수 있을 만큼 그의 임사체험이 강력했기 때문이다.

2013년 봄, 나는 다큐멘터리영화 제작사인 'S17 프로덕션'의 대표 소냐 바칼라의 초청을 받아 프랑스 마르세이유에서 열린 컨퍼런스에 발표자로 참석했다. 그곳에서 모로코의 카사블랑카에서 온 여성 임사체험자 라자 베나무르를 만났다. 짧은 프랑스어 실력 때문에 통역사의 도움을 받아야 했지만, 나는 라자와 매우 흥미로운 대화를 나눴다. 그는 임사체험 후 빛에 민감해져서 실내에서도 선글라스를 착용한다고 했다.

컨퍼런스 중에는 헤드폰을 통한 동시통역 서비스가 제공되었다. 라자는 마취 주사를 맞고 깊은 임사상태에 빠졌다고 했다. 그동안 인지능력이 고도로 확장되면서 자신이 태어날 때의 상황은 물론 우주의 광대한 태동 과정이 눈앞에 펼쳐지는 '인생회고(라이프 리뷰life review)'를 경험했다. 또한 모든 사물이 양자 단위로 인식되었다. 그 덕에 그녀는 현실에서는 전혀 알지 못했던 양자물리학에 대한 깊은 이해를 터득하였다. 후에 라자는 대학에서 양자물리학을 공부하기 시작했다.

컨퍼런스 중 라자의 대학교수가 했던 인터뷰 영상이 소개되었다. 교수는 양자물리학에 대한 라자의 이해도가 높아 무척 놀랐다고 했다. 이는 물리학을 단기간에 공부하거나 책을 많이 읽는다고 해서 도달할 수 있는 수준이 아니었다고 했다. 더 놀라웠던 것은 교수 자신도 이해하지 못하는 내용이 라자의 논문에 포함되었다는 것이다. 나중에 이 논문은 물리학 학술지에 게재되었다.

라자는 현재 자신의 임사체험에 대한 책을 쓰고 있다고 말했다. 그리고 컨퍼런스에서도 말한 것처럼 그 내용이 너무나 방대해서 3권 분량의 책이 나올 거라고 했다. 나는 라자의 책이 영어로 번역되어 나오기를 기대한다.

임사체험의 요소들

자신이 죽었다는 소식을 듣는 것

자신이 '죽었다'고 주변 사람들이 말하는 것을 듣는다. 또는 의사나 간호사가 '심장이 멈췄어요!', '안 될 것 같습니다', '가망이 없어요' 같은 말을 하는 것을 듣는다.

소음

자신의 육체를 '떠날' 때 '윙' 하는 소리나 '씽' 하는 소리, 또는 왱왱거리는 소리, 휘파람 같은 소리, 딸깍 소리 등을 듣는다.

유체이탈

유체이탈은 다른 임사체험의 요소 없이 단독으로 발생하기도 한다. 증언에 따르면, 갑자기 자신의 육체를 떠나 위로 이끌려 천장높이까지 올라간다. 그리고 응급처치를 받고 있는 자신을 내려다본다. 처음에는 자신을 알아보지 못한다. 하지만 곧 의사나 간호사가 치료하는 사람이 자신임을 알게 된다. 자신의 무게를 느끼지 못하는 경우가 많다. 위에서 내려다보고 있는 것이 '진짜' 자신이라고 생각한다. 그래서 밑에 누워 있는 몸을 자신으로 혹은 자신의 일부로 인식하지 않는다. 놀랍겠지만 시각장애인들 중에도 유체이탈을 경험한 사례가 있다.[17]

다음은 신문에 게재된 내 글을 보고 누군가가 유체이탈에 대해 증언한 내용이다.

저는 선생님의 글에 관심이 많고 이 분야에 대한 연구도 더 필요하다고 믿습니다. 20년 전 산에서 혼자 경주마를 타고 있었지요. 그때 말이 발을 헛디뎌 고삐가 끊어졌습니다. 저는 말과 함께 땅으로 곤두박질쳤어요. 시속 50킬로미터로 달리던 1톤 무게의 말이 제 몸 위로 굴렀습니다. 2시간 정도 지나 눈을 떴더니, 비가 조용히 내리는 가운데 내 몸이 저 아래 누워 있는 것이 보였습니다. 헬멧이 부서진 것도 보였습니다. 그때 누군가가 저에게 괜찮을 거라고 하더군요. 딸을 키워야 하니 아직 갈 때가 되지 않았다면서요. 그러니 일어나라고 했습니다. 내가 공중에 떠 있고 이런 목소리가 들린 거지요. 그때 '이것이 천국으로 가는 길인가?'라고 생각했어요.

저는 여전히 위에 떠 있었어요. 제 몸이 스스로 몸을 일으켜 산을 내려갔지요. 제 몸은 나무가 우거지고 가파른 돌길을 따라 걸었습니다(3킬로미터쯤 되는 길이었습니다). 제 몸은 나무로 둘러싸인 어느 주차장에 도착했어요. 한 남자가 제 몸을 향해 다가오더니 자신의 차에 태우고 큰길로 나갔습니다. 차가 제 친구 앞에 서고, 친구가 제 몸을 자기 차로 옮기는 동안 저는 여전히 위에서 모든 것을 지켜보았습니다. 친구는 저를 태운 채 병원에 갔고, 친구의 남편은 쓰러진 말을 구하기 위해 산으로 달려갔습니다. 병원에서 의사가 제 몸을 살펴보는 것도 저는 침대 위에서 내려다보았습니다. 의사는 제 머리에 엑스레이를 찍어보더니, 친구에게 저를 다시 집에 데려가라 했지요. 하지만 친구는 싫다고 했습니다. 저는 친구 위를 떠돌면서 다른 의사를 데려오라고 말했습니다. 다른 의사가 와서 저를 작은 수술실로 데리고 가더군요. 그리고 찌그러진 폐를 소생시키는 개흉수술을 시작했습니다. 제 몸이 첫 숨을 쉼과 동시에 저는 다시 몸으로 들어갔어요. 처음으로 고통이 느껴졌습니다. 사고가 난 지 3시간 반가량이 흐른 뒤였지요.

다음 날 의사는 제 왼쪽 다리와 늑골이 부서졌고, 심한 뇌진탕도 있다고 했습니다. 부상을 당한 후 제가 산에서 걸어 내려왔다고 하자, 의사는 제가 걷기는커녕 몸을 일으켜 세울 수도 없는 상태였다며 매우 신기해했습니다. 의사는 제 부상이 트랙터가 몸을 깔고 지나간 것과 같은 정도였다고 설명했지요.

그 뒤 제 삶은 완전히 바뀌었습니다. 제가 좀 더 나은 사람이 된 것 같았지요. 분명 위대한 힘이 존재한다고 믿습니다. 10년쯤 지나서인가, 아버지의 처방전을 받기 위해 동네 병원에서 기다리고 있는데, 처음 보는 남자가 제 옆자리에 앉았습니다. 그 남자가 저를 보고 하는 말이, 자신이 최근 심한 심장 발작으로 유체이탈을 했다고 말하더군요. 그러면서 저처럼 자기와 같은 경험을 한 사람을 알아볼 수 있다고 했습니다. 그도 저처럼 자기 주변에 어떤 기운이 느껴지고, 그 기운 때문에 더 좋은 사람이 된 것 같다고 말하니 몹시 신기했습니다.

선생님의 연구가 잘되길 바랍니다. 혹시라도 제가 도울 일이 있으면 연락 주십시오.

터널/빛과 어둠

모든 체험자가 터널을 보는 것은 아니다. 실제로 어떤 문화권에서는 터널이 전혀 나타나지 않는다. 그냥 어둠에서 빛으로 옮겨갈 뿐이다.[18] 어두운 터널을 통과했다고 증언한 사람 중에는 터널 내부가 벨벳이나 골판지, 진흙이나 콘크리트 같았다고 말하는 사람도 있었다. 터널을 전속력으로 지나갔다는가 하면, 살랑살랑 떠내려갔다는 사람도 있다. 어둠의 끝에 밝은 빛이 있으며, 가까이 갈수록 그 빛은 점차 밝아진다. 아주 밝은 빛이지만 눈이 부시지 않으며, 빛이 사람을 끌어당기는 자석처럼 느껴졌다고 한 사람도 있었다.

인생회고

자신이 살아온 인생이 살아있는 이미지가 되어 눈앞에 펼쳐지고, 제삼자의 관점으로 그것을 바라본다. 어떤 이들은 모든 장면이 파노라마처럼 한순간에 지나갔다고 한다. 삶에서 중요한 사건은 물론 중요하지 않은 사건들마저 보이기도 한다. 장면들이 여러 행렬의 홀로그램처럼 동시다발적으로 펼쳐지기도 한다.[19] 사건이 발생한 순으로 보이기도 하고, 특별한 연관성 없이 무작위로 나열되기도 한다. 일부 사례에서는 인생회고를 보는 동안 함께 있어 주는 어떤 존재가 느껴지기도 한다. 이는 비판하지 않는 중립적인 존재이며, 과거를 보는 동안 힘의 근원이 되어 줌으로써 체험자를 위로해준다. 인생회고 과정에서 자신이 과거에 했던 선하고 악한 행동들의 결과가 보인다. 그리고 자신의 행동이 타인에게 어떤 영향을 미쳤는지 깨닫게 된다. 제삼자의 관점으로 자기 삶을 돌아보면서 자신의 행동을 강하게 자책하기도 한다. 예를 들면 타인에게 경솔한 말을 내뱉었던 장면을 보면서 심한 괴로움을 느낀다. 혹은 자신의 행동이 타인에게 도움이 되었다는 사실을 제삼자의 관점으로 알고 큰 기쁨을 느낀다.

감각기관이 예민해짐

임사체험을 하는 동안 혹은 이후에 시력·청력과 같은 감각이 좋아진다. 무언가를 인지하는 감각이 고취되거나 의식이 더 예민해지기도 한다. 체험자들은 이러한 경험을 두고 "사실보다 더 사실적이었다"라고 묘사했다.

고인이 된 가족을 만남

이미 죽은 친구나 친척을 만난다. 이는 내 연구 결과에서 가장 일반적으로 나타난 요소다. 흥미로운 것은 죽은 줄 몰랐던 사람을 만나기도 한다는 것이다. 이들 중 대부분이 체험자에게 "아직 때가 아니야. 돌아가"라고 말한다.

'빛의 존재' 혹은 어떤 존재

'빛의 존재'가 등장하기도 한다. 이는 체험자의 문화적 배경과 관련된 종교적 존재이거나, 딱히 뭐라고 묘사하기가 어려운 존재다. 이 존재로부터 위대한 사랑이나 밝은 빛이 발산된다.

텔레파시

이미 사망했던 가족을 만나거나 빛의 존재를 만날 때 말 대신 텔레파시로 의사소통을 한다.

다른 세상으로 들어감 – 아름다운 정원 또는 경치가 아름다운 곳이 나타남

빛이 있는 곳에 이르면 잔디가 푸르고 형형색색의 꽃이 핀 아름다운 정원이 보인다. 시냇물이나 강물이 흐르기도 한다.

평화와 기쁨, 평온함을 느끼고 고통이 사라짐

가장 일반적으로 임사체험자는 무한한 기쁨, 희열, 평화, 평온, 안정감 등을 느낀다. 체험자가 느끼던 육체적 고통도 사라진다.

경계선 – 돌아올 수 없는 선

대문, 강, 문과 같은 경계가 체험의 종결지를 상징하는 요소로서 나타난다. 체험자들은 그 경계를 넘으면 다시는 이쪽으로 되돌아올 수 없음을 안다.

일체감 – 상호 연결 의식

모든 인류와 일체감을 느끼며, 하나로 연결되어있다는 사실을 깨닫기도 한다.

되돌아옴/돌려보내짐

잔잔하게 흘러서, 또는 순간적인 충격과 함께 자신의 육체로 되돌아온다. 머리를 통해 몸속으로 들어갔다고 느끼기도 한다. 몸 안에서 '깨어난' 뒤 무슨 일이 있었는지를 생각하며 의아해한다. 체험자를 돌려보낸 이들은 대개 고인이 된 가족이나 빛의 존재다. 체험자는 "아직 때가 아니야"라든가 "네겐 아직 할 일이 있어. 그러니 돌아가야 해" 같은 말을 듣는다. 때로는 그것이 무엇인지는 모르지만, 체험자는 자신이 돌아가서 이루어야 할 소명이 있다고 느끼기도 한다.

미래의 일을 엿보는 것

미래에 일어날 일을 보았다는 사람도 있다. 체험자 자신의 미래인 경우도 있고 지구의 미래인 경우도 있다.

왜곡된 시간개념

임사체험 중 시간은 무의미해지는 듯하다. 실제로 의식을 잃은 것은 몇 초나 몇 분에 불과한데, 몇 시간 분량의 체험을 하는 경우도 있다. 시간이 매우 빠르거나 매우 느리게 지나간다. 대부분의 체험자들은 자신의 경험이 시간상으로 얼마나 지속되었는지 모른다. 순간적으로 의식을 잃었을 뿐인데도 "아주 길고 구체적인 체험을 했어요"라고 증언하는 이들도 있다.

형언할 수 없음

자신들의 경험을 이해하거나 말로 설명하는 것을 어려워한다. 자신들의 경험을 빗대어 설명하거나 묘사하지도 못한다. 글로 표현하려고 해도 적절한 단어를 떠올릴 수 없다. 그래서 체험자로부터 들은 것을 다시 전할 때는 어쩔 수 없이 원본을 왜곡할 수밖에 없다. 그래서인지 안타깝게도 이 주제를 다룬 텔레비전 방송이나 영화도 임사체험의 심오한 진수를 제대로 영상화하지 못하고 있다.

생태계에 대한 관심

종종 생태계에 관련된 문제나 인간이 지구에 미치는 영향의 중요성을 깨닫는다.

체험에 대한 회고

임사체험을 회고할 때 다시 깊은 감동에 빠지며, 이로 인해 격한 감정이 북받친다. 자신의 임사체험에 대해 이야기를 시작하는 것을 어려워한다(대개 괴로워서가 아니라 기뻐서 눈물을 흘린다). 울음을 멈출 수가 없어서 경험을 이야기하지 못하는 체험자도 있다. 때로는 지나치게 감정적이 된 나머지 말보다는 글로 표현하는 것이 더 쉽다. 그들의 눈물은 슬픔의 눈물이 아니라 체험 중 느꼈던 무한한 사랑에 대한 기억 때문에 흘리는 벅찬 감정의 눈물이다.

자신이 다시 살아난 것에 대해 실망하거나 심지어 화를 내는 경우도 있다.[20] 그곳에서 너무 행복한 경험을 했기 때문에 이승으로 돌아온 것을 싫어하기도 한다. 어린이 체험자나 일부 어른 체험자는 자신들이 방문했던 곳을 그리워하거나 다시 돌아가고 싶어하기도 한다.

다음은 줄스 라이온스라는 43세 여성이 보내온 이메일이다.

지난 22년간 혼자 간직하던 저의 임사체험 경험을 최근 이야기하기 시작했습니다. (의사들 말대로라면 제가 '죽었던' 시간은) 불과 몇 분이었지요. 하지만 제가 느낀 시간은 그보다 훨씬 길었습니다. 저로서는 제 삶에서 가장 아름답고 놀라운 경험이라고 밖에 설명할 길이 없는데… 지금도 이야기하려니 다시 온몸이 두근거리고 제 안에서 빛이 피어나는 것 같네요. 바로 1시간 전의 일인 양 아직도 생생히 선명하게 기억합니다.

1987년 여름, 저는 만신창이가 되어 응급실로 실려 갔습니다. 의식을 잃었다 깨어났다 하는 동안 의사가 말하는 것이 들렸지요. "더 이상 손쓸 방법이 없네요." 바로 그때 제가 몸을 떠나 위로 떠오르더니 천장까지 올라갔습니다. 제 등이 실제로 천장에 닿는 것을 느낄 수 있었어요. 의사 한 명과 간호사 두 명이 누워 있는 제 몸 주변을 왔다 갔다 하는 것을 보았습니다. 사람들이 얘기하는 것도 다 들렸지요. 별로 좋은 소식은 아니었습니다. 그렇게 천장에 붙어서 1분 정도 있었던 것 같아요. 저는 그때 몹시 평안했고, 이상하리만큼 편한 마음으로 조용히 이 광경을 지켜보았습니다.

그러다 제 몸이 천장을 통과해서 빠져나가더니 어딘가를 향해 엄청난 속도로 날아갔습니다. 그다음 기억나는 것은 제가 어둡고 텅 빈, 아주 긴 터널을 따라 아래로 쭉 내려갔다는 것입니다. 제 몸과 머리카락에 스치는 바람으로 제가 얼마나 빨리 내려가는지 알 수 있었지요. 하지만 전혀 두렵지는 않고 여전히 침착하고 평온했습니다. 굳이 느낀 것이 있다면 해방감 같은 것이었는데요, 제 존재가 몹시 자유롭고 가볍게 느껴진 겁니다. 아주 멀리까지 볼 수 있었고요. 길고 긴 터널 끝에 정말 밝은 하얀빛이 있더군요. 강렬한 하얀빛, 어찌나 강한지 눈이 멀 것 같은 빛이었습니다. 터널 안은 춥고 어둡고 바람이 세게 불었지요. 하지만 저는 정말 표현할 길 없이 깊고 깊은 평화와 기쁨, 평온을 온몸으로 느꼈습니다. 따뜻한 거품 욕조에 들어간 느낌, 짙은 평온과 행복이 저를 꼭 감싸는 느낌이었습니다. 이것은 제가 절대로 완벽히 표현할 수 없고, 지구 상에서 한 번도 느껴 보지 못한(이 체험을 하기 전이나 후에도) 기분이었습니다.

터널 끝에 도착해서 하얀빛에 다가갔을 때는 제가 맑은 공기 위에 떠 있는 것 같았습니다. 너무나 밝고 맑은 빈 공간, 정말 수정처럼 맑은 공간이었습니다. 갑자기 제 안에서 어마어마한 기쁨이 샘솟는 기분이 들더군요. 너무나 행복하고 평안하고 기뻤습니다. 지금도 생생하게 기억나네요. 난생 처음 '완벽한 자유란 게 이런 것이구나' 하고 생각했어요. 마치 제 존재의 모든 세포가 자유로워지고 기쁨으로 반짝이는 것 같았지요.

뭔가에 끌려 둥둥 떠가다보니 눈앞에 꽤 높은 돌담이 보였습니다. 그 돌담이란 게 제 오른편으로 끝도 없이 길게 이어졌고, 상당히 높았지요. 대략 3미터 정도 되었을까요? 뭔가가 또 저를 살짝 위로 띄워주더군요. 그래서 그 너머가 보였습니다.

그 돌담 너머에는 사람이 상상할 수 없을 만큼 무지무지 아름답고 무지무지 평화롭고 무지무지 완벽한 곳이 있더라고요. 끝없이 펼쳐진 정원에 강과 호수, 샘물, 꽃, 나무, 언덕, 잔디, 계곡이 어우러져있었습니다. 숨이 멎을 만큼 아름다웠지요. 특히 신기한 것은 색깔이었습니다. 모든 색깔이 어찌나 밝고 선명하던지, 각자가 희한하게 살아있는 것 같았어요. 볼 때마다 색이 달라지고 타오르는 것 같았고요. 초절정의 총천연색이랄까, 지구 상의 경치와는 사뭇 다르게 깨끗하고 아름답고 선명한, 살아서 빛을 발하는 색이었습니다.

곧바로 눈에 띈 것 중 하나가 오솔길이었습니다. 무지개처럼 빛나는 유리 오솔길이었는데, 색깔이 정말 예쁘더군요. 이 길이 정원을 따라 끝이 보이지 않을 만큼 아주 멀리 이어져있었습니다. 그리고 분수와 강이 여럿 보이고, 무지무지 아름다운 꽃과 나무도 무성했지요.

그리고 희한하고 재미있게 생긴 건물이 하나 있었습니다. 그건 제가 거기서 본 유일한 건물이었어요. 자그마하고 아주 단순하게 생겼는데, 얼핏 황금과 빛으로 만들어진 것 같았어요. 모양을 정확하게 설명하자면, 뭐랄까요? 정원에 있는 정자와 지붕이 둥그스름한 모스크(이슬람교 사원)를 합쳤달까요? 강렬한 황금색 빛이 마치 광선처럼 건물에서 뿜어져 나와 주변 정원으로 쏟아지고 있었습니다. 저는 언젠가 차례가 오면 모든 사람이 이 건물 안으로 들어가야 한다는 것을 알게 되었지요.

편하게 생긴 의자와 벤치가 정원 여기저기에, 그리고 저 멀리까지 빼곡히 흩어져있었어요. 사람들도 많았습니다. 지극히 평범해 보이는 사람들이 모여 소곤소곤 평화로운 담소를 나누더군요. 나무 아래나 잔디밭에 모여 앉은 무리도 있고, 오솔길을 거니는 사람들도 있었습니다. 실제로 어떤 말소리나 음성이 들리지는 않았지만, 그들이 대화를 나누고 있다는 것은 알 수 있었습니다. 마치 그 사람들은 말을 하지 않고서도 대화를 나눌 수 있는 것 같았어요. 길게 늘어진 가운 같은 걸 입었더군요. 우리가 현실에서 입는 옷 말고요. 분명 보통 사람들이었어요. 모든 사람들에게서 깊은 평화로움과 평안함이 느껴졌습니다. 나는 사람들이 '기다리고' 있다는 것을 곧 알았지요. 그곳 전체가 '대기실'이나 '응접실' 같은 곳이었습니다. 그곳에 있는 사람은 모두 기다리는 사람들이었지요.

날씨는 따뜻하고 쾌적했습니다. 초여름 같았지요. 저는 기분 좋게 돌담을 따라 떠다니며 정원 안을 들여다봤어요. 갑자기 저 멀리 대문이 보였습니다. 오래된 돌담이나 정원에서 흔히 볼 수 있는 높다란 구식 나무문이었어요. 대문 옆에는 어떤 형체가 저처럼 맑은 허공에 둥둥 떠 있더군요.

대문 가까이 가는 데 시간이 좀 걸렸습니다(공중에 떠서 움직이는 게 제 의지대로 되는 게 아니었거든요. 어떤 힘 같은 게 저를 잔잔하게 이끌었지요). 대문에 도착해보니 제가 5살 때(그러니까 38년 전에) 돌아가신 외할머니가 서 계셨어요. 제가 살아 계실 때와 똑같은 모습이었습니다. 저는 외할머니에 대한 (사실 어느 조부모님에 대해서도) 이야기를 들어본 적이 없습니다. 물론 외할머니에 대한 기억도 거의 없었어요.

외할머니는 유령이나 환영이 아니었습니다. 손을 뻗으면 닿을 것처럼 너무나 현실적인 모습이었지요. 폐암으로 돌아가셨던 외할머니는, 아름답고 사랑스러운 모습으로 조용히 서 계셨습니다.

외할머니는 인자한 웃음을 지으셨지요. 직접 만지지는 않았지만 저는 외할머니가 저를 안아주신다고 느꼈습니다. 실제로 외할머니의 두 팔이 저를 감싸는 것 같았어요. 그 순간 거대한 사랑의 물결이 전해오는 것이 느껴졌습니다. 세상에서 가장 따뜻하고 애정 어린 포옹이었지요. 전혀 몸을 움직이거나 만지지 않았지만 너무나 따뜻했고 사실적이었습니다. 말할 수 없는 사랑과 평화, 행복과 평안함이 제 안에서, 그 장소에서, 그곳에 있는 모든 사람들에게서 느껴졌습니다. 현실에서는 절대 느껴 보지 못한 감정이었어요. 그렇게 깊은 평안과 평화와 사랑은 다시 없을 겁니다.

이 모든 것이 마치 오늘 아침에 일어난 일처럼 기억나네요. 정말 행복했습니다. 외할머니는 인자하게 웃으시며 제게 말씀하셨습니다. 외할머니의 입술은 움직이지 않았지만, 외할머니의 음성은 맑고 생생했어요. 저도 그 말씀을 완전히 이해했고요. 제 머리나 마음에 직접 전해지는 것 같았거든요. 외할머니는 저에게 분명히 이렇게 말씀하셨습니다(이 세 문장을 영원히 기억할 것입니다). "우리는 아직 준비가 안 되었단다. 그러니 넌 다시 돌아가야 해. 네게는 해야 할 일이, 삶의 목적이 있단다." 외할머니는 따뜻한 미소를 지어주셨지요. 그 미소는 제게 사랑과 기쁨과 평안을 불어넣었습니다.

그리고는 정말 눈 깜짝할 사이에 제 몸이 거꾸로 떠내려갔어요. 아까보다 훨씬 더 빨리 돌담을 따라 멀어져 갔습니다. 외할머니의 모습이 멀어짐과 동시에, 저는 갔던 길을 거꾸로 날아 다시 터널을 지나고 한참을 더 지나 육체로 돌아왔습니다. 바로 그 순간 '펄떡' 하는 큰 소리와 함께 몸 전체가 경련을 일으켰습니다(낭떠러지에서 떨어지는 꿈에서 깰 때 움찔하는 느낌이 들잖아요. 그것보다 100배 정도 더 셌다고 생각하시면 될 겁니다). 저는 의식을 회복했고, 살아있다는 신호가 침대 머리맡의 모니터에 켜졌습니다.

이것이 모두 22년 전 일이에요. 이제 저는 완전히 회복되어 건강한 삶을 살고 있습니다. 이건 기적이었어요. 그리고 이 일로 인해 여러 가지 새로운 일들을 시작했지요. 그중 하나가 영적인 세계에 눈을 뜨고 관심을 갖게 되었다는 것입니다(당시 저는 21살이었어요. 그 전에는 영적인 것이나 임사체험 혹은 사후세계 따위에 관심이 없었지요).

이 일을 겪고 몇 년간은 외할머니가 제 옆에 계신다는 느낌이 강하게 들곤 했습니다. 가끔 방에 함께 계신다고 느껴지기도 하고, 실제로 외할머니가 말하는 소리가 들렸다고 확신하기도 했어요. 하지만 나중에는 상상이겠거니 했지요. 이 얘기를 오랫동안 아무에게도 하지 않았지요. 정말 친한 친구만 빼고요. 외할머니를 '만나기' 위해 뭔가를 한다든지, 이런 쪽으로 '능력'을 키워 볼 생각은 전혀 없습니다(솔직히 이런 건 좀 무섭습니다). 하지만 영적인 주제에 관한 책들을 많이 읽었고, 성경도 읽기 시작했지요.

증언에서 보듯이 임사체험에서 시간은 의미가 없다. 쥴스가 말한 여정은 그녀가 의식을 잃고 생명의 징후가 모두 사라졌던 수 초 동안 일어났다. 쥴스의 뇌는 당시에 심하게 손상되었었다. 그런데 어떻게 이와 같이 구체적이고 생생한 묘사가 가능할까? 도저히 설명할 수가 없다. 물론 모든 사례가 쥴스의 경험처럼 구체적이지는 않다. 한두 가지 요소만 나타나는 사례가 있는가 하면, 대부분의 요소가 나타나는 경우도 있다. 그러니까 각각의 사례가 모두 다르다. 요소들이 나타나는 특정한 순서가 있는 것은 아니다. 일단 유체이탈, 터널, 빛은 주로 시작 부분에 나타난다. 조사에 따르면 임사체험의 전형적 사례처럼 보이게 하려고 일부러 터널 이야기를 넣는 체험자들도 있다.[21]

• • •

개인마다 임사체험을 다르게 받아들인다. 변화가 평생 지속되는 사람도 있고, 시간의 흐름에 따라 소멸되는 사람도 있다. 다음 사례는 임사체험을 한 뒤 일시적으로 삶이 변한 여성의 이야기이다.

몇 년 전 자동차 사고로 골반, 대퇴골, 쇄골이 골절되었어요. 경미하지만 뇌에도 부상을 입었고요. 그래도 저는 중환자실이 아닌 일반 병동에 있었고, 의식도 깨어있었습니다. 사고 경위에 대해 설명을 들은 뒤 '잠'이 들었습니다.

저도 긴 터널을 지나 밝은 빛을 향해 갔습니다. 빛이 있는 곳에 다다르니, 아름다운 언덕과 눈부시게 선명한 푸른 하늘이 보였습니다. 신기하게도 제 안에서부터 완벽한 만족과 기쁨이 느껴졌습니다. 그때의 경험은 말로는 정확하게 표현할 수 없습니다. 죽은 친척이나 친구는 보이지 않았어요. 대신 작은 나무 울타리가 있더군요. 그 울타리를 건너면 다시는 돌아올 수 없다는 것을 알았습니다.

기독교 문화 안에서 성장했지만, 저는 불가지론자입니다. 인간은 신이 있는지 없는지 알 수 없다고 생각한다는 말이지요. 그런데 이 체험을 한 뒤로는 신앙에 대한 열정이 생기더군요. 그래서 십자가를 걸기도 했습니다. 죽음 뒤에 사후세계가 있다는 것과, 그러니 육체적인 문제는 중요하지 않다는 사실도 분명히 깨달았습니다. 하지만 이런 생각도 먹고사는 이런저런 일에 치이다보니 몇 달 가지 않아 사그라들더라고요. 그리고 저는 다시 예전의 냉소적인 성격으로 돌아갔습니다. 그렇기는 하지만, 설사 모르핀이나 출혈 때문에 나타난 현상이었다 할지라도, 그때 느꼈던 편안함은 아직도 생생합니다. 그런 기분을 이전에도 이후에도 한 번도 느껴 보지 못했다는 것도 분명하고요. 우리 육체가 죽음 직전에 공포를 줄이고 좀 더 편안하게 죽기 위해서 말이지요. 스스로 엔도르핀을 만들어 내는 건지도 모르겠습니다. 물론 이것으로는 유체이탈을 완전히 설명할 수 없겠지만요! 정말 신기하다는 생각은 들어요. 언젠가는 해답이 밝혀지리라 보고요.

고통스러운 임사체험

모든 임사체험이 아름답지는 않다. 고통스러운 사례들도 있다. 이 경우 체험자들은 기억을 숨기는 경향이 있다.[22] 당시의 공포가 떠오르고, 그때의 경험을 돌아보는 것만으로도 고통스럽기 때문이다.[23] 이 유형의 임사체험은 안타깝게도 그동안 큰 주목을 받지 못했다. 하지만 중요한 것은 이런 유형의 임사체험도 일어난다는 사실이다. 왜 어떤 사람들은 행복한 경험을 하고, 왜 소수이지만 어떤 사람들은 괴로운 경험을 하는지는 밝혀지지 않았다. '착한' 사람들은 즐겁고, '나쁜' 사람들은 괴로운 체험을 한다는 증거도 발견되지 않았다.

잘레스키[24]가 발표한 중세의 저승 여행기나 불쾌한 영적 경험들[25](생명의 위협과 상관없는 상황에서 일어나는)은 이렇게 고통스러운 임사체험에 견줄 만하다. 이런 유형의 사례를 가장 먼저 알린 이들 중 한 명이 심장병 전문의 모리스 롤링스[26]다. 그는 심장이 되살아난 뒤 의식을 회복하자마자 자신이 지옥에 있다며 비명을 지르는 환자가 있었다고 보고했다. 이틀 후 다시 만난 환자는 지옥에 갔던 것을 기억하지 못했다. 롤링스는 이것을 기억의 억압 때문이었다고 보았다.

2006년, 한 40세 남성이 신문에 게재된 내 글을 보고 연락을 했다. 그가 경험한 임사체험은 일반적으로 발견되는 긍정적인 요소들을 포함하지 않았다는 점과, 나중에 2장에서 다시 다루겠지만 체험 후 이렇다 할 후유증을 남기지 않았기에 흥미롭다. 15살에 럭비 경기를 하다가 목이 부러지는 부상을 당했던 이 남성은, 자신의 임사체험을 즐겁지도 괴롭지도 않은 경험으로 묘사했다.

내가 마지막으로 기억하는 것은 뚝, 뚝, 뚝 하고 꺾이는 소리가 크게 3번 났다는 겁니다. 그건 내 목이 부러지는 소리였어요. 연이어 허리가 거꾸로 휘더니 나는 양팔을 끝없는 허공으로 뻗은 채 머리부터 빠르게 곤두박질쳤습니다. 사방은 칠흑 같이 어두웠고, 저 멀리 하얀 빛이 한 점 보였지요. 그리고 제 머리는 무감각하고 희뿌연 발에서 멀리 떨어지기 시작했습니다. 우물이나 터널 안을 머리부터 떨어져 내려가는 것 같았지요. 무슨 일이지? 내가 어떻게 운동장에서 여기까지 왔지? 어떻게 멈추지? 모든 일이 너무 순식간에 일어났습니다.

사람이 죽을 때는 눈앞에 인생이 펼쳐져 보인다지요? 그런데 나는 그렇지 않았습니다. 대신 내 인생의 기억과 이미지 들이 머리에서 뽑혀져 나가는 것처럼 쉭쉭 하며 나를 빠르게 지나갔습니다. 마치 머릿속에 저장되었던 기억들이 빠져나가며 지워지는 것 같았어요. 한 장면이 쉭 지나가고⋯ 그다음엔 어떤 기억이⋯ 쉭⋯ 그리고 다른 장면이 쉭 지나가고⋯ 그런 식이었습니다. 어떤 장면이 기억에서 떠날 때 그 장면을 보려고 집중했지요. 하지만 워낙 순식간에 지나가서 볼 수가 없었습니다. 낚시하던 장면인가? 누구 얼굴이지? 그러다 지금 내게 일어나는 일에 다시 신경을 쓰기로 했습니다. 여전히 '추락하고' 있었으니까요. 제 기억 창고에서 그림들이 전부 빠져나가고 있었습니다. 떨어지는 동안 뭐라고 말을 해보려고 했지요. 하지만 단어들이 다 흩어지더라고요. 마지막으로 뱉을 수 있는 단어는 '안 돼!'뿐이었습니다. 머릿속이 완전히 깨끗해지기 전에 마지막으로 남은 단어가 그것이었습니다. 만약 그 순간 "안 돼!"라고 말하지 않았다면 나는 죽었겠지요. 그 단어를 입으로 말하는 순간 모든 것이 멈췄으니까요.

그곳은 따뜻하고 편안했습니다. 머릿속에 떠올릴 수 있는 가장 완벽한 어둠이 깔렸지만, 오른쪽 꼭대기로 아주 밝은 하얀빛이 보이더군요. 그 빛에서 따뜻한 기운이 오더라고요. 아주 밝고 기분도 좋아지게 하면서, 주변을 보는 데도 적당했습니다. 내려다보니 잿빛의 손가락이 보였어요. 발을 보려 했지만 회색 양말을 신은 것처럼 발가락은 보이지 않았습니다. 내가 좁은 선반 같은 곳에 걸쳐진 듯했어요. 그래서 다시 아래로 굴러떨어질까봐 몸을 움직일 수 없었습니다. 공간 위에 떠 있는 것 같았어요. 그래서 아래에 뭐가 있는지 느껴 보려 했지만 아무것도 없더군요. 그래도 걱정은 됐지만 초조하지는 않았습니다. 머리를 좌우로 돌려 보았지만 암실에라도 있는 것처럼 깜깜하기만 했습니다. 거기는 잠깐 멈추는 곳, 그러니까 대기실이었습니다. 누군가가 결정을 내릴 때까지 거기에서 기다리는 것이지요. 결정을 내리는 신이 여럿인 듯했어요. 한 사람이 결정을 내렸다면 더 빨랐을 테니까요. 그리고 나서 수영장 바닥에 누워 위를 바라보다가 서서히 수면으로 떠오르는 것 같은 느낌이 들더군요. 움직임이 보였고, 빛과 어두움으로 된 형체가 연기처럼 움직이는 것 같았습니다. 윤곽이 보이고, 그것이 얼굴이 되었습니다. 입이 보이고, 소리가 들리고, 말소리가 들렸습니다. 나는 다시 살아났어요.

영국의 마곳 그레이는 고통스러운 임사체험에 다음과 같은 요소들이 등장한다고 정리한다.[27]

* 무섭고 두려움
* 유체이탈
* 암흑 공간에 들어감
* 악한 존재에 대한 인식
* 지옥 같은 환경에 들어감

그레이슨과 부시[28]는 50건의 사례를 토대로 고통스러운 임사체험을 다음과 같이 정의한다.

* 불쾌한 경험으로 인지되기는 하지만 전형적이다.
* 체험자가 무한한 어둠의 공간 속에 들어갔다고 느낀다(흔히 출산 중에 발생한다).
* 지옥에 가거나, 자신을 지옥으로 데려가려는 악령을 만난다.

바바라 롬머[29]는 위의 정의에 권위 있는 어떤 존재로부터 자신의 삶이 심판받는 고통스러운 인생회고를 덧붙였다. 그러나 롬머에 따르면, 고통스러운 임사체험을 한 체험자에게도 나중에 긍정적인 삶의 변화가 일어난다. 즉, 타인에 대해 덜 비판적인 자세를 갖거나, 도덕의식이 강해지고 인생을 더 사랑하게 되었다는 것이다.

한 대학 동료가 내 임사체험 연구 이야기를 듣고 자신이 17살이던 35년 전의 경험을 들려주었다. 나는 그의 이야기에 귀 기울였다. 그는 응급실로 실려 가 의식을 잃었던 10일 동안 별로 유쾌하지 않은 체험을 했다고 말했다. 가장 생생한 것은 그가 고층 건물 유리창 청소에 쓰일 법한 발판에 올라가서 눈앞에 펼쳐지는 성적인 장면을 자신의 의지와 상관없이 봐야 했던 기억이라 했다. 그는 그 장면들이 너무 충격적이었다며 자세하게 설명하기를 거부했다. 그가 보지 않으려고 고개를 돌릴 때마다 다시 눈앞에서 같은 장면이 시작되었고, 다 보면 다음 단계로 올라가서 다른 비슷한 장면을 봐야 했다.

그는 또한 공백의 공간을 경험했다. 적절하게 묘사하기는 어렵지만, 종이 두루마리가 눈앞에 펼쳐지는 것 같았다고 했다. 눈을 돌려 다른 곳을 쳐다보려 해도 펼쳐지는 종이 두루마리 속으로 다시 시선이 고정되었다. 같은 것을 보고 또 보고, 또 보면서 이것이 끝나는 날이 올까 하는, 마치 '무한한 권태' 같았다고 했다. 그런데 일단 그 지루함에 '체념'하거나 '포기'할 생각으로 관심을 가질라치면 어떤 변화가 생기면서 다시 지루함이 찾아왔다고 했다.

의식을 잃은 동안 고통스러운 임사체험을 하는 이유가 이산화탄소가 늘어나서[30]라든가 마취제를 사용해서[31]라는 주장도 있다. 하지만 나는 그러한 증거를 찾지 못하였다.

간호사 훈련을 받던 중 임종하는 한 여성 환자를 돌봤을 때다. 그 환자는 고문이라도 당하는 것처럼 심한 정신적 고통을 겪고 있었다. 나나 다른 간호사가 근처에 가기만 해도 우리 유니폼을 움켜쥐거나 손톱이 살을 파고들 정도로 세게 팔을 붙잡고 살려 달라고 애원했다. 눈이 튀어나올 듯 무시무시한 표정마저 지었다. 그 환자는 자신이 전에도 죽었으며, 그때 갔던 그곳이 너무 끔찍했다고 말했다. 전에 겪었던 경험 때문에 극도의 두려움에 빠진 것이다. 하지만 우리는 도울 방법을 몰랐다. 환자 가족의 말로는 수년 전 심정지를 경험했던 적은 있지만, 무엇 때문에 두려워하는지는 모르겠다고 했다. 나중에 임사체험을 연구하면서 추측한 바이지만, 그 환자는 과거 고통스러운 임사체험을 했을 확률이 높다. 하지만 그 당시 우리 간호사들은 그런 현상에 대해 전혀 알지 못했다. 따라서 임사체험에 대해 적절히 아는 것은 매우 중요하다. 만약 그때 우리가 임사체험에 대해 알고 있었더라면 어떨까? 그랬더라면 그 환자가 심리적으로 안정되고 편안한 죽음을 맞도록 도울 수 있었을지도 모른다.

분명 고통스러운 임사체험은 환자들에게 큰 걱정과 불안을 야기한다. 다음은 한 병원 소속의 목사가 보낸 이메일로, 고통스러운 임사체험에 대한 내용을 담고 있다.

끔찍한 임사체험을 한 환자가 있었습니다. 그는 극도의 고독감과 함께 검은 그림자 형상이 자기 주변을 왔다 갔다 하는 것을 느꼈다고 했지요(혹시 마취가 제대로 되지 않아서 의사들이 움직이는 것을 본 것이 아닌가 생각해보기도 했지요). 어쨌거나 이 환자는 이후에 정신적으로 불안해했습니다. 그는 죽음이 끝이 아니고, 자신이 죽으면 그 체험을 다시 반복해야 한다고 했어요. 물론 자신이 갈 영적 세계가 존재한다고 생각했기에 두려워했습니다. 우리는 삶과 하나님, 우주 등에 대해서 많은 이야기를 나누었습니다.

다음은 고통스럽게 인식된 임사체험의 전형적인 사례다.

제가 27살이던 26년 전에 겪은 일입니다. 남편 외에는 아직 아무에게도 이야기하지 않은 경험이지요. 다른 사람들은 조용하고 평화로운 임사체험을 했다잖아요. 그런데 전 그렇지 않았습니다.

저는 당시 병원에 있었어요. 통증이 너무 심했습니다. 남편은 침대 옆에 있었고, 저는 잠이 들었다 깼다 했습니다. 창밖을 내다보니 환한 터널이 하늘까지 닿고, 구름이 갈라진 것도 보였습니다. 눈을 감을 때마다 제 몸이 터널로 빨려 들어가는 것 같았어요. 저는 가기 싫어서 막 저항을 했습니다. 누군가에게 이렇게 소리친 것 같네요. "가고 싶지 않아요. 아들이 3살밖에 안 됐어요. 아들이랑 있고 싶어요!" 그리고 남편한테 제가 잠들지 않게 해 달라고 말했습니다. 눈을 감으면 그 터널 안으로 들어간다는 것을 알았어요.

다음은 토니라는 44세 남성이 보내준 사례다.

1994년, 자전거를 타다 차에 치여 머리에 심한 부상을 입었습니다. 모두 합쳐 11개월간 병원 신세를 졌지요. 처음 7주는 한 병원에서, 다

음 9개월은 다른 병원에서 보냈습니다. 사고를 당하고 4주간은 혼수
상태에 빠졌고, 8개월간 휠체어를 탔으며, 그 후 오랫동안 글을 읽거
나 쓰지 못했습니다.

간호사였던 옆집 사람이 제가 사고를 당하자마자 지혈을 하고 호
흡을 하도록 응급조치를 해주었습니다. 그리고 가장 중요한 구급차도
불러 줬지요. 나중에 그분 말로는 제가 의식을 잃지 않고 계속 "도와
주세요. 도와주세요!"라고 중얼거렸다고 합니다. 하지만 당시에는 제
가 부상이 너무 심했다고 하더라고요. 구급차에 탔을 때도 병원까지
살아서 못 갈 것 같다고 생각했다면서요.

병원에서는 친구가 제 신원을 확인하기 위해 기다리고 있었습니다.
친구는 제가 병원에 실려 왔을 때 '죽기 일보 직전'이었다고 합니다.
하지만 수혈을 받고 상태가 조금 안정되자 저는 다른 병원으로 옮겨
졌습니다. 그로부터 3일간 저는 생명유지장치에 연결되어 목숨을 부
지했지요.

사고를 당하기 전까지는 '신앙을 잃은' 가톨릭 신자였습니다만, 사
고 후에는 '다시 태어났'지요(그렇다고 '열성 신자'가 된 것은 아닙니다).

그때 '빨간 천사들'이 저보고 함께 가자더군요. 나중에 보니 이것들
은 천사가 아닌 '사탄의 귀신들'이었습니다. 제가 따라가기를 거부하
자 다른 '빨간 천사들'이 천국에서 내려와서 이 '사탄의 귀신들'과 싸
웠습니다. 어렴풋이 기억나는 건 천국의 천사가 사탄의 귀신의 가슴에
창을 꽂은 겁니다. 그러고 보면 사탄도 한때는 천사였다지요. 그러니
사탄과 천사의 외모가 같은 것이 당연합니다. 이와 비슷하게 임사체험

을 묘사한 내용이 〈요한계시록〉에도 나오는 것으로 알고 있습니다.

이 체험을 한 뒤 좀 걱정스럽더군요. 사탄의 귀신이 제게 와서 함께 가자고 한 것을 보면, 제가 죽어서 지옥에서 '썩을' 나쁜 사람이었을 (혹은 나쁜 사람일) 수 있다는 뜻이니까요.

처음에는 무시무시했지만 나중에 체험자가 긴장을 풀자 분위기가 유쾌해진 사례들도 있다.[32] 자동차 사고를 당한 7살 소년의 경험담이다. 사방이 어두웠는데, 터널을 떠내려가니 2개의 문이 나왔다고 한다. 문을 열고 들어가자 악마가 있었다. 소년은 악마와 이야기를 나누다 그 방을 나와 아주 밝은, 그러나 눈이 부시지 않은 빛 앞에 섰다. 빛이 소년에게 두려워 말라고 했고, 그를 동굴 안으로 보냈다. 그리고 모든 것이 흐릿하게 변했고 소년은 병원에서 깨어났다.[33]

이 책의 원고를 마지막으로 편집하는 동안, 캘리포니아 베이커스필드에 있는 심장 전문 병원에서 마취과장으로 일했던 라지브 파르티[34]에게서 느닷없이 메일 한 통을 받았다. 이 메일에는 아주 흥미로운 임사체험 사례가 적혀 있었다. 물론 나는 의사가 그런 경험을 공개한다는 것이 흔치 않은 일이라 무척 놀랐다. 앞에서도 썼듯이 내가 이야기를 나눈 의사들은 자신들의 임사체험 경험을 털어놓기까지 수년이 걸렸다. 털어놓은 의사들도 자신들의 이야기를 절대 다른 곳에서 말하지 말아 달라고 신신당부했다. 파르티는 자신의 경험을 공개함으로써 임사체험에 사람의 삶을 바꾸는 강력한 힘이 있음을 다시 한 번 증명한 셈이다.

2008년 파르티는 전립선암에 걸리면서 삶의 큰 전환점을 맞았다. 첫 수술로 합병증이 생겨 같은 해에만 3번 수술을 받았던 파르티는 몸과 마음이 약해져있었다. 또한 심한 만성 통증으로 진통제에 중독되었으며, 결국 우울증에 걸렸다.

2010년 12월, 파르티는 또 한 차례 수술을 받았다. 그로 인해 패혈증에 걸린 파르티는 중환자실에 입원하였다. 성탄절 새벽, 파르티는 응급 수술을 기다리는 동안 깊은 임사체험을 경험하였다.

파르티가 겪은 임사체험은 매우 정교하고 구체적이다. 그는 고맙게도 이 책에 자신의 체험을 공개하도록 허락해주었다. 시작은 유체이탈이었다. 그는 병실에, 나중에는 수술대에 누워 잠든 자신의 몸을 내려다보았다. 감각기관이 극도로 예민해졌고, 수술실에서 오고 가는 대화도 모두 인지할 수 있었다고 한다. 이는 나중에 그날 수술실에서 근무했던 직원들에 의해 확인되었다. 자신의 몸은 LA의 병원에 누워 있었지만, 인도에 있는 가족들이 주고받는 대화 내용도 알 수 있었다. 그는 자신의 인지능력이 모든 곳에서 동시에 작용하는 것처럼 느꼈다고 한다.

그러고 나서 파르티는 지옥처럼 보이는 곳으로 끌려갔다. 검은 구름이 가득하고 천둥 번개가 치는 곳이었다. 파르티는 그곳에서 괴기스러운 존재들을 만났다. 살이 타는 냄새를 맡았고, 고통받는 사람들도 보았다. 그리고 그 또한 바늘로 찔리고, 못이 박힌 침대에 눕혀졌으며, 피가 흐를 만큼 고문을 당했다.

흥미롭게도 파르티는 고통스러운 고문을 당하면서 삶에 대한 깨달음을 얻었다. 지옥을 경험하면서 자신이 물질적인 삶을 살아왔음을, 남보다 자신을 먼저 생각하고, 자신만 알았음을 깨달았다. 자신의 삶에는 사랑도 친절도 동정심도 없었음을 깨달은 것이다. 타인은 물론 자신마저 용서하지 못하는 삶을 살았다는 것을 깨달았다. 자기보다 사회적 신분이 낮은 사람에게 함부로 대했던 것도 깨달았다. 그때까지 살아온 자신의 삶을 깊이 반성하였다. 이 사실을 깨닫자마자 상황이 갑자기 바뀌었다. 아버지와 할아버지가 나타나 자신을 밝은 빛이 비치는 터널로 인도한 것이다. 그다음에 파르티는 천국 같은 곳으로 들어갔다. 그는 현재 자신의 체험을 구체적으로 담은 책을 집필하고 있다.

체험자가 받아들이는 태도로 임하는 것이 임사체험의 진행에 영향을 미친다는 연구 결과도 있다.[35] 장기적으로 본다면 고통스러운 임사체험마저 체험자가 자신의 삶을 되돌아보게 한다는 긍정적 효과가 있다.[36] 체험자들은 지옥 경험을 타인에 대한 자신의 태도를 개선하라는 일종의 경고로 받아들인다.[37] 하지만 이것은 체험을 자신의 삶에 적용할 수 있었던 사례에 한한다.

낸시 부시는 자신의 저서 《어둠을 넘어 춤추리 Dancing Past the Dark》[38]에서 고통스러운 임사체험을 심도 있게 다루었다(낸시 부시도 고통스러운 임사체험을 하였다). 부시는 이 책에서 그동안 영적 세계의 어두운 면에 대한 관심이 전적으로 부족했던 것을 지적했다. 그러면서 이처럼 고통스러운 체험에 영향을 미칠 수 있는 문화적·종교적 신념에 대해 탐구했다. 또 이러한 경험을 어떻게 이해하고 수용할 것인가에 대한 대안도 제시한다.

크리스토퍼 바슈도 고통스러운 임사체험을 연구하였다. 바슈는 체험자의 의식이 가장 깊은 집단 무의식에 이를 때 고통스러운 임사체험 현상이 일어난다고 주장하였다.[39] 하지만 이러한 가설을 확증하려면 이 분야에 대해 더 많이 연구해야 한다.

또한 자살을 시도한 사람에게 고통스러운 임사체험이 일어난다는 가능성도 제기되었다. 그러나 자살 시도자가 안락한 임사체험을 한 사례들도 발견되므로 이 주장은 옳지 않은 것으로 보인다.[40] 사실 앞에서 소개했던 쥴스의 체험도 자살 시도 후 발생하였다. 쥴스는 임사체험을 한 후, 자살이 자신의 문제에 대한 해결책이나 해답이 아님을 분명하게 깨달았다.

고통스러운 임사체험이 행복한 임사체험에 비해 훨씬 덜 일반적인 것은 사실이다. 하지만 조사자에 따라 그 수치는 다소 다르게 나타난다. 36명의 심장마비 환자를 대상으로 했던 한 조사[41]에서는 두 유형의 비율이 거의 반반으로 나타났다. 다른 조사[42]에서는 죽음에 근접했던 55명의 환자 중 11명이 고통스러운 경험을 했다. 그레이[43]는 41건의 임사체험 사례 중 5건이 공포스럽고, 1건이 지옥과 연관되었다고 집계했다(대략 15퍼센트가 고통스러운 사례다). 앳워터[44]는 총 700건 중 105건이 고통스러운 사례로 보고하였으며(역시 15퍼센트 정도이다), 롬머[45]는 300건의 사례 중 18퍼센트가 고통스러운 사례였다고 밝혔다. 조사자마다 방법론의 차이가 있기에 새로운 조사 방법이 등장할 때마다 고통스러운 임사체험의 수도 달라질 수 있다.

임사체험은 그저 한 번의 개별적인 사건으로 그치지 않는다. 다음 장에서 알아보겠지만, 임사체험은 절대 잊을 수 없는 경험이다. 그리고 체험자의 남은 삶에 지대한 영향을 미친다.

2. 임사체험이 삶에 미치는 영향

삶에 다시 적응하는 것은 걸음마부터 다시 배우는 것과 같았어요…. 그러고 나니 소리와 색깔과 음악이 좋아지기 시작했어요. 그리곤 생각했지요. 세상에, 이 모든 걸 당연하게 생각했었다니….

− 배우 엘리자베스 테일러[1]가 한 말 중에서

임사체험은 매우 복합적인 현상이며 삶에 큰 변화를 일으킨다.[2] 그러나 이러한 경험을 정확하게 이해할 수 있는 사람이 없다. 그래서 많은 체험자들은 일상에 다시 적응하는 것을 어려워한다.[3] 또한 대부분의 임사체험은 인간의 경험을 초월한다. 이 때문에 비교하여 설명할 대상이 없다. 사람들이 조롱하거나 믿지 않겠지 싶어서 자신의 경험을 밝히기를 주저하기도 한다. 실제로 이러한 이야기를 맨 처음 들려준 사람의 반응에 따라 체험자가 자신의 경험을 삶에 적용하는 방법도 달라진다. 무시하거나 공감하지 않는 반응을 접한 체험자는 다시는 자신의 경험을 이야기하지 않는다. 임사체험자는 남의 관심에 굶주린 사람이 아니다. 오히려 자신의 경험을 공개하기를 꺼린다. 이 책에 사례를 소개한 체험자들 중 대다수가 자기가 누군지 밝히지 말아달라고 요구했다.

임사체험 후 삶의 가치가 달라지기 때문에 배우자와의 관계에 문제가 생긴다고 한다. 심지어 이혼을 하는 부부도 종종 있다.[4] 체험자의 이야기를 듣고 이해해줄 사람이 주변에 없으면 큰 상처를 입기도 한다.[5] 몇 년 전, 한 여성으로부터 메일을 받았다. 거기에는 자신이 교통사고로 의식을 잃은 뒤 경험했던 이야기가 적혀 있었다. 그러니까 임사체험의 요소를 갖추고 있었던 것이다. 몇 달간 고생을 할 만큼 심하게 부상을 당한 그 여성은, 3년이 지났는데도 당시의 경험을 이해하지 못했다. 정신과 치료도 여러 번 받았지만, 그것조차 큰 도움이 되지 못했다. 그런데 우연히 잡지에 실린 내 연구 기사를 본 것이다. 그리고 거기에 소개된 임사체험이 자신의 경험과 비슷하다는 사실도 발견하였다. 나와 메일을 몇 차례 주고받은 뒤에야 그녀는 자신에게 무슨 일이 일어났는지를 이해했다. 그제서야 모든 것을 정리하고 다시 살아갈 수 있었다. 이렇게 임사체험을 이해하는 것과 같은 단순한 해결책으로 많은 환자를 도울 수 있다. 이뿐만 아니라 국민건강보험 의료비를 수천억 원씩 절감하는 효과도 있다는 것은 참 놀라운 일이다.

국제임사연구학회는 임사체험자를 돕고 후원하는 가장 대표적인 단체다. 2006년에는 25명의 체험자가 각자의 경험을 나누는 모임을 갖기도 했다.[6] 이 모임에서 체험자가 삶에서 대면하는 대표적인 어려움으로 다음 6가지를 꼽았다.

▾급작스러운 변화를 삶에 적용하는 것
▾삶으로 돌아온 것을 인정하는 것

- 경험을 공유하는 것
- 새롭게 발견한 영적 가치를 물질적 요구와 조화시키는 것
- 예민해진 감각기관과 초자연적인 능력에 익숙해지는 것
- 삶의 목적을 발견하고 실현하는 것

부정적 후유증

임사체험에 관한 대부분의 경험담과 달리 부정적인 후유증을 겪는 사람들도 많다. 개인적인 고통을 호소하는 이들도 있고,[7] 이혼율이 증가하기도 한다.[8] 임사체험의 상태로 다시 돌아가고 싶어하는 사람들도 있다. 특히 나이가 어린 체험자일수록 더욱 그런 경향을 보였다.[9] 고립감을 느끼고 감정을 표현하는 것을 힘들어하거나 우울증에 걸리기도 한다.[10] 도움을 구하는 사람도 있지만, 혼자서 조용히 해결하려는 사람도 있다. 하지만 보고된 바에 의하면 이러한 심리적 갈등이 실제로는 심리적 성장의 시발점이 되기도 한다.[11]

나는 럭비 경기 중 목이 부러진 남성의 임사체험을 앞에서 소개했었다. 그 남성이 덧붙인 소감은 다음과 같다.

중요한 사실 하나를 덧붙이고 싶습니다. 임사체험을 한 모든 체험자가 죽는 그날까지 매일매일 기쁨과 즐거움 속에서 사는 건 아니라는 사실 말이지요. 신문에 실린 기사에는 그런 것처럼 적혀 있지만요.

나는 임사체험 때문에 체육대학 우등졸업 과정을 관두었습니다. 서로 험담하고, 경쟁하고, '센 척' 하는, 이 모든 것이 너무 인위적으로 보였거든요. 그 뒤에 NHS(영국 국민의료서비스)에서 일하는 것이 더 만족스러웠습니다. 나중에는 노인 환자들의 권리를 지키고, 그들이 최상의 의료 혜택을 받게 하느라 지치기도 했지만요.

나보다 다른 사람의 건강과 행복을 우선으로 삼고서 사는 동안 어느덧 마흔이 되었습니다. 나 자신을 위해서는 한 일이 하나도 없다는 것을 깨닫자 우울해지더군요. 그래서 '평화롭던 그곳'으로 다시 가고 싶다는 생각이 자꾸 듭니다. 외톨이가 된 것 같고요. 보통 사람들은 '죽음에 대한 공포' 때문에라도 힘을 내고 산다지요. 하지만 나에게는 그것도 없었습니다. 그런데 이런 고민들 때문에 더 진지해지고 생각도 깊어지기는 했습니다. '나무가 아니라 숲'을 보게 되었다고나 할까요? 꿈도 희망도 없는 불쌍한 얼굴들, 아프고 불행한 얼굴들을 볼 때마다 그 표정들이 나를 괴롭혀요. 모든 사람들을 다 행복하게 만들어야 할 '책임'이 나한테 있는 것 같아서요. 그러나 내가 언제까지 모든 사람들을 다 도와줄 순 없잖습니까? 그러니까 임사체험은 좋기도 하고, 나쁘기도 합니다. 동전의 양면 같은 것이지요. 어떤 때는 힘이 되기도 하지만, 또 어떤 때는 약점이 되기도 하는 거지요. 임사체험이 경이로운 일이라는 생각에 낚이지 마십시오. 그것은 '타나토스(죽음의 본능_옮긴이 주)'일 수도 있습니다.

그로부터 5년 후 주고받은 대화에서 그는 다음과 같이 덧붙였다.

지금도 그때의 경험이 눈에 선합니다. 눈 감을 필요도 없이 그저 깜깜하기만 했던 그곳이 밤이고 낮이고 생생하게 떠올라요. 여전히 신기한 경험으로 남았을 뿐, 전혀 두렵지는 않습니다. 하지만 왜 그런 경험을 했는지는 아직도 모르겠습니다. 어떤 날에는 문득 그곳으로 돌아가고 싶어집니다. 간절하게 말이지요. 너무나 아름다운 곳이었으니까요. 15살 때 그 일을 겪고 난 후 내 이야기를 진지하게 들어 준 사람은 선생님이 처음이었습니다. 내 마음속 깊은 곳에서는 가끔 이런 의문이 솟아나기도 해요. '이게 꿈일까(바로 지금, 여기 현실은)? 아직도 나는 그 터널 안에 있는 건 아닐까?' 나는 아주 과학적인 사람입니다. 하지만 지금은 종교와 과학의 중간에 서 있습니다. 나는 신앙심이 깊지는 않아요. 그러면서 과학의 한계도 인정합니다. 내가 경험한 것이 무엇인지 알고요. 나는 그 경험을 과학이나 신앙적 논리로 더럽히지 않고 '순수하게' 지켜 왔습니다. 체험 전에는 무신론자에 가까웠다면, 지금은 좀 더 열린 시각을 갖고 있습니다.

의료계 일을 하다보니 심정지 환자를 만난 적이 한두 번이 아니에요. 그럴 때 나는 환자의 이름을 알아 두었다가 모니터에 생명의 징후가 사라져도 계속 환자에게 말을 걸고 이름을 불러 줍니다. 심폐 소생에 실패하면 혹시나 유체이탈을 하고 있을지도 모른다는 생각도 합니다. 그래서 천장을 보면서 잘 가라고 인사를 하지요. 동료들은 나를 이상한 놈이라고 생각하지요. 헌데요, 심폐 소생으로 살아난 할머니가 있었어요. 혹시 뭔가 기억나는 것이 없냐고 나중에 여쭤 봤지요. 그랬더니 얼굴에 의미심장한 미소를 지으면서 이렇게 말씀하시더군요. "환하고 따듯하고 평화로운 곳에 갔다 왔지요"라고요. 내가 그렇게 물어본 것을 몹시 좋아하시더군요. 물론 당신이 겪은 일을 내가 이해해주었다고 무척 기뻐하셨습니다.

임사체험이 나에게 남긴 가장 큰 후유증이 있어요. 주변 동료들이 나를 짜증날 정도로 독선적이고, 삶이나 일하는 방식이 지나칠 정도로 윤리적인 사람으로 바라본다는 것입니다. 동료가 불이익을 당하거나 환자가 부당한 대우를 받는 것을 보면 나는 밥줄을 내려놓을 각오를 하고 상사에게 항의합니다. 그래서 직장 내 인간관계가 꼬였습니다. 임사체험 덕분에 좋은 사람으로 살고 싶다는 생각이 강해졌으니까요. 신념이 너무 강해져서 이제는 아무 데서나 일을 하지 못할 것 같습니다. 그때의 체험이 제 성격의 그런 면을 더 키운 것 같습니다. 그래서 이제는 사회에 적응하기가 쉽지 않아요. 나에게는 모든 것이 흑 아니면 백, 옳거나 그르거나, 좋거나 나쁘거나지 중간이 없습니다. 누가 시키는 대로 하지도 않고, 호락호락하지도 않아서 새로운 곳에 적응이 어렵습니다.

어렸을 때부터 난 친절한 아이였습니다. 하지만 경쟁심도 많아서 항상 1등을 하고 싶었어요. 그런데 임사체험을 한 뒤에는 경쟁이 얼마나 파괴적인지 깨달았지요. 그래서 경쟁이 싫어지더군요. 나는 공동체 안에서 함께 일하거나, 팀을 이끄는 일에 관심이 많았어요. 하지만 지도자가 될 수 있는 진로가 대인 관계 때문에 차단되자 혼자 일하는 것이 더 좋아졌습니다.

원래 나는 부끄럼이 많고 얌전했어요. 그런데 임사체험 후에는 사회성도 좋아지고 눈치도 빨라졌습니다. 나는 사회생활을 하면서 사람을 가장 중요하게 생각합니다. 그래서 직장에서는 노인 환자분들에게 굉장히 세심한 관심을 기울입니다. 다른 사람들의 감정에도 과민할 정도로 예민해졌어요. 그래서 그들의 감정도 알 수 있습니다. 그러다 보니 처음에는 우울하게 치료를 받던 환자들도 퇴원할 때는 훨씬 기분이 좋아지고 행복해져서 나가더군요. 환자들로부터 감사 편지도 자주 받습니다. 다른 사람과 교감하는 능력이 커졌고, 다른 사람의 삶도 더욱 소중해졌습니다. 그런데 여기에는 양면성이 있어요. 나 자신보다 생면부지 남의 건강과 안녕이 더 중요할 때가 많은 것 말이지요.

빛에 민감해진 것도 중요한 후유증 중 하납니다. 계절이 바뀌면서 빛이 변하는 것에 민감해졌지요. 그에 따라 감정도 쉽게 변하고요. 임사상태에 빠졌을 때 제 뇌에 있는 송과체가 산소 부족으로 다친 게 아닌가 싶어요. 그래서 세로토닌과 멜라토닌의 양이 균형을 이루지 못하게 된 겁니다. 24시간 주기 리듬도 파괴되었고 말이지요. 햇빛이 있을 땐 별 문제가 없어요. 하지만 빛의 양이 많고 적음에 따라 기분이 변하곤 합니다. 좀 전까지 자신만만하고 의기양양하다가도 한순간 만사가 다 무의미해지고 우울해져요. 자살까지 생각할 정도로요. 최근 몇 년 동안 이런 생각에 더 심하게 사로잡혔습니다. 그래서 이런 부분에 대한 연구가 더 많이 필요하다고 생각합니다.

임사체험 전에는 예감이 발달한 편이었습니다. 마스터마인드 Mastermind라는 보드게임을 하면 술래가 무슨 색깔의 구슬을 골랐는지도 곧잘 맞출 정도였지요. 주사위 놀이를 할 때도 1이나 6이 나오게 잘 던졌습니다. 럭비를 할 때도 어느 방향으로 공이 튈지 알았어요. 그래서 그쪽으로 미리 달려가 공을 잡았지요. 사람들에게 언제 사고가 날지도 알았어요. 예를 들면 동생이랑 자전거를 타러 나갔을 때입니다. 문득 동생의 자전거 페달이 도로 가장자리 연석에 부딪치는 게 보였어요. 그래서 동생한테 조심하라고 했고, 그래서 동생도 옆으로 위치를 옮겼습니다. 그런데 몇 분 후에 동생은 결국 연석에 부딪쳐 길바닥에 나뒹굴더군요. 내가 목이 부러져서 임사체험을 하게 된 마지막 럭비 경기 날에도 그랬어요. 운동장으로 뛰어나가면서 뭔가 안 좋은 일이 일어날 것 같더군요. 그런데 임사체험을 하고 나서는 그 능력이 완전히 사라졌습니다. 하지만 어쩐지 비극적인 사고가 벌어질 것 같다든가, 산전수전 다 겪은 판에 또 다른 도깨비가 나타날지 모른다는 생각, '지금 삶은 덤이다' 같은 생각이 한시도 사라지지 않습니다. 그러다보니 시간을 많이 의식하게 되었지요. 의미 없는 일을 하거나 멍청한 사람들과 어울리면서 인생을 낭비하는 게 너무 싫어진 거예요.

그래요, 임사체험을 한 뒤로는 제삼자의 관점으로 사물을 잘 보게 되었습니다. 유체이탈을 했을 때처럼 방 한쪽에서 나를 객관적으로 바라보기도 하고요. 회의 중에 다른 사람의 몸에 들어가서 나를 바라보기도 합니다. 아, 그러니까 눈을 뜨거나 감은 채로 옷을 걸쳐 입듯이 내 팔을 다른 사람 팔 속으로 슬쩍 끼워 넣고 그 사람 몸으로 쑤욱 들어가는 거지요. 그러고서 나를 새 몸에 맞추어 키우거나 줄여서 딱 맞추는 겁니다. 그런 상상을 하는 거지요. 그리고 여자건 남자건 그 사람이 되어 느끼고, 원래의 내가 어떻게 다른 사람들과 교류하는

지 지켜봅니다. 다른 사람한테 말을 할 때 나 자신의 눈이나 입, 얼굴이 번쩍 스쳐 지나가듯 보이기도 하더군요. 시간이 지날수록 이런 일들에 더 익숙해졌습니다. 갑자기 '도깨비' 생각이 나는군요. 선생님이 이 이야기를 기록해주셔서 다행입니다. 지금 제가 '갈' 때가 된 건 아니겠지요.

대부분의 사람들은 임사체험을 한 후에 긍정적인 변화를 경험한다.

죽음에 대한 두려움이 사라짐

임사체험을 한 사람들은 죽음에 대한 태도를 바꾼다. 내가 연구한 결과, 임사체험 과정에서 이렇다 할 심각한 경험을 하지 않은 사람들은 죽음을 어느 정도 두려워했다. 하지만 중요한 요소를 복합적으로 체험한 사람들은 죽음을 두려워하지 않게 되었다. 물론 체험자들이 죽고 싶어 한다는 것은 아니다. 그러나 그들은 이미 죽음이 무엇이고, 죽은 뒤 무슨 일이 일어날지 알게 되었다. 그래서 때가 오더라도 두려워하지 않게 되었다고 한다. 그럴 이유가 없기 때문이라면서 말이다. 실제로 한 체험자는 일반 병실로 옮긴 다음에도 계속 중환자실을 방문했다. 중환자실의 환자들에게 죽음은 아름다운 것, 두려워하지 않아도 되는 것이라고 말해주고 싶어서였다.

신문에 실린 글을 보고 누군가가 보내준 사례다.

오래 전 일입니다. 그러니까 제가 49세였을 때 겪은 일이지요. 그런데도 아직도 뚜렷이 기억합니다. 1985년 여름이었어요. 처음으로 심장 발작이 왔지요. 일주일 후 두 번째 발작이 왔습니다. 그리고 다시 일주일 후 심장이 멈췄어요. 나중에 들은 얘기지만 저를 살리기 위해 제세동 충격을 18번이나 가했다더군요. 의식을 회복하고 나니 그 사이에 있었던 일이 기억났습니다. 저는 검은 터널 안에 있었어요. 밝은 빛이 보이는 끝을 향해 걸어갔고요. 터널을 빠져나가니 환한 빛이 쏟아지더군요. 길이 있었는데, 그 양쪽에 잔디와 화단이 있더라고요. 그 길을 걸었습니다. 그렇게 행복하고 만족스러웠던 적은 없어요. 아무런 고통도 없고, 그저 편안했지요. 하지만 다른 사람을 만나지는 못했습니다. 제가 느끼기에는 잠깐이었어요. 그런데 회복실 침대에서 깨어났더니 이틀이나 지난 뒤더군요. 이 경험을 한 뒤 죽음에 대한 두려움이 사라졌습니다. 제 이야기가 도움이 되었으면 합니다.

관대함, 자애로움, 동정심 있는

임사체험을 한 체험자들 중 대부분이 전보다 더 관대해진다. 그리고 표현할 길 없는 무조건적인 사랑을 경험한다. 전보다 더 애정이 넘치고 너그러워지며, 새로운 가치관을 갖게 된다. 결과적으로 많은 체험자들이 다른 사람을 돌보는 직업을 가진다. 간호사[12]나 의사,[13] 호스피스 봉사자 같은 직업 말이다.

스완지에 사는 팸 윌리엄스는 출산 후 과다출혈로 임사체험을 했다.

의사가 차를 타고 도착했다. 물리적으로 불가능한 일이지만, 나는 의사가 차에서 내린 후 마당을 달려 들어오는 것을, 웃옷을 벗어 던지더니 팔을 걷어붙이고 내 몸을 들여다보는 것을 보았다. 의사는 나한테서 뭔가를 끄집어내려고 애를 쓰다가 내 가슴을 세게 눌렀다. 그리고 주삿바늘을 내 심장에 꽂고 뭔가를 주입하였다. 내 입에 숨을 불어넣기도 했다. 이 모든 것을 바라보면서 나는 상쾌하고 따뜻하고 기쁘고 즐겁고 평화로운 기분을 느꼈다. 그리고 환한 빛을 향해서 서서히 떠내려갔다. 불현듯 저 멀리서 "엄마!" 하고 부르는 큰딸의 목소리가 들렸다. 그리곤 '아, 그렇지. 재키를 키워야 되는데' 하는 생각이 들었다. 나는 풀썩 경련을 일으키며 돌아왔다. 의사는 이미 산부인과에 전화해 구급차를 부르도록 남편에게 지시해 두었다(당시에는 핸드폰이 없었다). 나중에 구급차가 전문의와 함께 왔다. 나는 일단 안정을 되찾고, 갓 태어난 딸과 함께 사이렌을 울리며 병원으로 실려 갔다.

그로부터 6주 후 산후 검진차 병원에 들렀을 때 내가 본 것을 의사에게 말했다. 내가 모든 과정을 자세하게 설명하자 의사는 무척 신기해했다. 하지만 어떻게 그런 일이 가능한지는 알지 못했다. 이 일을 통해 한 가지는 분명히 알게 되었다. 죽음은 두려운 것이 아니라는 사실 말이다. 나는 신앙이 없지만, 우리가 죽은 후에는 따뜻하고 평화롭고 아름다운 세상에 간다고 확실히 믿는다. 떠내려가는 동안 밝은 빛을 향해 계속 갈지, 아니면 돌아올지 결정할 권한이 내게 있었다. 물론 나는 후자를 선택했다.

　나는 이 일을 마음 저편에 묻어두었다. 나는 많이 배우지 못한 광부와 결혼하여 네 아이를 키우고, 청소를 하거나 학교 식당에서 배식 일을 했다. 그런데 34살에 우연히 이런 일을 겪으면서 다시 공부를 시작했다. 그로부터 6년 후 유치원 보모, 정신보건간호사, 정식 간호사 자격증을 모두 땄다. 다시 4년 후에는 쉐필드 병원의 심장질환 병동 간호사가 되었다. 그러자 모든 일의 앞뒤가 맞아떨어졌다. 내가 공부를 한 것은 단순히 지식과 기술을 익히기 위함이 아니었던 것이다. 죽음을 체험한 내게는 다른 죽어가는 환자들과 유족을 도와줄 수 있는 병원이 바로 내가 있어야 할 곳이었다. 죽음에 대한 두려움이 사라지는 경험을 직접 해본 나는, 죽음에 대한 연구도 시작할 수 있었다. 처음에는 학사학위를, 나중에는 석사 학위를 취득하였다. 그런 뒤 일반 간호학과 말기 환자 간호에 대한 강의도 하였다.

　임사체험을 하지 않았더라면 죽음에 대한 연구로 뛰어들지도 않았을 것이다. 물론 공부할 생각도 안 했을 것이다. 임사체험을 한 순간부터 나는 달라졌다. 주체할 수 없는 기쁨과 함께 다른 사람을 도와야 한다는 욕구가 솟은 것이다. 매일 누군가를 돕는 작은 행동, 뭔가를 주는 작은 행동의 힘을 나는 분명히 믿는다. 그 누군가는 종종 전혀 모르는 사람일 때가 많다. 결국 신앙이란 말 그대로 단어일 뿐이다. 그리고 어떤 삶을 살지 결정하는 것은 각자의 책임이라고 믿는다.

물질주의적·신분지향적으로 생각하지 않음

임사체험을 경험한 사람들은 인생의 가치를 재조정한다. 이전에는 돈과 명예를 추구하였다면, 이후에는 사랑하는 사람과 시간을 보내는 것 같은 단순한 일들이 우선순위를 차지한다.

감사하는 삶

삶이 얼마나 소중한 것인지 인식하게 된다. 예전에는 고민했을 일들에 대해 더 이상 걱정하지 않는다.

영적 신념의 변화

임사체험 후 영적 세계에 대한 신념을 바꾸는 사람들도 많다. 그 결과도 다양하다. 어떤 체험자들은 더 종교적인 사람이 되거나 심지어 성직자가 되기도 한다.[14] 임사체험 중 보거나 느낀 것이 자신들의 기존 종교와 부합하지 않는다고 느끼기도 한다. 종교적·영적 가치관과 상관없이 체험자들은 일반적으로 타인을 더 배려하는 사람이 된다. 체험자들은 다시 살 기회를 얻은 것에 감사하며, 거기에 영적인 목적이 있다고 느끼는 경우가 많다.[15]

마리 클레어의 사례는 이러한 임사체험의 다양한 영향력을 보여준다.

　뇌수막염에 걸려 병원에 한 달간 입원했을 때입니다. 정말 머리가 부서질 것처럼 아팠고, 빛도 싫어지더라고요. 링거를 맞고 있을 때였어요. 갑자기 아래로 떨어지는 것 같더라고요. 꿈인가 하고 손을 꼬집어보았지만 꿈이 아니었습니다. 갑자기 제가 어두운 터널을 빠른 속도로 지나고 있었던 겁니다. 터널 끝에서는 눈이 부시지 않는 밝은 황금색 빛이 비치고 있더라고요. 끝에 도착해보니 제 가족과 환자들이 (저는 예전에 간호사였습니다) 두 팔을 벌려 환한 웃음과 사랑으로 저를 안아주었습니다. 기분이 너무 좋더라고요. 몇 년 전에 죽었던 우리 집 애완동물들도 나를 환영해주었으니까요. 그중에는 죽기 전에 팔다리 절단 수술을 받은 환자들도 있었는데 말입니다. 멀쩡하게 걸어다니고 있더라고요. 그때, 제 머릿속에 이런 소리가 들렸어요. "우리와 함께 있고 싶소? 아니면 당신이 왔던 곳으로 돌아가고 싶소?"

　지금도 분명히 기억나네요. 저는 이렇게 말했습니다. "어머 세상에, 여기 있고 싶지만 가서 방을 치워야 해요!" 저는 당시 어린이들을 돌보는 일을 했거든요. 마침 쓰러지기 직전에 책을 바닥에 늘어놓고 있었어요. 그러자 가느다란 은색 실 같은 것이 나를 냉큼 잡아당기는 것 같더라고요. 의사와 간호사가 저를 깨운 거지요. 잠잠했던 통증이 나를 다시 덮치고, 비명이 튀어나오더라고요. 왜 가만 놔두지 않았냐고, 아프지도 않고 행복했는데 왜 깨웠냐고 따졌어요. 그런데 그들의 대답이 놀랍더라고요. 제가 죽었다고, 자기들이 제 생명을 구했다고 했어요. 그들에게 괜히 소리를 질렀다 싶더라고요. 무슨 일이 있었는지 조차 몰랐으니까요. 차차 회복되면서 다시 살아난 것에 감사했지요. 돌아온 것을 후회하지 않았고요.

이렇게 죽었다가 살아난 저는 심령론자가 되었습니다. 죽음을 두려워하지 않게 되었고요. 그러니까 지금 삶은 여러 삶 중 하나일 뿐이고, 나중에는 사랑하는 사람들을 다시 만나게 된다고 확신하게 된 거지요. 그리고 예전보다 더 착한 사람이 된 것 같더라고요. 선행을 하루에 5가지 이상은 하려고 노력하고 있으니까요. 친구나 가족을 도와주는 일이 즐겁고, 제 월급의 대부분도 저보다 더 돈이 필요한 사람들에게 나눠 주고 있지요. 저 세상에서 들었던 목소리가 누구의 목소리였는지는 모르겠어요. 하지만 다 나은 뒤에도 그 목소리만 떠올리면 눈물이 나오더라고요. 그만큼 사랑이 가득한 목소리였지요. 그런 사랑과 친절함은 그 이후로 한 번도 느껴 보지 못했어요. 앞으로도 절대 잊을 수 없겠지요. 제 삶이 끝나면 그날 만났던 사람들은 물론이고, 또 더 많은 사람들을 만나겠지요!

거기에서 본 색깔은 지구에 있는 색깔하고 너무 달랐어요. 그런 색깔은 본 적도 없고, 뭐라 묘사할 수도 없어요. 그저 놀랍도록 아름다웠다는 말밖에 못하겠네요. 꽃은 대부분 하얀색이었는데, 정말 예뻤어요. 잔디는 초록색 벨벳 같았는데, 뭐라 설명을 못 하겠어요! 가끔, 아주 가끔은, 그곳으로 다시 여행을 가고 싶다는 생각이 들기도 해요. 제 사랑하는 쌍둥이 언니가 5년 전에 천국으로 갔거든요. 언니가 너무 그리워요. 저는 언니를 몹시 사랑했고, 우린 정말 친하게 지냈거든요. 제 이야기가 지겨우실지도 모르겠네요. 하지만 모든 게 사실이에요. 아까도 말했지만 전 죽는 게 두렵지 않아요. 물론 그곳이 하나님의 우주 속 어디에 있는지는 몰라요. 분명한 사실은 그곳에는 완벽한 사랑이 있다는 거예요!

다음 사례도 신문에 실린 내 글을 보고 누군가가 보내준 것이다.

저도 임사체험을 했습니다. 30년 전 일이지만 지금도 어제 일처럼 또렷하게 기억나네요. 저는 그것이 환각이나 약물과는 아무 상관없는 현상이라고 믿습니다. 저는 큰 수술을 받고 병원에 있었어요. 그때 폐색전 증상이 나타났습니다. 몸을 움직일 수도, 간호사를 부를 수도 없었지요. 누군가가 제 등을 칼로 찔러서 폐 속의 공기가 모두 빠져나간 것 같았지요. 분명히 기억나는 건 한 간호사가 제 얼굴에 산소마스크를 씌운 겁니다. 그리고 의사 둘이 달려왔어요. 그중 한 명은 청진기를 제 가슴에 갖다 대고, 다른 한 명은 폐정맥을 세게 누르더군요(나중에 알고 보니 심부정맥혈전을 찾던 거라더군요). 여전히 숨을 쉴 수 없었어요. 등 위쪽으로 뭐라 말할 수 없는 통증도 느꼈고요.

그러다 느닷없이 엄청난 평온이 찾아왔어요. 그리고 제가 천장으로 미끄러져 올라가는 것 같더군요. 그러더니 모서리에 있는 터널로 몸이 빨려 들어갔습니다. 저는 환한 빛과 밝은 색깔들이 가득한 곳에 도착했지요. 그곳엔 할머니가 계셨습니다. 살아 계실 때처럼 인자하게 웃고 계시더군요. 할머니 뒤에서 다른 식구들과 친구들도 환한 옷음으로 저를 맞아주더군요. 그런데 갑자기 어린 두 아들을 비롯해 살아있는 다른 가족들이 떠올랐습니다. 저는 침대 위를 맴돌며 내려다보았어요. 링거를 꽂고 산소마스크를 한 채 눈을 감고 누워 있는 제가 보이더군요. 두 의사와 이제 셋이 된 간호사들은 더 이상 뛰어다니지 않았습니다. 이틀 후 깨어났을 땐(시간이 얼마나 흘렀는지는 나중에 남편에게 들었습니다) 몸 여기저기 튜브가 꽂혀 있었어요. 가슴이 찔린 것처럼 아팠고요. 침대 위를 떠돌아다닐 때나 터널에 있을 때는 전혀 안 아팠는데 말이지요. 조금 회복되는가 싶더니 나흘 후 호흡곤란이 찾아왔습니다.

이때는 중환자실에 있었어요. 그때 간호사가 곧바로 산소를 가지고 왔습니다. 그리고 침대 둘레의 커튼을 치고는 곧 의사를 데려오겠다며 나갔습니다. 그사이(불과 몇 초 사이였습니다) 하얀 옷을 입은 한 남자가 커튼 안에 들어와 침대 끝에 등을 돌리고 앉았습니다. 제가 호흡이 가빠져서 헐떡이는 동안 그 남자가 제 발을 깔고 앉아서(저는 키가 큰 편입니다) 발을 움직일 수 없었던 것이 기억납니다. 그런데 그 남자가 "힘내요, 힘내요" 하고 반복적으로 말하더군요. 그리곤 제 눈앞에서 사라졌습니다. 나중에 호흡이 정상으로 돌아왔을 때, 의사와 함께 돌아온 간호사에게 그 사람이 누구냐고 물었습니다. 하지만 간호사가 그때 아무도 제 곁에 오지 않았다고 하더라고요. 저는 그 남자가 제 수호천사라고 믿습니다!

이 경험이 제 삶을 바꿔 놓았습니다. 지금 저는 대부분의 시간을 가족과 친구 들과 보내요. 직장에서는 시각장애인들을 돌보고요. 전 임사체험을 하기 전에는 굉장히 자기중심적이고 내성적이었지요. 그러니까 이 체험이 제게는 좋은 일이 된 셈이지요. 제가 처음으로 간호한 사람이 우리 엄마였어요. 그리고 제가 임사체험을 하고 18개월 후에 돌아가셨습니다. 아버지가 20년 후에 암으로 돌아가실 때까지 병간호를 했고요. 아마 제가 다시 살아난 이유도 이처럼 해야 할 일이 있었기 때문이 아닌가 싶네요.

'소명 의식' 또는 삶의 목적

체험자들은 자신이 이 세상으로 돌아온 이유가 '이루어야 할 것이 있어서'라고 믿는다. 그런데 막상 그 목적이 무엇인지는 모르는 경우가 많다. 이것이 어떤 사람들에게는 매우 심각한 문제가 된다. 버지니아 애틀랜틱 대학에서 초월자아를 주제로 석사 과정을 마친 캐롤린 매튜스[16]는 이런 체험자들이 자신의 소명을 찾을 수 있게 돕는 흥미로운 코스를 고안하기도 했다. 이쯤에서 자기가 사는 목적을 이해하고자 노력한 한 사람의 이야기를 들어보자.

1995년 여름, 병원에서 겪은 일입니다. 나는 맹장염으로 병원에 실려 갔어요. 수술은 아침으로 잡혔고요. 그때도 통증이 심해서 모르핀 주사를 맞아야 했습니다. 각설하고 결론만 얘기할게요. 나는 18시간 후에야 수술실로 들어갈 수 있었습니다. 그때는 이미 너무 힘들어서 죽고 싶었지요. 의사들은 내가 마취 상태에 들어간 줄 알았지만, 나는 배 위를 차가운 액체로 문지르는 것이 느껴져 깜짝 놀랐습니다. 그렇지만 내가 뭘 할 수 있었겠습니까?

이상한 일이 일어난 것은 그다음입니다. 이 체험을 하는 동안에는 아무런 통증도 느끼지 못했어요. 난 운반용 침대에서 1미터 정도 공중에 떠올랐구요. 그때 침대 위에 한 아기가 누워 있는 게 보이더군요. 그 아기가 나라는 걸 곧 깨달았어요. 그 순간 아기는 갑자기 어른으로 변했습니다. 그것도 물론 나였지요. 그리곤 주변이 어두워지는가 싶더니 긴 머리에 턱수염을 기르고 이마가 넓은 어떤 존재를 향해 내 몸이 흘러갔습니다. 그 존재는 마치 사진의 네거티브 필름처럼 흑백으로 보이더군요. 이마가 넓긴 했지만 '토리노의 수의' 속 예수님과 비슷하더군요. 뒤에서 부드러운 빛이 비췄습니다. 그는 나보다 훨씬 컸어요. 그래서 가까이 위로 올라갈수록 그의 어깨 아래로는 아무것도 보이지 않더라고요. 어른 옆에 아이가 선 격이었다랄까요. 뒤로는 아주 부드럽고 하얀빛이 비추었어요. 어느 순간 내 몸은 보이지 않는 누군가에게 이끌려 이제까지 온 길을 흘러 되돌아가는 것 같았습니다. 그렇게 돌아오는 길은 아주 평온했어요. 어떤 동굴 안을 들여다보기도 했는데, 그 안에 무엇이 있었는지는 지금도 모릅니다.

당시 내가 본 것은 그 존재의 얼굴과 어깨뿐이었지요. 하지만 평온함이 느껴졌어요. 그 존재가 오른쪽으로 고개를 돌렸을 때 내 몸은 내 왼쪽으로 흘러갔습니다. 나는 내가 아직 죽을 때가 되지 않았다는, 그러니까 할 일이 남아있다는 사실을 깨달았습니다. 내가 다시 커다랗

게 생긴 터널 같은 것을 타고 내려오는 동안 내 왼편으로 또 커다란 동굴의 입구가 보이더군요. 동굴의 바닥에서는 안개가 피어오르고, 그사이로 날카로운 창 같은 것들이 무수히 솟은 것이 보여서 정말 놀랐습니다. 그동안에도 누군가가 나를 계속 이끌었고요. 하지만 나는 그를 보지 못했어요.

다음 순간, 몸으로 돌아온 것을 느꼈습니다. 그리고 살면서 겪어본 적 없는 최악의 통증을 경험했고요. 누군가가 나를 옮기려 하길래 몸부림을 쳤지요. 하지만 사방이 깜깜하고 목소리만 들릴 뿐 그 사람이 누구인지 확인할 수는 없었습니다. 오른쪽 옆구리에 뭔가 이상한 것이 붙어있길래 만졌어요. 그랬더니 어머니가 파이프를 만지지 말라고 하시더라고요. 그러면서 사람들이 나를 침대에 눕히도록 가만히 있으라고 하셨습니다. 참기 힘들 정도로 아팠지만, 어머니의 말씀대로 사람들이 나를 이동식 침대에서 병실 침대로 옮기도록 가만히 있었습니다. 그 파이프는 수술 부위에서 흘러나오는 진물을 받는 장치였어요. 나중에 들은 얘긴데, 수술실에서 개복을 해보니 맹장이 이미 오래전에 터져 복막염이 된 상태였다더군요.

그래서 무슨 일이 있었느냐고 의사에게 재차 물었습니다. 의사는 내가 복막염 감염으로 궤양이 너무 심했고, 그래서 배 속에 있는 장기를 모두 항생제로 세척해야 했다고만 대답했습니다. 너무 아파서 그냥 혼자 있고 싶었습니다. 그 주에 모르핀 주사를 20번 넘게 맞았어요. 수술 후 사흘간은 눈을 감기만 하면 왼쪽 벽에 초록색 터널이 선명히 보였습니다. 얼마나 아팠던지 터널 안으로 들어갈 수 있을 것 같았습니다. 그러나 나흘째 되는 날 체온이 떨어지자 터널이 더 안 보이더라고요.

나흘 후 침대에서 일어날 수 있었을 때, 내 가슴에 이유 모를 뻘건 자국이 보였습니다. 나중에 어머니에게 물어보니 수술 중 문제가 있어서 심폐소생기를 사용했던 것 같다고 하시더라고요.

나는 원래 가톨릭 신자였습니다. 그리고 이제는 죽음이 더 좋은 곳으로 가기 위한 단계라는 것도 깨달았지요. 그래서 죽는 것이 두렵지 않고, 또 주변에도 그렇게 말하고 다닙니다. 나는 이제 46살이 되었고, 그 후에 아들도 하나 낳았지요. 하지만 내가 다시 살아난 것이 아들 때문이라고는 생각하지 않습니다. 의사들은 그런 경험이 모르핀 때문이라고 하더군요. 하지만 제 경험은 그런 것과는 다릅니다. 나는 헬리콥터를 조종해 사람들을 구조하기도 합니다. 하지만 '이것을 위해 내가 다시 살아났구나!' 하고 생각할 만한 그런 일은 아직 하지 못한 것 같아요. 내가 원래 얼마나 날고 싶어 했는지를 생각하면 좀 이상한 것 같기는 한데요, 요즘은 '지금 하는 일이 내게 맞는 일인가?' 가끔 생각하곤 합니다. 헬기 조종을 하면서 알게 된 몇몇 갑부 친구들에게 자선단체를 만들자고 제안한 적도 있어요. 그래서 세계 각지의 환자와 어린이 들에게 더 신속하게 구조대를 보내는 일을 하려는 거지요. 아마도 이 일이 내가 다시 살아난 이유가 아닐까요? 저는 영적 세계에 대해 예전에도 관심을 가졌지만, 지금은 관심이 더 많아요. 내가 늘 하는 말이지만, 그날 나보다 나이가 더 적거나 더 많은 사람이 수술을 받았다면 견뎌 내지 못했을 겁니다. 나도 여러 번 포기할 뻔했을 정도로 힘들었으니까요. 그러나 삶에서 일어나는 모든 일은 운명이고, 삶은 훨씬 더 좋은 무언가로 가는 징검돌이지요. 지금 생각해도 이상한 것은 내가 거기서 만난 존재예요. 뒤에서 은은한 빛이 비치는 네거티브 필름 같은 이미지였지요. 입으로 말하지는 않았지만, 그의 생각이 나한테 전해졌고요. 그래요, 실제로 있었어요. 내 임사체험이 모르핀에 의한 것이었다고 생각하지 않는 이유는, 20번 넘게 모르핀 주사를 맞았지만 유체이탈을 한 것은 병원에 처음 갔을 때뿐이었으니까요. 다른 사람들도 나처럼 네거티브 필름 같은 형상을 보는지는 모르겠네요. 하지만 내 경험을 선생님과 나누고 싶었습니다. 선생님의 연구에 행운이 함께하기를 빕니다.

기억에 각인됨

임사체험은 체험자의 마음에 각인되며, 수년이 지나도 마치 어제 일처럼 선명하게 기억에 남는다. 나는 임사체험을 한 지 50년도 넘은 80대, 90대 노인들을 인터뷰한 적이 있다. 그 과정에서 나는 임사체험이 그들의 기억 맨 앞에 새겨진 것 같다고 느꼈다.

다음 사례도 어느 익명의 체험자로부터 받았다.

신문에 실린 선생님의 임사체험 보고서를 읽고 혹시 제 경험도 도움이 되지 않을까 생각하여 글을 보냅니다. 나는 지금 90살이 넘었고요, 그 일은 내가 10대 때 겪은 일이지요. 꿈이었다고 생각하려 해도 기억이 너무 생생하네요. 그때 나는 급성맹장염 때문에 병원에 실려 갔습니다. 당시에는 마취제로 클로로포름을 사용했어요. 그 고약한 냄새를 맡자마자 나는 의식을 잃었습니다. 그리고 길고 어두운 터널 안으로 밀려 들어갔지요. 저 멀리에 점과 같은 빛이 있더군요. 너무나 끔찍한 여정이었지만 어떻게 할 도리가 없었습니다. 터널을 따라갈수록 빛이 점점 강해져 나중에는 눈이 부실 정도였습니다. 한순간 내 몸이 터널을 총알 같이 빠져나가 빛나는 황금색 대문 앞에 섰습니다. 길고 하얀 옷을 걸친 남자가 서 있었어요. 그는 턱수염을 길렀고, 그의 얼굴은 이제까지 내가 본 얼굴 중 가장 온화하고 빛났습니다. 대문 너머에는 돌아가신 우리 할머니와 할아버지, 그리고 다른 사람들이 있었습니다. 다만 구름 뒤에 서 있는지 상반신만 보였어요. 그들의 얼굴엔 기쁨과 행복이 만연했고, 말할 수 없는 평안이 내 주위를 감쌌습니다. 들어가고 싶은 마음이 간절해졌지요. 그래서 그 남자에게 나도 들어가게 해 달라고 부탁했습니다. 그런데 그는 "아니, 아직 아니야"라고 하더군요. 계속 조르자 남자는 자신의 손바닥을 나를 향해 들어 올리더니, 다시 "아니, 아직 아니야" 했습니다. 나는 울먹이며 다시 터널로 빨려 들어갔어요. 빛이 점처럼 작아지더니 나는 터널 밖으로 빠져 나왔습니다. 갑자기 사람들의 말소리가 들리고, 배가 심하게 아팠어요. 나는 침대가 여러 개 놓인 방에 누워 있었고, 한참이 지나서야 정신이 돌아왔습니다. 임사체험을 한 후로 나는 죽음이 두렵지 않아요. 그래도 내 이름을 여기에 싣지 않았으면 좋겠습니다. 사람들이 나보고 실성했다고 할까봐서요. 어쨌거나 그날의 마법 같은 순간을 영원히 기억할 것입니다. 연구에 감사드립니다.

환경과 생태계에 대한 관심

많은 체험자들이 환경, 또는 환경과 인간의 관계에 대해 더 많은 문제의식을 느낀다. 개인적 필요를 충족하는 일에 집중하는 대신, 자연을 경외하고 인간이 환경에 미치는 영향을 거시적 관점으로 보게 된다.

헤더 리스는 심한 감염으로 죽을 고비를 넘기면서 임사체험을 하였다. 헤더는 이후에 다양한 변화를 겪었다. 그중 하나가 지구 생태계에 대한 관심이다.

요즘 나한테 일어나는 일들을 이해하기 힘들고, 이렇게 강력한 욕구를 감당하기도 버겁다! 어떤 날은 아무 일도 못한 채 멍 하니 있기도 한다.

임사체험을 겪은 뒤 사람과 환경에 대한 인식도 달라졌다. 나는 원래 생명과 환경을 존중하는 편이었다. 하지만 혼수상태에 빠져서 하얀빛이 가득한 방에 가는 임사체험을 한 뒤에는 지구의 고통이 좋든 싫든 내 감정과 연결된다. 지구가 인간들 때문에 느끼는 슬픔이 나의 슬픔이 되었고, 이것이 피로감과 함께 무거운 짐이 된 것이다.

나는 내가 할 수 있는 것은 다 했다. 그러나 다른 사람들이 이 땅을 취급하는 행동마저 통제할 수는 없다는 사실을 곧 깨달았다. 그냥 내 나름대로 최선을 다할 뿐이다. 지구의 한 일원으로서 말이다. 친환경 제품을 사용하는 등 환경에 무해한 삶을 살기로 했다. 피부도 화학 성분에 민감하기 때문에 유기농 샴푸와 소금 성분이 들어간 냄새 제거제를 쓰고, 자동차도 친환경적인 1.1리터 엔진 소형차로 바꿨다. 재활용도 하고, 가급적 유기농 식재료를 사며, 길에 떨어진 쓰레기도 주우려고 한다(아빠는 내가 그럴 때마다 비웃으신다). 그러나 배기가스 같은 문제는 내가 어떻게 할 수도 없거니와, 생각할수록 화만 치밀어올라서 그냥 내버려 두는 것이 지금으로서는 상책이다. 나는 그렇게 결론을 내렸다. 어차피 다른 사람들도 이미 환경 문제를 고심하고 있다고 영혼들이 말하지 않던가. 그러니 나는 내 할 일을 하면 된다. 하지만 우주의 한 일원으로서, 만약 우리가 한 짓 때문에 지구가 우리를 쓸어버리더라도 나는 아무 불만이 없다. 그것은 전적으로 하나님의 일이기 때문이다! 우리 가족은 우리가 할 수 있는 만큼 하고, 다른 사람들도 각자 지식이 닿는 만큼 최선을 다하면 된다. 내 이야기가 이해가 되었으면 한다.

제1장에서 소개했듯이 의사 파르티도 임사체험 후 위에서 열거한 것과 같은 강렬한 변화들을 여럿 경험했다. 건강도 급속히 회복되어 패혈증 수술을 한 지 72시간 만에 퇴원할 수 있었다. 나중에는 진통제 중독과 우울증도 말끔히 사라졌다.

그러나 파르티는 마취과 의사라는 직업을 그만두고, 큰 집에서 작은 집으로 이사를 했으며, 벤츠도 친환경 소형 하이브리드로 바꾸었다. 또 자원봉사를 하면서 다른 사람을 섬길 기회를 찾고자 했다.

자신이 더 자상하고 정이 많은 사람이 되었으며, 남에게 공감할 줄 알게 되었다고 생각했다. 그리고 사람들이 질병에서 회복되도록 돕고 싶어졌다. 임사체험에서 얻은 교훈을 토대로 영적 건강에 대한 글을 쓰고, 워크숍이나 세미나를 개최하기도 한다. 파르티는 내게 보낸 이메일의 말미에 다음과 같이 썼다. "예전에 저는 사람들을 잠재우는 일을 했습니다. 지금은 그들을 깨우는 일을 합니다. 저도 깨어났으니까요."

전기에 민감하며, 손목시계를 착용하지 못함

비교적 덜 일반적인 증상이지만 체험자들이 전기에 예민해지고, 착용한 손목시계가 제대로 작동하지 않기도 한다. 다른 사람의 몸에서는 정상적으로 작동하던 시계가 체험자가 착용하면 완전히 멈추기도 하고, 시간이 부정확해지기도 한다. 정작 체험자들은 이 현상을 자신들의 임사체험과 연결시켜 생각하지 못할 때가 많다. 이런 사실이 보고된 연구 결과[17]를 보고 내가 연구하는 체험자들에게 혹시 이런 경험을 한 적이 있었냐고 질문했더니, 많은 이들이 그렇다고 대답했다. 사실 대부분의 체험자는 이러한 질문을 받은 뒤에야 임사체험 이후로 자신들이 전기에 예민해졌음을 깨달았다.

제1장에서 임사체험 사례를 소개했던 직장 동료도 손목시계를 차지

않았다. 이유를 물었더니 수년 전부터 시계가 너무 안 맞아 이제는 차지 않는다고 했다. 그리고 잠시 생각하더니, 그것이 임사체험 다음부터라는 사실을 깨닫고 무척 놀라워했다. 어머니가 선물해준 비싼 시계도 자기가 착용하면 작동하지 않았고, 다른 사람이 착용하면 다시 잘 작동하는 것이 이상했다고 덧붙였다. 이렇게 착용하는 모든 시계가 잠시 작동을 하다가도 멈추거나 '고장'났다는 것이다. 이것이 임사체험 후의 현상 중 하나라고 이야기하자, 그제서야 모든 것이 설명된다고 했다.

최근 발표된 보고서[18]에 따르면, 임사체험을 했던 사람은 전자기장에 더 예민한 변화를 보인다. 죽음에 근접하긴 했지만 임사체험을 하지는 않은 사람보다 말이다. 그리고 임사체험을 깊게 했던 사람일수록 더 많은 전자기장 문제를 겪는 것으로 나타났다.

신문에 실린 내 글을 보고 첨단 기술 분야에서 일을 하는 한 여성이 연락을 해왔다. 어릴 적 임사체험을 한 다음부터는 근처에 있는 전자 제품은 다 오작동하고, 착용하는 손목시계마다 시간이 멈춘다는 것이다. 일을 할 때는 시간을 측정해야 하기 때문에 최후의 수단으로 끈으로 묶은 알람 시계를 목에 걸고 일한다고 했다. 특히 전기 주전자가 가장 말썽을 부린다고 했다. 자신이 다가가면 바로 작동을 멈추고, 심지어 폭발하기도 했다는 것이다. 그녀는 이를 한 번도 임사체험과 연관지은 적이 없다고 했다. 그래서 그녀는 나와 대화를 나누고서야 이 현상이 임사체험 때문임을 깨달았다.

다음은 어릴 적에 임사체험을 했던 어떤 여성에게서 온 편지이다(이 여성의 체험 사례는 119쪽에 나온다).

신문에서 선생님의 두 번째 글을 읽었습니다. 전기에 예민하게 반응하는 증상에 대해 읽으면서 마치 전기에 감전된 것처럼 찌릿 놀랐지요(말장난해서 죄송합니다). 이런 일이 임사체험과 관련이 있다는 주장은 처음 들었거든요.

임사체험을 했던 10살 때 부모님이 생일 선물로 제 첫 손목시계를 사오셨습니다. 항상 시계를 갖고 싶어 했기에 몹시 기뻤지요. 그러나 실망스럽게도 제가 차기만 하면 시계가 멈췄습니다. 손목에서 풀어 놓거나 다른 사람이 차면 아무 문제가 없었는데 말이지요. 몇 년 전까지만 해도 저는 잘 돌아가는 시계를 차 본 적이 없습니다. 조명 스위치나 전자 제품을 켤 때, 혹은 켜진 기기를 만지면 손이 찌릿했지요. 자동차도 시동이 켜졌든 달리고 있든 마찬가지였습니다. 저는 예전이나 지금이나 불을 켤 때는 전구를 깨뜨리기 일쑤랍니다. 전자 제품 가까이에 못 가는 사람이라는 놀림도 받았고요. 엄마는 제 몸에 정전기가 너무 많아서 그렇다고 했어요. 그래서 저도 그런 줄로만 알고 더 이상 생각하지 않았지요. 그것이 임사체험 때문일 줄은 전혀 몰랐습니다.

1960년대 중반의 구식 사무실에서 직장 생활을 할 때였어요. 제가 가까이 가면 복사기가 멈추든지 미친 듯이 돌아가더라고요. 그래서 저에게 복사기 접근 금지령이 내려졌습니다. 다른 전자 제품을 만지다가 뒤로 자빠지거나 저 멀리 나가떨어진 적도 있었고요. 그나마 손을 대려고 하면 몸에 징 하는 진동이 오더라고요. 그래서 문제가 생길지 안 생길지는 바로 알 수 있습니다. 또 동네 여기저기에 설치된 자동차만한 변전기 옆을 지나거나 근처에 가면 몸에 그 진동이 느껴지더라고요. 컴퓨터를 처음 사용했을 때에는 너무 문제가 많아서 포기할까 생각하기도 했어요. 그때는 제가 문제가 아니라 컴퓨터가 불량이라 교환했지만요. 유선 키보드나 마우스를 쓰면 아무 문제가 없습니다. 저는 무선 키보드나 마우스하고는 손발이 맞지 않았던 거지요!

다음은 영국 웨일스 카마던셔 주 홀라네홀리에서 줄리가 보내준 사연이다. 이로써 임사체험 후 다양한 후유증이 나타난 것을 볼 수 있다.

1996년에 편도선절제술을 받은 뒤 과다 출혈이 일어났어요. 수술 후 집에 돌아왔지만 출혈 때문에 다시 병원에 가야 했지요. 입원하니 출혈이 더 심해졌지요. 피가 입에서 폭포처럼 쏟아지더군요. 비상벨을 누르자 간호사가 달려왔어요. 곧이어 의사와 간호사 여러 명이 몰려왔고요. 모두들 바쁘게 움직이는 동안 한 사람이 제 손을 잡고 있었습니다. 제 몸에 심장감시장치가 연결됐어요. 의식이 가물가물해지면서 간호사와 의사 들이 "서둘러, 위험해!" 하고 말하는 게 들렸지요.

다음 순간 기억나는 것은… 어떻게 표현해야 할지…. 마치 커다란 만화경 같았습니다. 의식은 있는 것 같았는데, 눈앞에 흰색, 은색, 보라색 원들이 뱅글뱅글 돌아가는 만화경이 보인 거예요. 정말 희한했습니다. 그리고 저의 전 인생사가 슬라이드쇼로 펼쳐졌어요. 어릴 때부터 현재까지 일어난 모든 일이 눈앞에 지나가더군요. 한 장면이 아주 느리게 보인 뒤 다른 장면이 나타났습니다. 마지막 장면은 우리 어머니의 얼굴이었어요. 아, 어머니는 지금도 살아 계세요. 정확히 표현하기는 어렵지만 이것을 보는 동안 제 정신은 멀쩡했습니다.

어머니의 얼굴 다음에 보라색, 은색 구슬들이 눈앞을 날더니, 밝은 빛이 나타났습니다. 정말 밝았는데, 점점 더 밝아지더군요. 그러다가 어둡게 하는 스위치라도 돌린 것처럼 다시 천천히 어두워졌습니다. 정확한 시간은 모르겠습니다만 10분 정도 그렇게 은은한 빛에 둘러싸였지요. 그러고서 가만히 뭔가를 기다리는 것 같았고요. 그런데 간호사들이 내 이름을 부르더라고요. 눈을 떠 보니 회복실이었습니다.

전혀 무섭지 않고 정말 좋은 경험이었다는 점이 재미있어요. 아주 편안했고 즐거웠습니다.

그런데 이 경험을 하고 나서 이상한 일들이 일어났습니다. 다른 사람들의 감정이 모두 느껴지기 시작한 거예요. 주변 사람들의 기분이 어떤지, 무슨 생각을 하는지 모두 알 것 같았습니다. 전혀 만난 적 없는 사람의 감정조차 읽을 수 있었지요. 그러고 보니 스페인에 휴가를 갔던 때네요. 수영장 가장자리에 앉아 책을 읽고 있었습니다. 건너편에도 한 쌍의 남녀가 책을 읽고 있었고요. 그런데 갑자기 그 남자의 마음이 읽어지더라고요. 그러니까 그가 무슨 생각을 하는지 알 수 있었던 겁니다. '그녀가 이제 행복했으면 좋겠다. 그녀가 그립다. 왜 죽어야 했는지…. 암이라니…' 하는 생각이었습니다. 내가 미친 게 아닌가 싶었지요. 그날 밤 잠자리에 들면서 남편에게 "오늘 수영장에서 본 그 남자 정말 안됐어, 가까운 사람을 암으로 잃었나 봐"라고 말했습니다. 남편은 다음 날 저보다 먼저 수영장에 내려가서 그 남자와 함께 있던 여성과 대화를 나누었습니다. 그 여성은, 자신들이 최근에 결혼한 부부인데, 남편의 전처이자 자신의 절친했던 친구가 암으로 죽었다고 말해주었습니다. 1시간쯤 후 제가 수영장에 내려갔더니 남편이 이 이야기를 해주었어요. 그리고 저더러 점쟁이 같다며 놀리더군요.

사실 그런 말을 자주 들었습니다. 직장에서 회의할 때 사람들의 얼굴을 보면 그 사람의 생각을 엿볼 수 있었어요. '교감'이라고 해야 할지, 사람들 생각이 그냥 파악된다고 표현할 수밖에 없겠네요. 이런 경험이 한 5년 정도 지속됐지요. 처음에는 강하다가 점차 약해지더니 지금은 사라졌습니다. 지금도 다른 사람의 감정을 잘 파악하기는 해도, 생각을 읽지는 못합니다. 정말 제가 미친 게 아닌가 싶었어요.

또 하나 이상한 일은, 임사체험 후 약 3년간 손목시계를 가까이 할 수 없었다는 점입니다. 고급 시계가 하나 있었는데, 제가 차기만 하면 엉망이 되더라고요. 새 시계를 사 보기도 했지만, 마찬가지였습니다. 그때는 정말 신경질 나고 속상했어요. 지금은 예전처럼은 아니에요. 시계를 차면 가끔 10분, 15분씩 시간이 틀리는 정도랍니다.

또 제가 가까이 가면 전자 제품도 엉망이 되었습니다. 제가 방에 들어가면 텔레비전이 저절로 꺼지기도 하고, 오디오가 저절로 켜지기도 했어요. 가장 곤란한 것은 치과에 갈 때였지요. 제가 의자에 앉기만 하면 기계들이 작동을 멈췄습니다. 치과 의사는 그게 제 문제인 줄 모르고 저를 다른 방으로 데려가더라고요.

이런 일들이 더 이상 일어나지 않아서 너무 좋습니다. 그런 능력은 사양하고 싶어요! 물론 사라지지 않은 것도 있지요. 죽음이 두렵지 않다는 것입니다. 친구들한테 물어보면 다들 죽음이 무섭다고 해요. 하지만 저는 아닙니다. 정말 두렵지 않습니다.

한 남성이 신문에 실린 내 글을 보고 아래의 글을 보냈다. 그 또한 익명을 요구했다.

임사체험과 관련하여 선생님께서 쓰신 글을 신문에서 보고 이렇게 몇 자 적습니다. 저는 임사체험자들이 전자 제품에 불안정한 반응을 보인다는 연구에 관심이 많습니다. 저도 비슷한 체험을 하고 손목시계를 착용할 수 없었던 사람 중 한 명이거든요. 왜 그런 현상이 생기는지, 전에는 도무지 알 수 없었습니다. 그런 현상이 임사체험과 연관이 있을 가능성이 크다는 선생님의 의견에 더해, 혹시 연구에 도움이 될까 싶어 저의 임사체험 사례를 알려 드립니다.

스코틀랜드의 에든버러에서 살던 1950년대였지요. 당시 우리 가족은 동해안 바닷가에 놀러 가 커크칼디에서 기차를 타고, 다시 에든버러로 돌아오곤 했습니다. 그때도 바닷가로 여행을 갔고요. 당시 저는 4살이었습니다. 제 기억으로 바다를 향해 달려 내려가다가 큰 파도에 부딪히는 바람에 뒤로 자빠지면서 물에 빠졌습니다. '제 기억으로'라고 말한 까닭은, 사람들이 저를 둥글게 에워싸고 서 있는 장면을 내려다보며 '저기 누워 있는 것이 나구나' 하고 생각하던 게 뚜렷이 기억나기 때문입니다. 저는 사고가 일어난 지점인 킹혼 만灣을 둘러보기도 했습니다. 그때 아주 평온했어요.

그다음으로 제가 콜록이며 숨을 쉬기 시작하자 폐에서 물이 빠져 나온 것이 생각납니다. 누군가가 인공호흡을 해서 제 의식이 돌아왔던 거지요.

그 뒤 해변으로 실려와서 어떻게 되었는지, 그리고 그날 하루가 어떻게 지나갔는지는 별로 기억나지 않네요. 아마도 원래 하던 대로 하지 않았을까 싶습니다.

50년이 지났는데도 보시다시피 이 일은 제게 선명한 기억으로 남아있습니다. 이 사건으로 인해 제가 물을 무서워하게 됐다는 생각도 합니다. 하지만 제가 겪는 전기 문제를 이 사건과 연결시켜 생각해본 적은 한 번도 없습니다.

여기 소개하는 아프리카계 간호사의 임사체험은 제4장에서도 나온다.

임사체험을 한 사람들은 손목시계를 몸에 가까이하지 못한다고 하셨지요? 전자 제품 근처에서 문제를 일으킨다고도 하셨고요. 저도 언제부터 시계를 차지 않았는지 생각해봤습니다. 역시 임사체험 후더군요. 시계는 며칠 잘 가다가도 이내 멈춰 버리곤 했습니다. 아버지가 몇 번 새로 사다 주셨지만 항상 마찬가지였어요. 새 시계도 며칠이 지나면 다 멈춰 버렸습니다. 형부가 언니에게 아주 비싼 시계를 사 주었지요. 제가 간호사 공부를 시작할 때 언니가 축하 선물로 그 시계를 제게 주었습니다. 그 시계도 한 달 가다가 멈췄습니다. 우리 식구들은 제가 시계와 문제가 있는 사람이라고 놀렸어요. 간호사들이 가슴에 달고 다니는 시계도 제가 차면 멈춰 버렸습니다. 그 후 아마 15년간 아예 시계를 찰 생각도 하지 않았습니다. 이제는 별 문제가 없지만, 워낙 시계 없이 사는 것에 익숙해서 즐겨 차지는 않습니다.

이것도 전기의 흐름을 방해하는 현상과 관계가 있는지는 모르겠습니다. 다만 오빠가 저를 영화관에 자주 데리고 갔었는데, 임사체험을 한 다음부터는 영화관에 가기가 싫어졌어요. 영화를 보고 있노라면 화면의 균형이 죄다 깨져 보이고, 3D 영화처럼 영화 속 사람들이 앞으로 튀어나올 것 같았거든요. 자리에 앉아서 보다가도 소스라치며 뒤로 움츠러들기 일쑤였습니다. 예전에는 그런 적이 한 번도 없었어요. 그런데 임사체험을 한 다음부터는 영화관의 번쩍이는 빛을 견딜 수가 없게 되었어요. 토할 것 같았고요. 12년 후 결혼할 때까지 영화관에 가지 않았습니다. 예전만큼 심하지는 않지만 아직도 영화를 즐기지 않아요. 영상이 화면 밖으로 튀어나올 것 같아서 말이지요. 텔레비전을 볼 때에도 번쩍이는 빛이 나오면 참지 못합니다.

미국 뉴멕시코 주의 타오스에 사는 켄 에버트[19]는 27년 전 임사체험을 하였다. 켄은 자신의 경험을 책으로 써서 《임사체험의 기억*Theater of Clouds: A Near Death Memoir*》이라는 제목으로 출간하였다. 켄은 친절하게도 나에게 먼저 연락을 해왔고, 내가 했던 다양한 질문에도 답해주었다. 다음은 켄이 겪은 후유증들이다.

선생님이 손목시계에 대해 물으셨을 때 전 웃음이 났습니다. 저도

1985년부터 시계를 착용하지 않았거든요. 임사체험을 한 직후 몇 년 간 제가 가까이 가기만 해도 전구가 터지기 일쑤였습니다. 또 한 가지, 빛을 질감으로 느낄 수 있었습니다. 말하자면 전등 곁을 지날 때 양털 같은 재질을 쓰다듬는 것 같은 느낌이 나더라고요. 요즘도 몸과 마음이 피곤하면 종종 그런 느낌이 듭니다. 청력이 갑자기 아주 좋아졌다는 것도 신기한 증상 중 하나였어요. 무음 동작탐지기를 켰다 껐다 하면서 이 사실을 확인해보았는데요, 제게는 거기 달린 발신기 소리까지 들렸습니다. 자주는 아니지만 요즘도 종종 그럴 때가 있어요.

그리고 아주 시끄러운 방에서도 대화 내용을 잘 알아듣게 되었습니다. 지금도 그렇고요. 근데 저는 귀가 너무 밝은 게 싫어요. 저는 300평이 넘는 매장에서 일하지만, 마음만 먹으면 반대편 끝에서 나누는 대화도 들을 수 있습니다. 물론 들리는 소리들을 무시하지 않으면 너무 피곤해지지요. 그나마 그게 편리할 때가 있기는 해요. 누군가가 저에 관한 이야기를 소리 죽여 할 때 바로 제 귀에다 대고 하는 것처럼 다 들린다는 거지요.

초자연적 능력, 예감, 직감의 발달

어떤 사람들은 직관적 능력이 비상하게 발달한 나머지 은둔 생활을 하기도 한다. 신문에 난 기사를 보고 한 여성이 연락을 해왔는데, 자신은 "다른 사람의 마음을 읽을 수 있다"라고 했다. 다른 사람들의 죽음을 예견하거나 '나쁜 일들'이 생길 것도 미리 알게 될 때가 많다면서 무척 괴로워했다. 어떤 사람에게 문제가 있는지, 누구에게 불행이 닥칠지 보이기 때문에 군중이 모인 곳에 갈 수 없다는 것이다. 그래서 이제는 집 밖에 거의 나가지 않는다고 한다. 굳이 나가야 할 때에는 주의를 분산시키기 위해 항상 헤드폰을 끼고 음악을 크게 듣는다고 했다.

9살 때 임사체험을 한 내 동료도 이와 비슷한 능력을 가지게 되었다고 했다. 이 동료도 '다른 사람의 마음을 읽을 수 있게' 되었다는 것이다. 하지만 그녀는 이런 능력이 싫었다고 했다. 도덕적으로 옳지 못하다는 생각이 들었기 때문이었다고 했다. 그래서 이 능력을 억제하기 위해 집중적으로 노력했다고 한다.

이본 케이슨[20]도 1979년 임사체험을 한 뒤 얼마 지나지 않아 처음으로 초자연적 경험을 했다. 환상을 본 케이슨은 친구에게 의사를 찾아가도록 조언해주었다. 그 덕에 친구는 뇌수막염을 조기 발견하여 목숨을 건질 수 있었다.

치 유 능 력 의 개 발 또 는 병 이 치 유 됨

서덜랜드[21]의 보고에 의하면, 임사체험 후 치유의 능력이 생기기도 한다. 모스와 페리[22]는 임사체험 후 암세포가 완전히 사라진 캐시라는 여성의 사례를 보고했다. 래리 도시[23]도 뇌종양과 호지킨 림프종이 치유된 사례들을 보고했다. 나중에 다루겠지만, 내 연구 대상 중에도 선천성 기형이 치유된 매우 놀라운 사례(10번 환자)가 있었다. 다음의 두 사례는 임사체험을 한 뒤 치유 능력이 생긴 체험자들의 증언이다. 먼저 프랑스의 한 여성이 보내준 내용이다.

선생님의 글을 읽고 이것을 실재하는 현상으로 인정해주는 사람이 있다는 사실에 감사했습니다. 20년 전 터키에서 일을 할 때였지요. 저는 자궁외임신을 하였습니다. 제가 가르치던 영국인 학생의 도움으로 저는 여성 전문 병원으로 옮길 수 있었어요. 수혈을 받고 링거는 맞았지만 아무런 마취 없이 수술을 하였습니다. 수술 도중 저는 죽을 뻔했어요. 그때 터널을 통과해서 할머니를 만났습니다. 그러나 "아직 때가 되지 않았으니 돌아가거라"라는 말을 듣고 쿵 소리와 함께 제 몸으로 돌아왔습니다. 깨어나 보니 통증과 책임져야 할 여러 가지 일들이 기다리고 있었지요.

이 경험으로 제 삶도 바뀌었습니다. 저는 수년 동안 너무 힘들어서 삶의 이유와 의욕이 없었어요. 그런데 이 경험을 한 후에는 살아야 할 이유가 생겼습니다. 다른 사람의 감정에 '이입하는' 능력이 생긴 거지요. 그래서 아기들을 잘 돌봅니다. 아프거나 다친 고양이들도 제게 다가오고, 다 나을 때까지 머물다 떠나곤 하지요.

다음은 38세 남성이 보내준 이메일이다.

때는 1984년, 그렇게 심한 독감에 걸린 적은 한 번도 없었습니다.

극도의 탈진 상태로 침대에 누운 채 죽을 것처럼 앓았지요. 정확히 무슨 일이 일어났는지는 모르겠습니다만, 기억은 아직도 선명합니다. 어느 순간 내가 우리 집 밖, 그러니까 지붕 위에 서서 얼음이 낀 선루프 창문을 내려다보고 있었던 거예요. 창문 상단 테두리에 방수용 테이프가 위로 말린 걸 보기도 했지요. 그걸 보면서 내 방에 물이 스며들지 않는 것이 신기하다고 생각했지요. 지붕에 올라서서 여기저기를 둘러보는 것이 신이 나 이웃집 지붕으로 가기도 했습니다. 눈이 소복한 길 위로 사람들이 걸어 다니는 것이 보였어요. 그런데도 아무런 냄새도 나지 않고 아무것도 만져지지 않았어요. 그래서 그냥 아름다운 경치를 둘러보기만 했습니다.

정말 잊지 못할 경험이었지요. 나는 근처에 있던 우리 할머니의 묘에도 가 보았습니다. 돌아가실 때보다 훨씬 젊어지신 할머니가 바로 눈앞에 서 계시더군요. 할머니는 나보고 지금 당장 돌아가야 한다고 말씀하셨습니다. 그때까지도 나는 자유롭게 날아다니는 것이 기뻤어요. 하지만 다시 우리 집 선루프 창문에 도착해서 내려다보니 내가 하얀 얼굴로 꼼짝 못 하고 침대에 누워 있는 게 아니겠어요! 깜짝 놀라서 내 몸으로 들어가고 싶어지더군요. 누워 있는 내 몸을 보자 그제서야 무슨 일이 일어나고 있는지 이해한 거지요. 빨리 내 몸으로 들어가야겠다는 생각이 들었습니다.

나는 그것이 그냥 꿈이 아니었음을 깨달았습니다. 다시 심장이 뛰는 것이 느껴졌고, 좀 더 있다가 숨을 쉬기 시작했으니까요. 내가 정말 밖에 나갔다 왔음을 알게 되었지요. 처음에는 신났지만 이제는 다시 돌아온 것이 무척 다행스럽더군요.

나는 며칠 더 침대에 누워 있어야 했답니다. 나중에 그 이야기를 부모님에게 했더니, 아버지는 지붕 창문 테두리를 봐야겠다고 하셨어요. 하지만 아마 내가 방에서 지붕 위를 보았을 거라 생각하셨던 것 같습니다. 아버지는 지붕에서 아무것도 볼 수 없었지요. 하지만 몇 달 후 지붕 슬레이트를 갈기 위해 부른 수리공은 선루프 창문 위에 방수 테이프가 말리고 찢어졌으니 교체해야 한다고 말하더군요.

나는 선생님이 언급한 것과 같은 그렇게 심한 전기 고장 문제는 경험하지 못했습니다. 하지만 전기에 민감해졌다고 말할 수는 있어요. 다양한 이상한 느낌과 증상을 겪었으니까요. 첫째로 백화점이라든가 큰 쇼핑센터 같이 전자 제품이 많은 곳에 가면 늘 거북해요. 전에는 쇼핑하러 가는 것을 좋아했던 내가, 이제는 전자 제품이 많은 곳에 가면 머리가 어리둥절하고 혼란스럽기까지 하다니까요. 심할 때는 밖으로 나와야 할 때도 있어요.

또 집에서 컴퓨터나 텔레비전을 오래 보면 재미가 있든 없든 나중에는 진이 다 빠지더라고요. 결국 텔레비전을 멀리하고, 컴퓨터도 꼭 필요할 때만 사용하게 되었지요. 같은 이유로 핸드폰도 거의 사용하지 않습니다. 특히 10분 이상 통화를 하면 머리가 뜨끈거리며 아프고 멍해져서 아주 괴로워요. 정말로 열이 난다니까요. 그런데 사람이 많든 적든 탁 트인 공간에 가면 이런 증상이 확실히 사라져요. 특히 시골에 가면 뭔가 해방된 듯한 기분이 들더라고요. 이런 곳에는 전자기장이 적기 때문이라고 생각했지요.

이런 현상을 진지하게 믿는 것을 알면 사람들이 나를 미친 사람 취급할 거라고 생각했어요. 꿈이나 우연으로 치부하는 게 일반적이잖아요. 그래서 아무에게도 말하지 못했습니다. 그런데 마침내 이해를 해주는 사람을 만나니 큰 위로가 되네요. 정말 너무 아름다운 경험이었기는 해요. 하지만 다음에도 살아나리라는 보장이 없으니 다시는 겪고 싶지 않네요.

지붕 위에 올라간 뒤 4년이 흘러 18살이 되자 치유 능력이 나타나기 시작했습니다. 우연히 발견된 것이었지만, 점차 내 능력이 사람들에게 어떤 영적·육체적 영향력을 미치는지 알게 되었어요. 20대 중반이었을 때는 재미있는 사건도 겪었습니다. 부츠Boots라는 약국 체인점에서 구경을 할 때였어요. 미용 제품 판매대에 있는 직원이 친구와 말하는 소리가 들리더라구요. 매장 안이 소란스러웠는데도요. 신경이 눌려서 그런지 손이 저린다던가요. 나는 그 직원에게 다가가 낫게 해주겠다고 말했어요. 주변에 사람이 많으니 특별히 이상하게 보이지는 않을 거라 생각했으니까요. 몇 분 뒤 그 직원은 지난 몇 주 동안 저려왔던 손이 갑자기 좋아졌다며 신기해했습니다. 나는 사람들의 관심을 받는 것도 싫고 칭찬도 원치 않았어요. 그래서 얼른 군중 속으로 몸을 숨겼습니다. 내 생각에 어떤 강한 에너지가 내 안에 흐르는 것 같아요. 사람들이 치유되는 것도 나 때문이 아닙니다. 내 안에 있는 어떤 선한 힘이 촉매작용을 하여 그들의 몸이 스스로 낫게 한다고 생각합니다. 물론 내 생각일 뿐이에요. 잘은 모르지만 이렇게 밖에 설명할 도리가 없습니다. 병원을 한 바퀴 돌면서 수술을 했거나 수술을 앞둔 사람들을 만나곤 합니다. 그럴 때마다 그 사람들이 두려움 없이 치료를 잘 이겨 내도록 돕고 싶다는 생각도 합니다. 현대 의학과 사람의 치유 능력을 병합할 수도 있겠지요. 하지만 법적 규제도 있을 것이고, 바쁜 병원에서 그런 일을 하는 것도 불가능하겠지요.

질병으로 고생하는 사람들을 도와주고 싶다는 생각도 늘 합니다. 하지만 잘 모르는 사람에게 도와주겠다고 제안하기가 두렵습니다. 나를 이상한 사람이라고 생각할까봐 걱정스럽고, 또 현대 의학만이 유일한 살 길이라고 생각하는 사람들을 불쾌하게 만들고 싶지도 않으니까요. 물론 장담은 못 하지만 언젠가는 기회가 오지 않을까 싶네요. 그리고 그런 기회가 오면 그때 내가 할 수 있는 일을 하겠습니다.

정신력 향상

샐리라는 여성은 매우 깊은 임사체험을 했다. 그 영향은 내가 이제껏 접한 것 중 가장 놀라웠다. 그 체험은 샐리에게는 너무나 개인적이고 종교적이며 형언하기 힘든 경험이었다. 그래서 내가 샐리를 인터뷰하는 데 오래 걸렸다. 그 경험은 인간의 보편적 이해를 초월했고, 적절하게 표현할 수 있는 말도 떠오르지 않았다. 자신의 경험을 떠올릴 때마다 샐리는 눈을 감았고, 실제로 그 순간을 다시 체험하기라도 하는 듯 계속 감정이 북받쳐 올랐다. 샐리의 임사체험 내용을 이 책에서 다 전달할 수는 없다. 하지만 샐리는 그 일을 겪은 뒤 실로 놀라운 일들을 이루었다.

아마추어 육상 선수인 샐리는 30년 전 자전거 사고로 심한 뇌 부상을 입었다. 사고가 난 후 4일 동안 샐리는 의식을 회복하지 못했고, 의사는 살아날 가능성을 장담할 수 없으니 최악의 경우를 준비하는 것이 좋겠다고 샐리의 남편에게 말했다. 만약 살아나더라도 기억을 회복하지 못할 것이며, 장애가 심해 달리기는커녕 걷는 것부터 다시 배워야 할 것이라고 했다.

실제로 샐리는 자신이 누구이며 어디에 있는지 깨닫는 데 아주 오래 걸렸다. 샐리는 처음부터 자신의 몸을 사용하는 방법을 아기처럼 다시 훈련하면서도, 그 과정 내내 모든 일이 다 잘될 것이라고 확신했다. 다음은 샐리가 의식을 잃었을 동안 일어난 일을 회상한 부분이다.

말로 표현하기가 너무 어려워요⋯. 뭐라 표현해야 할지⋯. 그런 일이 내게 일어나다니⋯. 너무 큰 행운이기는 해요. 하지만 설명은 못하겠어요. 살면서 경험할 수 있는 가장 좋은 것보다 더⋯ 더 아름다운 거예요. 항상 나와 함께해요, 그 기억이⋯ 항상이요.

말소리가 들렸는데⋯ 이런 말이었어요. "네가 돌아간다면 너는 더 강해질 거야." 절대 잊지 못할 거예요, 항상 그 말이 떠올라요.

지금 하려는 이야기는 누구에게도 말한 적이 없어요. 선생님이 이 이야기를 듣는 첫 번째 사람이에요(이 다음에 이어지는 내용은 샐리의 개인적인 내용이라 삭제했다. 샐리는 게재하여도 좋다고 허락해주었으나, 내용의 종교적 특성상 삭제하는 것이 좋다고 판단하였다).

지금 이렇게 이야기하면서도 내 모습이 눈에 선합니다. 다시 그 일이 일어나는 날까지 지금의 기억으로 충분해요. 믿기 어려우실 겁니다. 모든 임사체험이 다 다르지 않겠어요. 그래서 어려운 거겠지요. 너무 개인적인 내용이라… 생각할 때마다 눈물이 나고 감정이 북받쳐요. 그것이 저에게 어떤 의미인지 다 말할 수 없답니다. 이건 기쁨의 눈물이에요. 생각만 해도 내 마음을 톡 하고 건드려요. 누구에게도, 가족한테도 말할 수가 없어요. 설명을 못 하겠어요. 선생님 말고는 아무에게도 못 하겠어요. 제가 돌았다고 생각할테니까요.

"네가 돌아간다면 너는 더 강해질 거야"라고 한 그 말소리를 절대 잊지 못할 거예요. 그 힘이 항상 저와 함께해서 매일 그 힘으로 살아요. 기운이 빠지면 다시 그 힘을 생각해요. 육체적인 힘도 주지만, 정신적으로도 저를 강해지게 해요.

처음 깨어났을 때 내가 왜 여기 있는지 이해할 수 없었어요(이 경험의 종교적 본질과 연관된 부분이다). 이해할 수 있으세요? 내가 다시 돌아가기로 한 건지, 그곳에 머물러 있기로 한 건지, 분간할 수 없었다니까요. 나는 어디 있는 거지? 내 결정이 옳았나? 거기 있을 걸 그랬나? 아니면 돌아오는 게 맞았나? 현실은 너무 힘겹잖아. 차라리 거기 계속 있어야 했나? 그 말소리가 나더러 더 강해질 거라고 했지? 그런 걸 보면, 내가 원래 강했다는 뜻인가? 그 순간, 내가 원래 강한 사람이었다고 뭔가가 말해주더군요. 그때 오간 생각을 말로 표현하기가 너무 어렵네요. 하지만 그때의 힘이 내게서 단 한 번도 떠난 적이 없어요. 지금도 매일 그 힘으로 살아가고 있지요.

이렇게 말하면 안 되지만… 만약 내가 깨어나지 못했다면 우리 가족들은 너무 슬펐겠지요. 알아요. 하지만 이런 생각을 한다는 것이 미안하지만, 난 그곳으로 다시 가고 싶어요. 나는 삶을 사랑하고 정말 사는 것이 좋아요. 살 수 있다는 건 큰 선물이지요. 무엇 때문에 괴로워하나요? 그런데 나는 저쪽 세상의 삶도 사랑할 거예요. 나는 정말 죽는 것이 두렵지 않으니까요.

이 경험은 내게 늘 힘을 주어요. 나는 지금 우리 부모님을 간병하고 있지요. 간병은 아무나 할 수 있는 것이 아니지만, 난 개의치 않아요. 어려운 일은 하나도 없어요. 오히려 그 일을 할 수 있는 것 자체에 감사하고 즐거워요.

"네가 돌아간다면 너는 더 강해질 거야"라는 말을 들었기에 내게는 힘든 일이 없어요. 그 말이 나에게 육체적으로 정신적으로 큰 힘을 주지요. 나 자신에게 솔직해지고, 내 경험을 믿으면 되니까요. 매일매일을 살아가는 것보다 더 위대한 건 없어요. 난 정말 운이 좋고 너무 행복해요. 너무 행복하고 삶을 사랑해요. 아침에 깰 때 너무 기뻐요. 지금도 그 말소리가 들려요. 설명하지 못하겠지만, 항상 그 말소리가 귀에 생생히 들려요. 너무 좋아요. 정말 많이, 정말 많이 느껴요. 내 삶에 한계란 없어요. 무엇도 걱정할 필요가 없지요. 매일 축복 받는 기분이랍니다. 다시 그곳으로 가고 싶다니까요. 하지만 지금 여기에서도 행복해요. 현실에 충실하고 싶어요. 나는 무슨 일이든 주저하지 않고 곧장 가서 해치워요. 하나님이 나를 돌보실 것이니까 죽음에 대한 어떠한 두려움도 없습니다. 내 삶에 나를 구속하는 것은 하나도 없어요! 자기 자신에게 정직한 삶을 살면 된다니까요.

나는 기독교 신자입니다. 하지만 그렇게 광신도는 아니에요. 그래도 영적인 사람이기는 한데, 교회는 잘 안 가요. 가끔 교회 앞을 지날 일이 있으면 들르죠. 임사체험을 한 뒤로는 교회에 갈 때마다 감정이 폭발해요. 항상 눈물 때문에 얼굴이 축축해져요. 나의 믿음은… 종교적이든 아니든, 내게서 뗄 수 없습니다.

내 몸에는 정전기가 많아요. 슈퍼마켓에 장 보러 가서 카트를 끌 때마다 찌릿한 자극이 오더라고요. 전에 일을 할 때에도 사무실 문에 붙어있는 금속판을 만지면 정전기가 일어서 팔꿈치로 문을 밀고 들어가곤 했지요.

위의 증언에서 가장 특이한 점은 그 말소리가 샐리의 삶에 미친 영향이다. 의사는 샐리가 걸음마부터 다시 배워야 하며, 다시는 달리지 못할 것이라고 했다. 그런데도 샐리는 놀랍게도 병원에서 퇴원한 지 한 달 만에 10킬로미터를 완주했다! 하지만 이것은 샐리가 이후에 이룬 것에 비하면 아무것도 아니다. 1980년대에 샐리는 장거리 달리기 신기록으로 세계 기네스북에 등재되었다. 160킬로미터를 달린 첫 기록이 15시간대였다. 이어 샐리는 초장거리 육상 선수가 되었으며, 676킬로미터를 6일 만에 달렸다. 하지만 샐리의 가장 놀라운 기록은 1천 킬로미터가 넘는 호주의 시드니-멜버른 코스를 잠도 자지 않고 논스톱으로 8일 만에 달린 것이다. 이제 60대에 접어든 샐리는 아직도 매일 몇 킬로미터를 달린다. 최근에는 기금 모금을 위해서 64킬로미터짜리 '짧은' 레이스에 참가하기도 했다.

달리기를 할 때마다 그 말소리를 듣습니다. 항상 내 안에 있으니까요. 처음 몇 마일을 달리고 나서 그 음성을 떠올립니다. 그러면 언제까지라도 달릴 수 있어요. 시드니에서 멜버른까지 달릴 때에는 잠도 자지 않고 달렸지요. 달리면서 먹고 마셨어요. 밤에는 참 힘들었는데, 한번은 너무 추워서 저체온증에 걸릴 뻔했지요. 그래도 나를 보살펴 주는 정말 훌륭한 팀이 뒤에서 따라와 주었어요. 달리기를 시작할 때 몸무게가 57킬로였는데, 마치고 나니 39킬로더라고요. 몸에 있는 수분이 모두 빠진 거지요. 해낼 줄 알았습니다. 의심하지 않았어요. 그 말소리가 내 안에 있으니까요.

샐리의 사례는 한 경험이 개인의 삶에 어떤 영향력을 미치는지, 얼마나 놀라운 일을 가능하게 하는지 보여준다.

이 장에서 강조하였듯이 임사체험은 단순한 환각 현상이 아니다. 또한 체험자의 삶에 지대한 영향력을 미치는 다양한 긍정적·부정적 파급 효과를 가져온다.

임사체험은 다음 장에서 살펴보듯이 다양한 문화권에서, 연령대를 초월하여 일어난다.

3. 어린이의 임사체험

　어린이들의 임사체험은 특히 흥미롭다. 어린 나이에 무의식중 체험한 일임에도 자기가 이해할 수 있는 범위를 넘어서는 연속적인 사건을 자세히 구성할 수 있기 때문이다. 어린이 체험자는 어른에 비해 문화적·사회적 영향을 적게 받는 편이다.[1] 문헌에 기록된 어린이 임사체험 사례 중 대부분은 체험자가 어른이 된 뒤에 말한 내용과 어릴 때 말한 내용이 똑같다. 연구에 따르면, 임사체험에 대한 기억은 세월이 흐른 뒤에도 윤색되지 않으며, 경험 당시에 회고한 내용과 거의 유사하다.[2]

　멜빈 모스는 중환자실 치료로 공포와 정신적 충격에 노출된 적이 있는 어린이 환자 121명을 조사했다. 이들 중 118명은 자신들이 병원에 입원했을 때의 일을 기억하지 못했고, 3명은 선명한 꿈을 꾸었다고 했지만, 이를 임사체험으로 간주할 근거는 없었다. 모스는 또한 정신 상태를 변형시키는 약물치료를 받았던 어린이 37명을 인터뷰했지만, 이들 중에도 임사체험과 유사한 경험을 한 어린이는 한 명도 없었다. 하지만 심정지를 경험했던 12명을 인터뷰했더니, 거의 모든 어린이가 최소 한 가지 이상의 임사체험 요소를 증언했다.[3]

과거에는 임사체험이 문화적 통념이나 기대 때문에 발생한다고 주장하는 의견도 있었다. 하지만 임사체험이 체험자들의 문화적·종교적 성장 배경과 상반된 사례도 있다.[4] 어떤 어린이들은 임사체험을 한 후 자신들이 성장하며 교육받았던 종교적 관점과는 전혀 다른 영적 이해를 갖게 되었다.[5] 임사체험을 한 어린이 교인이 대답하기 곤란한 질문을 천진하게 해서 난처한 적이 있다고 말한 교회 목회자들도 있다.[6] 모스가 연구했던 체험자 중 한 명인 케이티는 모르몬교 가정에서 성장했다. 임사체험을 겪기 몇 년 전 케이티의 할아버지가 돌아가셨는데, 그때 가족들은 케이티에게 죽음은 '사람을 배에 태워 보내는 것'과 같다고 설명했다. 하지만 케이티는 임사체험 중 그런 이미지를 전혀 보지 못했다.[7] 마찬가지로 호스피스 상담자인 존 레마[8]의 연구에 의하면, 한 이슬람교도 소녀는 체험 중 알라가 아닌 예수를 보았다.

어린이들도 어른과 비슷한 내용의 임사체험을 하며, 그들의 임사체험에도 어른의 것과 비슷한 요소가 포함된다.[9] 단, 어린이들은 무지개 색깔을 보는 경우가 많고, 죽은 친척이 아니라 살아있는 친척을 만나는 경우도 있다.

다음은 이메일로 받은 사례이다.

나 같은 경험을 한 사람이 정말 별로 없는 줄 알았습니다. 나는 그 일을 겪었을 때 6살이었고, 지금은 70살입니다. 그때는 런던에 살고 있었는데, 침대에서 떨어질 때 유리 물병이 등에 깔리는 바람에 척추에 수막염이 생겼습니다. 나는 밤늦게 병원으로 실려 갔습니다. 그때 이미 혼수상태에 빠졌지만 신경은 모두 살아있었습니다. 그런데 사람들이 독이 심장에 퍼지지 않게 하려고 나를 얼음 욕조에 담갔습니다. 이것 때문에 심장이 멈춰버렸습니다.

그때 내가 몸에서 빠져나가 나를 내려다보았습니다. 그다음 터널을 내려가니 형형색색의 빛이 보였습니다. 내가 어렸을 당시에는 디스코장 조명 같은 것이 없었기 때문에 그 색깔을 부모님께 설명하기가 힘들었습니다. 아직도 그런 빛은 보지 못했습니다. 아름다운 색깔들이 있는 터널 끝에 도착할 무렵 어머니가 부르는 소리가 들렸습니다. 그래서 마지못해 고개를 돌려 뒤로 돌아왔습니다. 깼더니 내가 밝은 방 안 하얀 침대 위에 누워있었습니다.

위 사례는 구조상 어른의 임사체험과 동일하지만, 자신의 체험에 대한 이해와 묘사는 문화적 혹은 사회적 기대의 영향을 덜 받은 것으로 보인다.[10] 어린이들도 체험 중 격한 감정을 느끼거나 어떠한 사실을 인지하고, 누군가의 존재를 느낀다. 또 자신을 보호해주고 사랑해주는, 그리고 모든 것을 아는 어두운 공간을 경험하기도 한다. 이러한 경험은 오랫동안 그들의 기억에 각인된다.[11] 죽은 친척이나 친구를 만나고, 죽거나 헤어진 애완동물, 종교적 존재, 남성의 모습으로 등장하는 하나님을 본다.

때로는 아직 살아있는 사람들이 등장하기도 한다. 어린이들에게는 종종 삶으로 돌아갈 수 있는 선택권이 주어진다. 아래 사례에서 보는 바와 같이 어린이들은 가족들이 슬퍼할까봐 돌아오는 경우가 많다.

열 번째 생일을 병원에서 보냈습니다. 내 기억에 간염이었던 것 같아요. 몇 달을 아프다가 고열이 나고 얼굴이 노래지면서 병원에 갔지요. 사이렌을 울리며 경광등을 번쩍이는 구급차에 올라탔던 기억이 어렴풋이 납니다. 그다음으로 기억나는 것은 꿈이라고 생각할 수밖에 없습니다.

나는 천장에서 우리 집 거실을 내려다보았습니다. 수레 위에 작고 하얀 관이 올려져있었어요. 그밖에 다른 가구는 하나도 없고, 커튼은 내려졌고요. 검은 옷을 입고 베일을 쓴 엄마가 울면서 담배를 피우고 있었습니다. 분명히 '담배를 피우면 엄마 몸에 안 좋을 텐데' 하고 생각했어요. 내 뒤로 빛이 비치고 있었는데, 어떤 목소리가 "이런 일이 생길지도 모른다. 그러니 돌아가고 싶은지 아닌지 네가 결정해라"라고 말하는 것이 들렸습니다. 그래서 나는 돌아가기로 결정했습니다. 일어나 보니 침대 옆에 간호사가 있었는데, 내가 침대 위에 구토를 하는데도 내가 깨어난 것을 무척 기뻐하는 듯했습니다. 지금은 결혼해서 두 아들을 키우며 행복하게 살고 있습니다. 하지만 그때의 평안한 느낌은 그 뒤 한 번도 경험해보지 못했어요. 죽는 것 자체는 두렵지 않지만, 너무 일찍 죽어서 남편과 아이들만 뒤에 남겨두기는 싫어요.

이 일을 겪은 것이 1967년이었는데, 나는 당시에 어린이가 죽으면 하얀 관에 넣는다든가 누가 죽으면 커튼을 내리는 풍습을 우리 엄마가 따른다는 사실을 몰랐습니다. 나중에 들었지만 당시 의사는 내 체온이 몇 시간 내로 떨어지지 않으면 밤을 넘기지 못할 테니, 부모님을 병원으로 부르라고 간호사에게 시켰다고 합니다.

어린이 임사체험의 연구 초기에는 인생회고가 보고된 적이 없었다.[12] 하지만 후속 연구[13]에서 어린이들이 인생회고를 경험한 사례가 나타났으며, 나이가 많을수록 더 다양한 인생회고를 경험하는 것으로 보고되었다.[14] 다음은 나타샤라는 33세 여성이 영국 카디프에서 보내준 임사체험 사례로, 인생회고와 삶의 목적에 대한 요소가 담겨있다.

8살인가 9살 때 백일해에 걸렸습니다. 전염성이 강한 병이라 병원에 입원하지는 못하고 의사가 집으로 찾아왔습니다. 어느 날 저녁은 기침이 심하고 유독 상태가 안 좋았는데, 의사는 자기도 더 손을 쓸 수 없다며 내가 밤을 넘기기 힘들 거라고 부모님께 말했습니다. 나는 부모님 침대에 누워있었고(내 침대는 이층 침대라 너무 높았습니다) 부모님은 다른 방에서 주무셨습니다. 한밤중에 방문 사이로 들어오는 밝은 빛 때문에 잠에서 '깼는데' 누군가가 내 이름을 부르는 소리가 들렸습니다. 난 원래 심한 청각장애가 있어서 보청기 없이는 아무것도 듣지 못했는데 말입니다. 무슨 빛인가 보려고 침대에서 걸어 나오다, 뒤를 돌아보니 내가 아직도 침대 위에서 자고 있었습니다. 누군가가 자꾸 내 이름을 부르는 소리가 들리고, 너무 밝은 빛이 새어 들어오길래 나는 침실 문을 열었습니다. 그곳엔 순백의 눈 부신 빛이 가득했습니다. 나는 그 빛으로 들어가 목소리를 따라 걸어갔습니다. 그냥 빛 가운데를 걸었을 뿐, 그밖엔 아무것도 없었습니다.

그러다 어떤 방에 들어갔습니다. 눈앞에서 내 인생이 재현되고 있었고, 어떤 존재가 내 등 뒤에 있는 것이 느껴졌습니다. 그 존재가 내 어깨에 손을 올리면서, 빛이 너무 밝아 눈이 멀 테니 뒤를 돌아보지 말라고 말했습니다. 또 너는 중요한 사람이고 가서 할 일이 있으니 돌아가야 한다고 말했습니다. 다시 눈앞이 하얗게 변해서 나는 걸어서 침대로 돌아왔습니다. 그리고 누워있는 내 위로 기어 올라갔습니다.

어떻게 깨어나고 병이 나았는지는 기억나지 않습니다. 하지만 분명 그날 이후 상태가 좋아진 것 같습니다. 여전히 몸에 힘이 없고 잔기침을 했지만, 하룻밤 사이에 거의 다 나았습니다. 한동안 이 이야기는 아무에게도 하지 않았습니다. 내가 미쳤거나 거짓말을 한다고 생각할까 봐서요. 저는 7살 무렵부터 하나님을 믿지 않았고, 종교도 없습니다. 지금도 하나님을 믿지는 않습니다. 하지만 정말 하나님이 실재한다면, 제가 본 것이야 말로 하나님이 실재하신다는 가장 큰 증거겠지요.

그 경험을 통해 삶이 바뀐 것은 사실입니다. 나의 내적인 힘을 믿게 되었고, 내가 존재하는 이유가 있을 거란 믿음을 얻었으니까요. 내가 중요하고 특별한 사람이란 것을 알았습니다. 그렇지만 정말 힘든 어린 시절을 보냈고 10대 때에는 특히 그랬습니다. 청각장애아로 태어났고, 헤쳐나가야 할 문제들이 너무 많았습니다. 아직도 인생의 목적은 모르지만 최대한 열심히, 가급적 나눠주며 살려고 노력합니다.

어른들과 비교되는 어린이 임사체험의 가장 큰 특징은 체험을 하고 난 후의 반응이다.[15] 어린이들은 자신의 경험에 대해 의심하지 않고, 특별한 일이라 생각하지도 않는다. 임사체험을 어른들보다 훨씬 더 쉽게 받아들이고, 으레 일어나는 일이라고 생각했기 때문에 이야기를 하지 않는 어린이도 많다. 25명의 임사체험자 모임을 분석한 보고서에서 저자는 어린이, 청소년, 어른이 체험 후 각기 다른 적응 양상을 보인다고 했다. 하지만 그 구체적인 차이는 설명하지 않고 있다.[16]

말을 배우기 전에 임사체험을 경험한 체험자도 유아적인 표현을 사용하긴 하지만, 자신의 기억을 매우 자세히 회고하였다.[17] 유아기 임사체험을 보고한 몇몇 자료에서 이러한 사실을 확인할 수 있다. 생후 6개월에 임사체험을 했던 한 아기는[18] 형제들과 놀던 중 터널을 기어가는 것에 불안한 반응을 보였다. 이 아기는 임사체험을 경험하고 3년 후, 할머니가 곧 돌아가신다는 말을 듣고 그럼 할머니도 하나님을 만나러 터널을 지나가냐고 질문했다.

어릴 때 첫 임사체험을 한 사람은 다시 임사체험을 할 가능성이 많다.[19] 하지만 임사체험을 여러 번 한 사람들은 각각 변별적이고 다른 내용의 체험을 한다.[20] 많은 경우, 나중에 한 체험을 통해 처음 체험에서 불분명했던 부분이 해소되었다.[21] 어떤 상황에서 임사체험을 하는지는 누가 연구했느냐에 따라 다르게 나타났다. 모스는 심정지를 경험한 중환자실 환자들을 연구했다. 다음은 어릴 때 심정지로 임사체험을 경험한 남성이 나에게 보내준 증언이다.

혹시 관심이 있으실지 몰라서 두 가지 사건을 말씀드릴까 합니다. 당시 11살이었던 저는 런던의 한 병원에서 사시 교정 수술을 받았습니다. 수술이 순조롭게 진행되고 있었는데, 무슨 연유였는지 갑자기 제 심장이 멈춰버렸습니다. 저는 수술실 천장에 떠서 심폐 소생을 하는 의료진을 내려다보았습니다. 농반(수술실에서 쓰는 위생 접시_옮긴이 주)이 바닥에 떨어지자 의사가 그것을 발로 찼습니다. 접시는 굴러가서 간호사의 발목에 부딪혔습니다. 마취 의사가 저에게 전기 충격을 주고 주사를 놓더니 "됐어"라고 했습니다. 그 순간 저는 정신을 잃었고 나중에 깨어났을 때는 병실이었습니다. 팔과 가슴에 주삿바늘에 찔린 상처가 여러 개 생겨서 아팠습니다. 다음 날 아침 의사들이 회진을 와서 말했습니다. "어제 너 때문에 우리가 정신이 없었지. 그래, 기분이 어때?" 나는 눈이랑 가슴이 아프다고 말했습니다. 의사는 아픈 것이 정상이고 며칠 내로 좋아질 것이라고 했습니다. 더 질문이 있냐고 해서 의사 선생님이 접시를 차서 간호사 발목에 맞았는데 간호사가 안 아파했냐고 물었습니다. 그것을 어떻게 알았냐길래 천장 구석에서 봤다고 말했습니다. 의사는 함께 있던 의료진에게 "재밌군."이라고 말하고 나가버렸습니다. 의사들은 다시 그 이야기를 꺼내지 않았고, 나중에 물어보니 내가 꿈을 꾼 것이라고, 마취 때문에 신기한 일이 일어나기도 한다고 말했습니다.

두 번째 사건은 제 아들이 4살 때 겪은 일입니다. 당시 저는 베를린에 있는 군인 병원 소속 군인이었습니다. 아들은 며칠 동안 분출성 구토 증상을 보였고, 바륨관장 결과 장폐색이 의심되었습니다. 아들은 바로 수술실에 들어갔습니다. 아주 작은 병원이었기 때문에 병리 연구실이 수술실이었습니다. 저는 제 업무를 하고 있었는데, 별안간 수술실 스피커에서 심정지 경보음이 울렸습니다. 늘 하던 대로 저는 혈액은행에서 마이너스 O형 혈액 1,000밀리리터를 꺼내 수술실로 달려갔습니다. 문 앞에는 기다리고 있던 수술실 간호사는 내게 혈액을 건네받고는 문을 쾅 닫고 들어갔습니다. 순간 아직도 내 아들이 수술실에 있다는 사실을 깨닫고 수술실 앞 복도에 주저앉았습니다. 40분 정도 지나 외과 의사가 나와 나를 보더니 "한 번 위험했던 순간이 있었지만, 이제는 괜찮으니 회복실에서 만나보세요"라고 했습니다. 아들은 곧 완치되었습니다.

몇 달 후 베를린에 교대자가 와서 며칠 휴가를 낼 수 있었습니다. 제가 가족들에게 어디에 가고 싶냐고 물었더니 아들이 '그 공원'에 다시 가고 싶다고 말했습니다. 그때까지 우리 가족은 한 번도 어딜 가 본 적이 없었습니다. 제가 어느 공원을 말하느냐고 물었습니다. "터널 지나서 갔던 그 공원." 우리는 어떤 터널이냐고 물었습니다. "내가 병원에 있을 때 갔던 데 말이야. 애들이 많이 놀고 있는 공원이 있었는데, 그녀도 있고 그랬어. 하얀 울타리가 있었는데, 내가 올라가려고 하니까 어떤 아저씨가 나보고 아직 오면 안 된다고 돌아가랬어. 그래서 터널을 지나서 병원으로 돌아왔어."

아들에게 다시 물어보았지만 이제는 그 일을 기억하지 못합니다. 하지만 당시 4살이었던 아들이 이런 이야기를 꾸며냈을 거라고는 생각하지 않습니다.

한 조사에 따르면 어린이들의 경우, 물에 빠졌을 때 임사체험을 경험한 사례가 가장 많다. 그다음이 질식, 수술, 편도선절제, 아동학대였다.[22] 내 경우에는 흥미롭게도, 편도선절제의 경우처럼, 치아 치료를 위해 가스마취를 하던 중 임사체험을 했다는 사례를 많이 접했다. 다른 자료를 보면 폐렴이나 천식, 심근증과 같은 질병으로 인한 어린이 임사체험이 가장 흔하다. 그다음이 익사 직전, 폭력이나 아동 학대로 나타났다.[23] 아래 이야기들은 그러한 상황에서 발생한 어린이 임사체험의 사례이다.

신문 기사를 보고 2006년 스티브 러쉬톤이 보내준 글이다.

1967년 10월, 어느 일요일 오후였습니다. 당시 9살이었던 저는 친구들과 함께 동네 수로에 낚시를 하러 갔습니다. 그런데 그물망으로 큰 고둥 한 마리를 잡으려고 물 위로 몸을 뻗다가 수심이 3미터가 넘는 물속에 빠지고 말았습니다. 이 일이 있은 후에 배우기는 했지만, 그때는 수영을 할 줄 몰랐습니다. 본능적으로 팔을 허우적거렸지만 그럴수록 수로 옆 둑에서 점점 멀어져만 갔습니다.

처음 물속에 잠겼다가 수면으로 올라오니 엄청난 공포가 밀려왔습니다. 두 번째 내려갔다가 다시 올라왔을 때는 힘이 빠지기 시작해서, 완전히 힘을 잃고 연거푸 더러운 물을 마셨습니다. 세 번째, 그다음 네 번째 물속으로 잠겼을 때가 한계였습니다. 모든 것이 어둡게 변한 것 같았는데, 지금 생각하면 그때 깊이 가라앉고 있었던 것 같습니다. 그러다 처음 저를 덮쳤던 공포가 서서히 사라지면서 이상할 만큼 평온한 느낌이 찾아왔습니다. 정말 편안했습니다.

바로 이때 하얀 터널로 빨려 들어갔습니다. 터널 안에는 밝은 빛이 가득했습니다. 터널을 따라가보니 아치형으로 생긴 두 개의 갈색 나무 대문이 나왔는데, 꼭 교회 문 같았습니다. 입구 왼쪽에 수도사처럼 갈색 망토를 입은 누군가가 서있었습니다. 바로 그때, 제가 죽어도 잊지 못할 음성이 들리더군요. "돌아가, 아직 네가 들어갈 때가 아니야." 얼굴은 볼 수 없었지만 여자의 음성이었습니다. 정말 부드러운 목소리였습니다. 그리고 정신을 차려보니 제가 수로 옆 둑에 누워 있었습니다. 네 번이나 물에 잠기고도 말이지요. 제 목숨을 구한 분은 근처 공장에서 일을 하던 분이었는데, 2개월 만에 처음으로 일요일 근무를 하고 있었답니다. 이렇게 운이 좋을 수가 있습니까?

나중에 들어보니 제가 물속에 있었던 시간이 대략 6분이었습니다. 처음 저를 꺼냈을 때는 생기가 하나도 없고, 피부도 회색빛이라 죽은 줄 알았다고 합니다. 사람들은 저를 병원에 데리고 간 뒤 배 속에서 더러운 물과 올챙이 몇 마리를 뽑아냈습니다. 일주일간 병원에 입원해있었지만 몸에는 아무런 이상이 없었습니다. 저는 갈색 옷을 입은 여자가 저를 돌려보낸 데는 이유가 있다고 생각합니다. 저는 분명히 죽었지만 다시 살아났습니다. 이 경험은 제가 죽는 날까지 잊지 못할 것입니다. 다시 죽으면 그 여자의 얼굴을 볼 수 있겠지요? 그때는 다시 돌아오지 못하겠지만요. 당시에는 임사체험이란 것이 있는지도 몰랐습니다. 나중에 여러 가지 자료를 읽어보니 그날 저의 경험이 확인되더군요. 지금도 그때 생각을 하면 오싹합니다. 저는 소위 과학자라고 하는 사람들이 하는 냉소적인 설명을 절대로 믿지 않습니다. 제가 직접 그곳에 가봤으니까요. 저에게 두 번째 기회를 주신 이유가 뭔지 종종 생각해봅니다. 저 건너, 다른 세상이 있는 것이 분명합니다. 제발 믿어주십시오.

다음은 신문에 난 글을 보고 어느 여성이 보내온 이메일이다.

신문에 실린 선생님의 글을 아주 흥미롭게 읽었습니다.

다들 제 이야기를 들으면 콧방귀를 끼지요. 1948년, 제가 고작 6살 때 겪은 일이기 때문입니다. 하지만 그날 일이 오늘 있었던 일처럼 생생하답니다. 그때 저는 폐렴에 걸려 많이 아팠어요. 죽을까 말까 하는 그런 위기 상황 있잖아요. 엄마가 옆을 지키고 저는 침대에 누워있었는데, 창문을 올려다보니 여자애들이 갖고 노는 신디 인형들이 창문틀에 서서 손짓을 하며 저를 부르는 거예요. 인형들을 따라가니 아주 밝고 아름다운 터널이 나왔어요. 터널 끝에는 햇빛 같기도 하고 밝은 빛 같기도 한 것이 환하게 비쳤습니다.

그런데 갑자기 엄마가 가지 말라고 부르는 소리가 들렸어요. 그래서 돌아왔고, 보시다시피 멀쩡하게 살고 있습니다. 이런 경험을 하고 나니 얼마 전 엄마가 갑자기 돌아가셨을 때 좀 위안이 되었습니다. 엄마도 저와 같은 경험을 했기를 바랄 뿐입니다. 만약 그런 것이 죽는 것이라면, 저는 죽음이 두렵지 않아요. 제 이야기가 도움이 되었으면 싶네요.

아래는 또 다른 사례다.

저는 지금 66살이고, 14살 때 임사체험을 하였습니다. 처음에는 감기에 걸린 줄 알았는데 하룻밤 사이에 폐렴으로 발전해서 의식을 잃고 말았습니다. 병원에 실려 갔을 때는 사람들이 흔히 말하듯 정말 죽기 일보 직전이었습니다. 환한 빛과 함께 계단이 보이길래 저는 계단을 오르기 시작했습니다. 올라가고 또 올라가고, 계속 올라갔는데 정말 힘이 들었습니다. 끝까지 올라가니 대문이 나왔습니다. 손잡이를 잡고 고개를 들자 한 남자가 있었는데, 저는 그가 성 베드로라는 것을 알았습니다. 성 베드로가 말했습니다. "아직 때가 아니야. 내려가거라."

그 순간부터 저는 조금씩 회복되기 시작했습니다. 하지만 의식을 되찾고 몸이 나은 것은 한참 뒤였습니다. 5개월 동안 병원에 입원해 있었고, 그 후 한 달간 요양을 했습니다. 사람들은 꿈이었다고 하지만, 저에게는 너무나 생생한 사건이었습니다. 제가 되돌아올 때까지 계속 밝은 빛이 비쳤습니다. 어릴 때도 주일학교(감리교)에 다닐 정도로 믿음이 없지는 않았지만, 신앙심이 깊은 남편과 결혼하고 나서는 교회에 열심히 다니기 시작했습니다.

신문 기사를 읽고 누군가가 보내준 글이다.

1957년, 제가 10살이었을 때 페니실린 부작용으로 병원에 실려 갔습니다. 의사는 제가 하룻밤은커녕 몇 시간도 못 넘길 거라며 집에 가서 잠을 좀 자두라고 부모님께 말했습니다. 제 기억은 병원으로 가는 구급차에 태우기 위해 아버지가 저를 침대에서 안아 올렸을 때까지입니다. 그때 등에 있던 커다란 물집이 터져 저는 기절을 했고, 그다음에는 병원 침대로 옮겨질 때까지 의식을 잃었다 깨었다 하는 바람에 잘 기억나지 않습니다. 혼수상태를 오가는 동안 의사와 간호사들이 저를 들여다보며 뭔가를 자꾸 제 입 안으로 집어넣으려고 했던 것은 기억이 납니다(나중에 알고 보니 제 기도가 수포로 부어올라서 호흡을 돕기 위해 가는 튜브를 주입하는 것이었습니다). 그다음부터는 무슨 일이 일어났는지 아주 잘 기억납니다. 나중에 엄마한테 설명하느라 여러 번 그림으로 그리기도 했습니다.

병원에 실려 가서 의사와 간호사들에게 치료를 받는 동안은 사방이 깜깜했는데, 갑자기 크고 높은 계단이 제 앞에 나타났습니다. 폭은 3미터가 좀 넘는 듯했고, 꼬마였던 제 눈에는 끝도 없이 높고 가파르게 보였습니다. 계단은 불이 켜진 건지 원래 하얀색이었는지 어쨌든 밝아 보였고, 계단마다 끝에 한 명씩 사람들이 서서 나를 보며 웃었습니다. 나이는 제각각으로 젊은 사람, 늙은 사람, 아이들도 있었고, 다 다른 옷을 입었습니다. 제가 어린 탓인지 그 사람들이 누군지는 몰랐습니다. 사람들이 조용히 손을 내밀더니 계단을 올라오라고 손짓했습니다. 저는 시키는 대로 했지만, 어린 저로서는 높은 계단을 오르기가 힘들었습니다.

어디서 빛이 비치는지 그곳은 매우 밝았는데, 올라갈수록 더 밝아졌습니다. 꼭대기는 눈이 부실 만큼 밝았습니다. 꽤 많이 올라갔는데도 사람들은 여전히 더 올라가라고 손짓했습니다. 제 생각에 약 3분의 2 정도 올라간 것 같았습니다. 위를 보니 맨 꼭대기에 키가 크고 호리호리한 남자의 형상이 보였습니다. 길고 하얀, 외투 같기도 하고 가운 같기도 한 옷을 입고 미소를 지으며 저를 향해 두 손을 뻗었습니다. 그 남자 주변의 빛이 너무 강해서 잘 보이지 않았습니다. 더 올라가고 싶었지만 너무 힘들어서 잠시 앉아 쉬기로 했어요. 그리고 다시 올라가기 시작했는데 갑자기 모든 것이 사라지고 저는 혼수상태로 '멈춰' 버렸습니다. 말을 할 수도, 움직일 수도 없었습니다. 얼마 동안 이 경험을 했는지는 모르겠습니다. 하지만 엄마 말로는, 제가 몇 시간이나 살아있어서 의사들이 놀랐다고 합니다. 병원에 들어온 지 1시간도 못 버티고, 늦어도 밤이나 새벽에는 죽을 줄 알았는데, 혼수상태에 빠진 와중에도 점차 안정을 되찾는 것이 신기했다고 합니다.

다음 편지도 누군가가 신문에 실린 나의 글을 보고 보내준 것이다.

저도 임사체험을 했다고 믿는 사람으로서 선생님의 글을 재미있게 읽었습니다. 그러니까 지금으로부터 51년 전, 제가 겨우 5살일 때 일어난 일입니다. 이 이야기는 어머니가 저에게 다시 들려준 것인데, 어머니는 어린 제가 그런 말을 하니까 너무 놀라웠다고 합니다. 저는 그때 성홍열 합병증으로 무척 아팠습니다. 그래서 의식을 잃었다가 다시 깨어났는데, 그때 어머니에게 한 여자를 보았다고 하더랍니다. 치렁치렁한 하얀 드레스를 입은 아름다운 여자가, 햇빛이 밝게 내리쬐는 곳에 떠서 저에게 오라고 손짓을 했다고 합니다. 그 여자에게 가고 싶었지만, 마침 외할아버지가 어서 돌아가라고 따끔하게 일렀답니다. (외할아버지는 사실 그로부터 며칠 전에 돌아가셨는데, 제가 너무 아파서 어른들은 저에게 그 소식을 전해주지 않았습니다.) 외할아버지가 빛 너머에 있어서 보이진 않고 들리기만 했는데, 평소와 달리 목소리가 너무 엄하게 들려서 외할아버지가 시키는 대로 했답니다. 어머니는 당신 아버지를 잃고 저까지 아픈 상태였기 때문에 이 이야기를 듣고 무척 슬퍼하셨다고 합니다.

다음은 필리핀의 한 간호사가 보내준 사례다. 약 10년 전에도 자신의 임사체험담을 나에게 들려주었는데, 최근 더 자세한 내용과 함께 그 후에 겪은 일들을 보내왔다. 이 간호사는 9살 때 자전거를 타다 자동차와 부딪치는 사고로 임사체험을 하였다.

자동차가 내 뒤를 따라오다가 자전거 끝을 쳤다. 그 바람에 나는 뒤로 공중제비를 하고 머리로 자동차 앞유리를 들이박았다. 눈에 보이는 것은 별이 아니라 작은 불빛들이었다. 여기저기 사람들도 보였는데 지금 생각하면 진짜 사람이었는지 아니었는지 모르겠다. 사람들이 이야기하는 소리도 들리고 내 이름을 부르는 소리도 들렸지만, 그게 누구 목소리였는지는 기억나지 않는다. 사람들이 내 이름을 부를 때 나는 아무런 고통 없이 둥둥 떠다니는 것 같았다. 정말 자유로웠다. 무슨 일이 일어나고 있는지 전혀 파악할 수 없었다. 그러다 내가 죽으려나 보다 하는 생각이 번쩍 들었다. 그리고 '깨어났을 때' 눈에 보이는 것이라곤 빛뿐이었다. 저 멀리 앞에서 빛이 나를 향해 곧장 비치고 있었다. 내가 가까이 갈수록 빛은 점점 더 멀어졌다. 빛에 가기 위해서는 크고 엄청 긴 계단을 지나야 했다. 계단은 멀고 나는 피곤했지만 그래도 빛이 있는 곳으로 가고 싶었다. 빛 가운데에 그림자들이 보였는데, 그 곁에 가고 싶었다. 내가 있는 곳은 어찌나 깜깜하던지 어두운 동굴의 가장 깊은 곳에 있는 것 같았다. 밝은 곳으로 가서 빛과 함께 있고 싶었다. 빛 가까이 갈 수 없어서 무서웠고, 혼자 있는 것이 싫어서 나는 빛을 향해 달려갔다. 너무 무서웠다(지금 이 글을 쓰면서도 팔에 소름이 돋는다). 계단을 오르려고 애를 썼는데, 높이는 낮아도 올라야 할 계단이 너무 많았다. 힘들지만 계속 빛을 향해 올라갔다. 빛에 거의 다가갔을 때 누군가가 내 이름을 불렀다. 빛 가운데서 소리가 들려온 것 같았다. 나는 막 그 안으로 들어가려던 참이었다.

아빠 말로는 내가 죽어서 응급실에 있는 심전도기에 비상음이 울렸다고 했다. 호흡도 멈추고 심장도 멈췄다.

의식을 회복했을 때는 목이 아주 말랐고 입 안에 뭔가가 들어있었다. 아빠를 비롯해 많은 사람들이 나를 둘러싸고 있었다. 머리를 봉합했는데 피가 여기저기 묻어있고, 가슴에 뭔가 끈적한 것이 느껴졌다. 움직일 수도 없었다. 아는 얼굴은 아빠뿐이고, 나머지는 다 모르는 사람들이었다. 죽은 줄 알았는데 내가 숨을 쉬니까 아빠가 울기 시작했다. 뇌 부상을 검사하기 위해 병원에 이틀 더 머물렀다.

다음 내용은 이 여성이 이번에 새로 덧붙인 내용이다. 처음에는 자신도 이해하거나 설명할 수 없는 데다 남들이 자신을 미친 사람 취급할까봐 밝히지 않았던 내용이었다.

　퇴원해서 집으로 돌아간 다음부터 큰 망태 가방을 메고 길을 걸어가는 할머니 꿈을 꾸기 시작했다. 나는 그 가방이 뭔지 궁금했다. 그 안에 무엇이 있는지 알고 싶었다. 할머니는 흰머리를 묶고 흰옷을 입었다. 꿈속에서 나는 레이스 커튼 뒤편에서 그 할머니를 훔쳐보는 것 같았다. 할머니가 무서워서 숨어서 지켜보는데, 할머니는 나를 눈치챘다는 듯 쳐다보았다. 그리곤 걸음을 옮겨 점점 멀어지다가 사라지고 말았다. 이렇게 할머니 꿈을 꾼 다음 날에는 내가 아는 누군가가 죽는다. 이런 일은 사고를 당한 이후부터 오늘까지 계속되고 있다.

　예를 들어 사고 후 얼마 지나지 않아 여러 번 초상을 치른 집안이 있었다. 그 사람들이 한 명씩 죽기 전에 나는 항상 이 할머니 꿈을 꿨다. 가까운 집안이었기 때문에 나는 엄마에게도 이 이야기를 했다. 더 심한 것은, 초상집을 방문하면 '다른 사람들'도 방 안에 있는 것이 (내 눈에만) 보였다. 나는 그 사람들이 죽은 사람인지 살아있는 사람인지 구분할 수 없었다. 그들은 사람들 사이에서 나를 쳐다봤고, 멍한 얼굴로 나를 보며 웃었다. 그들은 마치 구경꾼이나 혼령 같았다. 내가 자기들을 알아본다는 것을 알면서도 그냥 보기만 했다. 천사들이었는지도 모르겠다. 나는 어려서 무슨 일이 일어나는지 알 수 없었고, 무서웠다. 지금도 이런 사람들이 눈에 보이지만 이제는 그냥 무시한다. 이야기를 하다보니 머리가 아프다. 그들을 무시할 때마다 머리가 아프다. 여기서 벗어나기 위해 영국 웨일스로 왔는데, 여기서 사토리 선생님을 만나게 된 것이다!

나는 환자가 언제 죽을지 안다. 병실에 들어서면 무거운 기운이 느껴진다. 환자의 고통이 전해지고 그 고통이 너무 심해지면 나는 의사에게 때가 되었으니 환자 가족에게 알리는 것이 좋겠다고 말한다.

전기에도 예민해졌다. 환자에게 연결하지 않은 혈압측정기가 저절로 작동할 때도 있다. 빈 병실에서 산소호흡기의 전원이 들어오기도 한다. 내가 가까이 가면 라디오 잡음이 심해지고, 스위치를 켜면 전구가 퍽 하고 터진다. 하루 종일 잘 작동하던 약물주입펌프도 내 옆에서는 경보음을 울리기 시작한다. 내가 가까이 가면 컴퓨터가 저절로 켜지고 꺼진다. 최근 근무 중 환자가 사망하는 일이 있었는데, 전구란 전구는 다 나가고 정전이 되는 바람에 비상 발전기가 가동되었다. 전기기술자가 와서 다시 전기가 들어왔지만, 왜 그런 일이 일어났는지는 파악하지 못했다. 사망한 환자는 내 담당이었는데, 나는 그가 사망할 것을 알고 있었다.

임사체험을 한 지 31년이 지났지만, 아직도 그 기억이 생생하다. 하지만 나는 다시 기억하지 않으려고 노력한다. 영국까지 와서 그 일을 기억하고 싶지 않다. 잊고 싶다. 그 경험과 그 후의 일들을 잊기 위해 영국으로 왔다. 그런데 여기서 사토리 선생님을 만나고 연구에 대한 이야기를 들으니 다시 모든 기억이 떠오른다. 피할 길이 없는 것이다!

또 예상치 못하게 충격을 받거나 사고를 당해 임사체험을 했다는 제보도 많았다. 다음은 몇 년 전 인터넷에 소개된 내 글을 보고 크리스틴 스튜어트가 보내준 이메일이다.

그때 저는 11살이었습니다. 지금은 54살 할머니지만, 그 일을 한 번도 잊은 적이 없습니다. 제가 이제까지 겪은 일 중 가장 충격적이었고, 지금까지 그 여파가 남아있습니다. 저는 죽음이 두렵지 않습니다. 누군가가 죽었다고, 죽을 거라고 해서 슬프지도 않습니다. 죽음은 그저 다른 차원으로 옮겨가는 일이라고 생각하니까요.

간단히 말해, 학교를 마친 후 여느 11살 아이처럼 여기저기를 기웃거리며 집으로 가고 있었습니다. 주위를 살피지도 않고 인도에서 도로로 발을 내딛는 순간, 뒤에서 차가 달려와 제 등을 들이받았습니다. 저는 길 건너편으로 날아올랐지만, 그때도 땅에 떨어지면 아프겠구나 하고 생각했습니다. 툭 하는 소리가 크게 들리고 불꽃이 눈에 보이더니 제가 몸 밖으로 순식간에 빠져나왔습니다. 몸이 점점 높이 떠오르는 동안 전혀 아프지 않았습니다. 사방은 어두웠고, 저는 빠르게 어딘가를 향해 움직였습니다. 누군가에게 몹시 사랑받고 있다는 느낌이 저를 감쌌습니다. 마치 전 우주가 저를 사랑하는 것 같았습니다. 그러다가 꼭 쥐똥나무 울타리 같은 담 앞에 멈춰 섰습니다. 울타리 위에는 꽃이 피어있었는데, 어떤 꽃은 어찌나 큰지 제 머리통보다 커 보였습니다. 울타리 너머에는 사람들이 서서 저를 바라보고 있었고, 모두 저를 보는 것이 재밌다는 듯한 표정을 지었습니다. 그중에 한 여성이 있었는데, 저는 그녀를 '빛나는 사람'이라고 부릅니다. 너무 아름다웠어요. 저는 그분이 30대처럼 보이지만 실은 몇백 살도 넘었다는 것을 곧 알았습니다. 평화롭고 아름다운 곳에 와 있다는 것이 너무 기뻤고, 사랑받는 듯했지요. 입술을 움직이지는 않았지만 그 여성이 "너는 돌아가야 한단다"라고 말했습니다. 싫다고 말하려는 순간, 극심한 고통을 느꼈습니다. 도로에 쓰러진 제 주변으로 구급차와 사람들이 모여 있었습니다. 나중에 이 이야기를 하니 가족들이 저를 이상하다는 듯이 보더군요. 그래서 더 이상 말하지 말아야겠다고 생각했습니다. 하지만 절대 잊지 않을 것입니다. 그리고 세월이 흐른 뒤 사람들의 이야기를 들어왔더니 저와 비슷한 경험을 한 사람들이 많더군요. 이 경험 때문에 저는 삶의 힘든 시기를 이겨 낼 수 있었습니다. 죽음이 끝이 아닙니다!

어린이 임사체험이 남기는 영향

임사체험에서 무조건적이고 초월적인 사랑을 경험한 많은 어린이들이 삶으로 돌아온 뒤 혼란을 겪는다.[24] 많은 어린이들이 그곳으로 다시 돌아가기 위해 자살이라도 하고 싶다고 밝혔다. 여기서 말하는 자살은 스스로를 해치기 위한 것이 아니라 사랑이 넘치고 아름다운 그곳으로 돌아가고 싶다는 의미다. 이 같은 맥락에서 앳워터는 자신이 연구했던 어린이 임사체험자 중 과반수가 심한 우울증을 겪고, 21퍼센트가 자살을 시도했다고 보고했다. 이는 어른 체험자의 4퍼센트 미만이 자살을 시도한 것과는 대조되는 수치다.[25] 앳워터는 또한 3분의 1가량의 어린이 임사체험자가 알코올 남용을 경험했다고 발표했다. 반대로 멜빈 모스의 연구[26]에서, 모스는 자신이 연구했던 어린이 체험자 30명 중 아무도 약물이나 알코올에 의존한 사례가 없다고 밝혔다. 하지만 이는 모스가 임사체험을 한 시점부터 지속적으로 체험자들을 지도하며 관찰했기 때문일지도 모른다. 체험을 한 뒤 자신들의 경험을 인정하고 이해해주는 사람이 있었기 때문에, 그 사건을 받아들이고, 삶에 적용하기 쉬웠을 가능성이 크다. 어린 나이에 임사체험을 받아들인다는 것은 민감한 문제이며, 진지하게 다뤄져야 한다. 그럼에도 어린이 체험자들이 상담자를 만나는 경우는 어른보다 적다.[27]

어떤 체험자들은 부끄러워서 자신의 경험을 말하지 않는다.[28] 문제아가 되거나 성격이 내성적이 되는 경우도 있다.[29] 일부는 명상을 시작하고,[30] 학업성적이나 창의성이 뛰어난 학생들은 학구열이 더 강해지는 성향을 보이기도 한다. 종종 학교 친구들보다 성적이 월등하게 높거나, 지능이 매우 높은 것으로 나타나기도 한다. 임사체험을 한 많은 어린이들이 컴퓨터에 능하며, 발명가나 과학자가 된다. 예술과 인문과학에 소질을 보이기도 한다.[31] 또한 임사체험을 한 10대 경험자들은 상담이나 치유, 종교 분야의 일을 할 가능성이 매우 높은 것으로 나타났다.

앳워터의 조사에 따르면, 어른 임사체험자들에게는 이혼율이 높게 나타난 반면, 어린이 체험자들은 성장했을 때 주변인들과 인간관계를 오래 맺을 확률이 높다. 전기에 대한 민감함은 어른보다 미약했다. 임사체험의 결과로 부모와 자식 간의 관계가 나빠지는 경우도 있다. 예컨대 어릴 적 임사체험을 한 나디아는 체험 중 보았던 아름다운 여성이 누구냐고 할머니에게 물었다. 할머니는 나디아에게 그런 질문을 하지 못하게 했고, 나디아가 무엇에 홀렸다고 믿었으며, 이러한 말을 나디아에게 되풀이했다.

어떤 자료에서는 성장한 어린이 체험자가 돈보다 안정성을 더 추구하는 것으로 나타났다. 이들 중 80퍼센트가 자신의 직업에 만족한다고 대답했고, 68퍼센트가 자기 집을 소유한 것으로 집계되었다.[32]

어린 시절에 임사체험을 한 경험자들 중 대부분이 건강의 비결로 인생에 대한 영적인 접근과 대체 의학을 들었다. 흥미롭게도 나이가 들수록 의약품을 적게 사용했다. 이들이 겪는 건강상의 문제는 저혈압, 빛과 소리에 대한 예민함이었다.[33]

다음은 스완지에 사는 마틴 알렉시스가 어릴 때 경험한 임사체험이다.

글이 길어진 점을 양해해주시기 바랍니다만, 이렇게 쓸 수밖에 없었습니다. 쓰면서 이미 도움을 많이 받은 것 같습니다. 쓸 기회를 주셔서 감사합니다.

1967년, 제가 4살 때 심각한 바이러스성 뇌질환으로 병원에 입원했습니다. 팔다리를 사용할 수 없고, 말도 할 수 없었습니다. 저희 부모님은 최악의 순간을 준비하고 있었습니다. 제가 임사체험을 이해하게 된 것은 훨씬 뒤였지만, 기억은 너무나 뚜렷해서 49살이 된 지금도 모두 기억납니다. 제가 경험한 그대로 말씀드리겠습니다.

밤이 되자 면회 온 사람들이 전부 돌아갔습니다. 병원 안에는 몇몇 어린이 환자와 야간 근무자만 남았습니다. 저는 전혀 움직이지도 못 하고 말도 못 하는 상태로 침대에 누워있었습니다. 너무 아팠고, 너무 무서웠습니다. 아마도 이때 '떠나는' 중이었나 봅니다. 그다음에 저는 일어나서 병실을 나왔습니다. 경사진 복도를 마구 달렸는데, 저 말고 다른 아이도 한 명 더 있었습니다. 우리는 손을 잡고 함께 달렸습니다. 어찌나 신나고 재미있던지, 지금도 그 복도의 초록색 리놀륨 바닥재가 눈에 선합니다!

우리는 복도 양쪽 병실의 아이들에게 "잘 있어" 하고 손을 흔들며 뛰어갔습니다. 울고 있는 아이들이 많았습니다. 그 아이들은 병원에 있는 것이 슬프고 괴로운 듯 보였지만, 저는 떠난다는 생각에 몹시 기분이 좋았습니다. 우리는 경사진 복도의 끝으로 달려갈 때까지 여전히 손을 잡고 있었습니다. 복도 끝에는 문이 있었고, 문설주 위아래로 빛이 새어 들어왔습니다. 정말 그 문으로 들어가고 싶었습니다. 문을 열고 들어가고 싶은 마음이 굴뚝같았지만, 고개를 돌려 복도를 내려다보는 순간 엄마 생각이 나면서 엄마가 보고 싶어졌습니다(엄마는 지금도 살아계시고, 저와 굉장히 가깝게 지내십니다). 갑자기 당황스러울 정도로 괴로웠습니다. 당시의 제 심정을 비유하자면, 꼭 가고 싶던 파티에 초대받아서 몹시 기뻤는데, 제가 가면 엄마가 제가 어딨는지 모를까봐 가지 못하는 마음과도 같았습니다. 제 손을 잡고 있던 아이의 손을 놓고 그 아이에게 미안하다고 말했습니다. 그 아이의 얼굴을 똑바로 쳐다본 적은 없었지만, 제가 그 여자아이를 사랑했다는 것은

100퍼센트 확신합니다. 그때 뒤에서 어떤 '어른'이, "괜찮아, 그럼 그 아이만 가게 해도 돼"라고 말하는 소리가 들렸습니다. 다음 순간 저는 침대에서 제 몸과 함께 깨어났고, 간호사가 저를 얼러 쓰디쓴 '약'을 입에 넣었습니다.

덧붙여서, 이 경험은 그때도 무섭지 않았고 지금도 무섭지 않습니다. 오히려 감정적으로 큰 위안이 됩니다. 그 후에도 그리고 지금까지도 저는 '죽음'이 두렵지 않습니다. 하지만 그 경험으로 인해 제가 삶에 좀 덜 적극적인 자세를 가지게 된 경향은 있습니다. 마치 뭔가를 기다리는 동안 여기에서 시간을 때우고 있는 사람처럼 말이죠. 저는 혼자 있을 때 행복하고, 남들과 거리를 두는 것을 좋아하는 편입니다. 그렇다고 처량하게 살지는 않습니다만, 저를 감정적으로나 육체적으로(예를 들면 결혼을 하거나 부모가 되는 것) 이 삶에 너무 '닻을 내리게 하는' 일들, 그러니까 저를 '고정적인' 상황에 가두는 일은 전혀 하지 않습니다.

체험을 하고 나서는 육체를 초월하여 보고 듣고 느끼는 능력이 생겼습니다. 쉽게 말하면 초자연적인 능력이지요. 대부분의 사람들이 이러한 능력을 의심한다는 것을 압니다(제게는 그런 반응이 기분 나쁘고 모욕적입니다). 하지만 셀 수 없을 만큼 자주 제 능력이 입증되었습니다. 저는 10년 넘게 직업 점쟁이로 살고 있습니다. 대학과 고등학교에서 가르치는 일을 비롯해 다양한 일들을 해보았지만 어느 것도 저를 기쁘게 하지 않았는데, 제 능력을 사용하고부터는 만족스럽고 즐겁습니다. 원래의 고향에 돌아가야 할 때, 그러니까 40년 전 제가 달렸던 그 복도의 끝에 다시 서게 될 때까지는 이 일이 저의 안식처입니다. 아니, 적어도 제가 찾는 안식처에 가장 가까운 곳입니다.

지금까지 살펴보았듯이 임사체험은 어느 연령대에서도 일어날 수 있으며, 어릴 때 경험한 사람일수록 더 빨리 받아들이는 것으로 보인다. 어린이의 사례를 접하면서 이 사례들이 어른의 임사체험 요소와 매우 유사한 양상을 보인다는 점에서 놀라웠다. 모든 체험자가 자신들의 경험을 정상적인 사건으로 받아들였으며, 과장 없이 서술하였다.

4. 임사체험의 문화적 다양성

임사체험과 여타 의식의 변형 상태는 어느 문화권에서나 발생한다. 1980년부터 1981년 사이 조지 갤럽과 윌리엄 프록터가 조사한 바에 의하면, 미국 국민 중 약 800만 명이 임사체험을 경험했다.[1] 의학의 발달로 위중한 질병을 앓던 환자들이 상당수 회생함에 따라 임사체험의 수치도 현저히 증가했을 가능성이 크다. 2005년 발표된 한 조사[2]는 호주 국민의 약 8퍼센트가 임사체험을 했다고 주장했다. 이는 서양의 다른 나라들과 비슷한 수치이다. 2001년 독일에서는 표본 집단의 4퍼센트가 임사체험을 했으며, 이에 근거하여 전체 인구 중 약 300만 명이 임사체험을 했을 것으로 추정하는 자료가 발표되었다.[3]

서양 문헌에 타 문화권의 임사체험 사례가 소개된 경우는 극히 드물다. 비영어권 국가의 임사체험 사례들이 부지기수임에도, 특별히 주목을 받거나 외국어로 번역된 사례가 아닌 이상 이러한 사례가 다른 문화권에 소개되는 일은 거의 없다.

이 장에서는 다른 문화권에 보고된 임사체험 사례들을 정리하고자 한다. 불행히도 다른 문화, 다른 시대의 임사체험 자료를 연구하는 일은 쉽지 않으며, 다양한 사례들을 비교할 때 유의할 점도 많다. 대부분의 경우 체험자가 죽음과 얼마나 가까웠는지조차 확인할 길이 없다. 또한 문화에 따라 죽음의 개념이 아주 다르다는 점도 염두에 둬야 한다. 예를 들면 남태평양의 멜라네시아에서는 사람이 의식을 잃으면 죽은 것으로 간주한다. 문화권마다 기대 수명이 다르다는 것도 임사체험에 영향을 미칠 수 있다. 의료 보건 시설이 없는 지역에서는 어린 나이에 사망하는 일이 흔하다. 그런 지역에서는 사람들이 스스로 삶과 죽음에 대처하며, 부족의 장로가 전하는 전통을 중시하고, 죽음에 근접했던 사람들의 이야기를 그대로 받아들이는 경향이 있다.

앞서 언급한 것처럼 영어로 기록된 타 문화권의 임사체험 사례는 많지 않다. 그 사례들이 사실에 근거하여 기록되었다는 보장도 없다. 역사적 자료[4]를 참조한 사례가 대부분이며, 일인칭 화자의 것이 아닌 기록도 많고,[5] 어떤 사례는 실제 인터뷰가 아닌 구술 자료에서 따온 것이다.[6] 어떤 사례는 오랜 세월 구전으로 전승되었기 때문에, 그 과정에서 각색되거나 소실된 부분이 있을 수도 있다. 대부분의 자료들은 초기 탐험가나 인류학자에 의해 편찬된 것이다. 그런 이유로 저자의 관심과 목적에 따라 기록이 달라졌으며, 어떤 문서는 자서전적 기록이기도 했다. 초기 연구자들은 현대의 방법론적 사안들을 고려하지 않았고, 체험자를 일관성

있게 인터뷰하기 위해 정형화된 형식을 사용하지도 않았고, 무작위 추출법을 사용하지도 않았다. 실제로 임사체험 현상이 일어났는지를 확인하는 그레이슨 임사체험 스케일Greyson NDE Scale과 같은 장치를 사용하지도 않았다. 또한 언어적 장벽이 있기 때문에 불가피하게 번역 과정에서 누락된 부분도 있을 수 있다. 특히 임사체험은 형언하기 어려운 요소들을 포함하고 있기 때문에, 다른 언어로 번역될 때 잘못 해석될 가능성도 배제하지 못한다.

캐롤 잘레스키[7]의 연구는 시대적 배경에 따라 임사체험의 내용이 달라질 수 있음을 보여준다. 중세 시대의 저승 여행기를 오늘의 임사체험과 비교하면 14세기의 시간 차를 둔 역사적·문화적 차이점이 잘 나타나 있다. 경계 혹은 돌아올 수 없는 선, 어딘가로의 여정과 같이 공통적인 요소도 있지만, 그것을 해석하는 방식에는 차이가 있다. 아름다운 색깔의 정원이 자주 등장하는 현대의 임사체험과 달리, 중세 시대의 임사체험은 고문이나 고통스러운 요소들을 많이 포함하고 있다.

이러한 사례들을 통해 각기 다른 문화적 환경이라는 여과 장치에 따라 임사체험이 어떻게 해석되는지 볼 수 있다. 죽음에 대한 이해와 그 영향력은 문화마다 다르다. 하지만 이 책에서 문화별 신념 체계를 낱낱이 검토하기는 불가능하니, 문헌에 나타난 사례를 중심으로 간단하게 요약하고자 한다.

인도의 임사체험

1977년, 임종 환자가 보는 환상에 대한 인도—미국 간 비교문화연구가 최초로 진행되었다.[8] 환자의 임종을 지켜본 간호사와 의사를 대상으로 설문조사를 한 결과, 1,000건이 넘는 사례가 취합되었다. 죽음이 임박하자 많은 환자들이 눈에 보이지 않는 '사람'과 대화를 나누고, 환상을 보거나, 영혼을 만나는 것으로 나타났다. 또 많은 이들이 힌두문화에서 종교적으로 우상화되는 죽음의 신 얌라지Yamraj나 죽은 사람을 데려가는 것으로 보이는 저승사자 얌듯Yamdoot을 만났다.

인도의 임사체험에서 일반적으로 등장하는 남자가 있다. 그 남자는 치트라굽타Chitragupta라는 사람이다. 그는 사람들의 행실을 모두 기록한 책을 가지고 있다. 죽은 사람의 운명은 자신의 행실에 의해 결정된다. 좋은 일을 많이 한 사람은 천국에 가고 나쁜 짓을 많이 한 사람은 지옥에 간다.[9] 사람을 잘못 알아보거나 서기의 실수로 엉뚱한 사람이 심판대에 불려 오는 경우도 심심치 않게 일어난다. 인도의 사트완트 파스리차가 보고한 스리니바사 레디의 사례에서는, 얌라지나 치트라굽타 앞에 불려갈 운명이었던 사람은 결국 죽었지만, 엉뚱하게 불려 온 사람은 회생하였다고 한다.[10]

인도에서는 행실을 기록한 책이 인생회고를 대체한 것으로 보인다. 인도의 임사체험 사례가 서구의 사례와 다른 점은, 터널, 빛, 유체이탈 같은 요소가 나타나지 않고, 사랑하는 사람이 체험자를 다시 현실로 되돌려 보내는 일도 없다는 점이다. 임사체험 중 입은 부상의 흔적을 실제로 몸에 지니고 회생한 사례들도 있다.

태국의 임사체험

토드 머피[11]가 보고한 바에 따르면, 태국의 임사체험자 10명 중 9명이 야마툿yamatoot을 만났다. 야마툿은 죽음의 신 야마Yama가 죽어가는 사람을 지옥으로 데려가기 위해 보내는 저승사자로, 서양의 전통적인 천사와 비교할 만한 존재로 보인다. 머피의 보고에 따르면 야마툿의 외모는 다양하지만, 그 역할은 죽어가는 사람을 야마 앞으로 인도하는 것이다. 인도에서 사람의 신원을 잘못 확인한 경우가 있듯이, 태국에도 야마툿이 엉뚱한 사람을 데려간 사례가 5건 있다. 이들도 나중에 모두 회생하였다. 신원이 뒤바뀐 사례 중 다음과 같은 경우도 있다. 어떤 사람 대신 같은 마을에 사는 다른 사람의 이름이 엉뚱하게 야마의 책에 적혔다. 즉, 사흘 후에 죽는 것으로 잘못 기록이 되었다. 원래 죽을 운명이었던 사람은 다시 살아났고, 실수로 이름이 적힌 사람은 정말 사흘 후에 죽었다. 죽은 사람의 운명은 평생의 선행과 악행이 기록된 책에 의해 결정된다. 야마의 서기관은 사람들의 실적을 회계하는 역할을 한다. 이때 좋은 업보는 나쁜 업보를 상쇄한다.

지옥에서 고문받는 장면이 묘사된 임사체험 사례도 1건 있었다.[12] 지옥에서는 사람들이 시뻘건 석탄 위를 강제로 지나고, 달궈진 핀셋으로 혀가 당겨지기도 하고, 억지로 황산을 마시기도 한다.

태국과 서양의 임사체험에는 비슷한 점과 다른 점이 모두 나타난다. 태국의 임사체험에는 터널이나 기쁨 또는 환희의 감정은 나타나지 않는다. 서양의 임사체험은 죽은 가족을 만나는 것이 일반적이었던 반면, 태국에서는 그런 경우가 4건뿐이었다. 또한 태국의 사례에서 죽은 가족의 역할은 사후세계의 규율을 알려주는 것이었다. 태국의 임사체험은 고통스러운 내용이 대부분이며, 지옥이나 고문을 당하는 장면이 주로 묘사된다. 그러나 체험자가 고문 과정을 지켜보도록 강요받더라도, 실제로 고문을 당하지는 않았다. 천국을 방문한 사례는 1건에 불과했다.

인도와 마찬가지로 인생회고는 행실을 기록한 책으로 대체되었으며, 사람의 운명을 결정짓는 것도 책에 담긴 내용이다. 태국에도 서기관이 실수를 한 사례가 있고, 야마는 '빛의 존재'와 상반되는 개념으로 나타났다.

티베트의 델록

델록은 대부분 여성이다. 델록은 무의식중 혹은 임종 직전에 자신의 신령과 함께 사후세계를 둘러본 사람을 일컫는다.[13] 그러나 죽음의 정의는 문화에 따라 달라질 수 있음을 지적할 필요가 있다. 모든 델록이 죽음에 근접하지 않았을 수도 있다. 즉, 의식을 잃었거나 잠시 기절을 했거나 탈진 상태에 빠졌던 것일 수도 있다. 간질을 앓았던 것으로 보이는 델록도 있다. 하지만 프랑스의 민족역사학자이자 티베트 학자인 프랑수아즈 포마레는 10건의 과거 사례들을 확인하고 최소 4명의 생존 델록을 인터뷰한 결과, 그들의 진실성을 확신하였다.

델록은 일반적으로 몸을 떠나 자신의 육체를 내려다본다. 델록은 죽음의 왕을 찾아간 다음 지옥을 둘러본다. 그리고 다른 죄인들이 고문받는 장면을 목격한다. 죄인들은 델록에게, 이승에 돌아가면 자신의 가족에게 자기 고통을 면하게 해줄 의식을 올릴 것과 선하게 살 것을 조언해달라고 부탁한다. 델록은 죽은 친척을 만나기도 한다. 그리고 천국에 갔다가 다시 죽음의 왕에게 돌아온다. 델록이 심판받는 동안 영혼을 심판하는 다리나 저울 혹은 거울이 등장한다. 선한 업보가 충분히 쌓여있다면 사람들에게 전할 가르침과 함께 이승으로 되돌아온다. 회생을 한 델록은 사람들을 가르치며 티베트 신앙을 신실하게 이행하도록 격려한다. 많은 사람들은 전생에서 델록이었던 사람이 다시 델록으로 환생한다고 믿는다.

델록이 저승에 들어갈 때는 거대한 강에 놓인 큰 다리를 가로질러야 한다. 그러나 이 다리는 서양의 임사체험자가 다시 이승으로 돌아오지 못하는 경계와는 다르다. 죽은 사람들이 사는 세상을 본 델록은 자신의 업보로 어떤 고문을 받게 되는지 알게 된다.

일 본 의 임 사 체 험

얼마 전까지 일본의 임사체험 사례가 서양에 보고된 적은 거의 없었다. 몇 안 되는 사례들을 보면 어둡고 긴 강물과 아름다운 꽃이 눈에 띈다.[14] 야마가타 현 이이데에 사는 마츠노조 키쿠치[15]는 급성 열병으로 위중한 가운데 임사체험을 하였다. 키쿠치는 양귀비밭을 지나 절을 향해 걸어갔다. 키쿠치는 유체이탈을 하는 동안 기분이 좋았는데, 절의 대문 앞에 도착하자 그 안에 모인 사람들 중 죽은 친척이 그를 돌려보냈다. 키쿠치는 슬프고 실망스러웠지만 돌아오기로 결정했다. 그리고 가족들이 그를 깨우기 위해 얼굴에 물을 뿌리는 순간 의식을 회복하였다.

오르넬라 코라자[16]는 최근 일본의 임사체험 사례를 연구하기 시작했다. 코라자는 총 3건의 사례를 보고했고, 사례들은 모두 강물과 죽은 가족, 승려복을 입고 시끄럽게 떠드는 아이들, 무지개다리, 죽은 친척에 의해 돌려보내짐, 시간의 왜곡, 건너야 할 황금빛 벽과 같은 요소들을 포함하고 있었다. 그리고 체험자들은 이것이 꿈이 아니라 실제였음을 강력히 주장하였다. 고통이나 고난의 요소는 없었으며, 편안한 경험이었다고 증언했다.

코라자는 또한 요쉬아 하타의 연구 자료를 인용했다. 그는 죽음에 근접했던 17명의 환자를 인터뷰했는데, 그중 9명은 아무 기억도 없었지만 8명은 강물이나 연못의 환상을 보았다고 회상했다. 환상을 본 8명 중 5명은 공포스럽고 고통스러운 체험을 하였다.[17]

나 역시 임사체험 학회에서 일본인 의사를 만난 적이 있는데, 그는 오래전 일본에 살았던 자신의 할아버지 이야기를 해주었다. 할아버지는 사망 선고를 받았으나 영안실에서 회생하였다. 나중에 할아버지가 말하기를, 새로 살 집을 보러 갔더니 아직 집을 짓는 공사가 한창이었다고 한다. 대신 한 달 후 집이 완성되면 그때 다시 오라고 누군가가 말하기에 되돌아왔다고 했다. 할아버지는 한 달 후에 다시 돌아가셨다.

중국의 임사체험

중국 최초의 임사체험 기록은 심한 질병을 앓다가 회복한 승려들의 이야기다. 와병 중 깊은 임사체험을 경험한 승려들이 정토종淨土宗으로 개종한 사례도 있다.[18] 한 스님이 촛불을 들고 무無의 공간으로 들어갔다. 아미타불 부처가 스님을 손바닥 위에 올리자, 그가 들고 있던 촛불의 빛이 우주로 번졌다고 한다. 죽었다 다시 깨어난 스님이 이 체험을 사람들에게 전했다. 슬퍼하던 사람들은 이 이야기를 듣고 힘을 얻었으며, 스님의 몸도 완전히 회복되었다. 훗날 이 스님은 승려복을 입고 신발을 신은 채, 무언가를 보는 것처럼 우뚝 선 자세로, 부처님이 오신다는 말을 남기고 입적하였다.

이후 120여 명의 임종 경험을 분석한 자료에 따르면, 중국의 임사체험은 서양의 임사체험과 유사한 점과 상이한 점을 모두 갖고 있다.[19]

약 1세기 전, 유학사의 아내였던 장씨 부인이 증언한 사례가 특히 흥미롭다.[20] 장씨 부인은 성경 공부에 두 번 참석한 후 기독교로 개종했다. 그리고 오랫동안 병을 앓다가 사망했다. 장례식을 치르기 위해 시신을 방에 안치했는데, 몇 시간 후 무슨 소리가 들려서 가족이 들어가보니 장씨 부인이 수의를 벗고 평상복으로 갈아입은 채 앉아있었다. 장씨 부인은 천사가 진주로 된 대문을 열어주어서 예수님과 함께 그 안으로 들어갔다고 했다. 그녀는 예수님과 함께 아름답게 색칠된 집들 사이로 난 황금 길을 걸었다. 그리고 수천 명의 천사가 하나님이 앉아계신 보좌를 둘러싼 것이 보였다. 하나님이 장씨 부인에게 잠시 돌아갔다가 그달의 12번째 날에 다시 오라고 말씀하셨다. 다시 깨어난 장씨 부인은 12일 후 수의를 입고 침대에 누워 죽었다.

장씨 부인은 성경 공부에 두 번밖에 참석하지 않았다. 그가 임사체험 중 보았다고 묘사한 내용들을 따로 배운 적도 없었다. 기록에 의하면 많은 사람들이 장씨 부인의 이야기를 듣고자 찾아왔다고 한다. 이 사례를 기록한 사람이 중국에 기독교를 전파하는 선교사였으므로 약간의 과장이 가미되었을 가능성도 있다.

임사체험처럼 보이는 내용을 기록한 다른 중국어 문서로는 중국인 저자 포송령蒲松齡이 쓴 《요재지이聊齋志異》가 있다.[21]

그리고 1976년 중국 탕산에서 지진이 일어난 지 11년 후, 목숨을 건진 81명 중 40퍼센트가 임사체험을 했다고 발표했다.[22] 이들은 정신력 고취, 황홀한 평온함, 파노라마처럼 지나가는 인생회고를 경험했다. 하지만 체험자를 이승으로 되돌려보내는 존재나, '빛의 존재'는 나타나지 않았다. 어떤 사람은 꿈을 꾸는 것 같았다고 하고, 자신의 몸이 낯설어 보였으며, 지구의 종말이 왔다고 생각했다.

필리핀의 임사체험

2000년대 내가 근무하던 병원에 필리핀 출신 간호사들이 많이 들어왔다. 그들 중에 임사체험을 한 간호사들도 있었다. 이들 중 2명은 직접 체험했고 1명은 자신의 할머니가 체험을 했다고 했다. 필리핀에서는 대부분의 사람들이 가톨릭 신자이며, 이들의 체험 사례는 서구에서 보고된 내용과 유사했다.

그중 첫 번째 사례는 앞 122쪽에서 소개한 대로 어린 시절 자전거를 타다 교통사고를 당한 간호사의 이야기이다.

두 번째 사례는 출산 중 합병증으로 아기가 사산되면서 임사체험을 한 에스더의 이야기이다. 에스더는 자신의 육체에서 빠져나온 후 무슨 일이 벌어졌는지 궁금했다. 당시 근무하던 병원에서 출산했기 때문에 자신이 아는 의사와 간호사들이 서 있는 것이 보였다. 그래서 그들의 어깨를 두드리며 말을 걸어보았지만 아무도 알아듣지 못했고, 몸을 만지면 손이 그대로 통과했다. 사람들은 자신의 음성이나 손길을 전혀 느끼지 못했다. 갑자기 모든 것이 깜깜해졌고, 저 멀리 작은 빛 같은 점이 보였다. 터널 끝에 보이는 빛을 향해 에스더가 서서히 움직이기 시작했다. 터널 안에서 에스더는 어떤 남자와 대화를 나누었다. 얼굴은 보이지 않았지만, 에스더는 그가 예수인 것을 알았다. 긴 대화를 나누었지만, 내용은 기억나지 않는다고 했다. 갑자기 두 아이들이 떠올라 돌아가고 싶다는 생각이 들었고, 그와 동시에 육체 안으로 되돌아왔다. 나에게 이 이야기를 할 때는 이미 17년이 지난 후였지만 에스더는 당시의 일을 잘 기억하였다.

필리핀의 세 번째 사례는 내 동료의 할머니가 겪은 경험담으로, 동료가 어릴 때부터 자주 들었다고 했다. 외진 시골에 사시던 할머니는 60년 전에 건강 악화로 탈진하여 의식을 잃었다. 호흡도 멈추고 외부 자극에도 반응이 없어서 주변 사람들은 모두 할머니가 돌아가셨다고 믿었다. 하지만 할머니는 다시 의식을 회복했고, 자신의 경험을 이렇게 이야기했다. 할머니 앞에 바다 위로 솟은 거대한 산이 보였고, 그 산의 정상까지 올라가야 했다. 물을 두려워했던 할머니는 산에 오르다가 떨어져서 물에 빠질까봐 무섭고 걱정이 됐다. 산에 오르는 여정은 길고 고됐지만 마침내 정상에 도달했다. 정상에는 집이 한 채 있었는데, 그곳에서 길고 하얀 옷을 입고 턱수염을 기른 남자를 만났다. 할머니는 그를 예수라고 생각했다. 남자는 할머니에게 단호하게 돌아가라고 말했다. 기껏 힘들게 고생하여 정상에 올라온 할머니는 그 말을 듣고 화가 나서 거기 남게 해달라고 부탁했다. 하지만 그는 할머니가 해야 할 일이 있다며 돌려보냈다.

호주 원주민의 임사체험

호주 원주민이 임사체험을 했다는 역사적 자료도 있다. 이 이야기는 구전으로 내려오다가 기록되었다.[23] 한 남자가 죽은 뒤 화장터에서 다시 살아났다. 그는 카누를 타고 죽은 사람들의 세계에 다녀왔다고 주장했다. 남자는 그곳에서 죽은 친척들과 거북이 사냥꾼의 영혼을 만났다. 그러나 남자는 자신이 돌아가야 한다는 것을 알았다. 영혼들은 그를 위해 춤을 추고 여러 가지 선물도 주었다. 그리고 남자 몸에 뼈가 있으니 아직 죽은 것이 아니라며, 나중에 제대로 죽으면 돌아오라고 했다. 다시 살아난 남자는 자신의 경험을 이웃에게 이야기해주고 사흘 후 다시 죽었다.

마오리족의 임사체험

한 마오리족 여인의 이야기이다. 이 여인이 죽자 사람들이 장례식을 하기 위해 모였다. 슬퍼하는 친척들이 모인 가운데 여인이 살아났다. 여인은 자신의 영혼이 몸을 떠나 머리 위에 머물렀고, 이러저러한 지역을 지나 뉴질랜드 북단을 향해 여행을 떠났다고 했다. 여인은 영혼들이 뛰어내리는 곳이라고 알려진 테레렝가 와이루아Te Rerenga Wairua에 도착했다.[24] 그곳에서 죽은 사람이 행하는 의식을 치른 여인은 영혼들이 사는 세계, 즉 저승으로 가기 위해 절벽에서 뛰어내리려던 참이었다. 그런데 어떤 목소리가 말했다. 그녀는 아직 죽을 때가 아니니 돌아가야 하며, 다시 불려올 날이 있을 것이라고 말이다.

괌의 임사체험

4건의 차모로족 임사체험을 보면, 체험자는 허공을 '날아' 아주 먼 나라에 사는 친척을 만난다. 죽은 지인이나 친척을 만나기도 한다.[25] 길을 걷거나 구름 사이를 여행하고, 사람들을 만난 후 이승으로 다시 돌아오는 사례도 있다. 어떤 여성은 체험 중 미국에 사는 아들 집에 방문했는데, 조카를 제외하고는 아무도 자신을 알아보지 못했다고 했다. 여성은 다시 남동생 집도 방문하여 그를 지켜보았다.

멜라네시아·뉴브리튼 서부의 임사체험

현대 의약품이 부족한 멜라네시아에서는 사람들의 기대 수명이 비교적 짧다. 멜라네시아인들에게 천국은 첨단 기술을 갖추고 산업화된 도시인 듯하다.

도로시 카운츠[26]가 기록한 3건의 임사체험 사례는 서구의 임사체험과 분명히 구분된다. 가장 눈에 띄는 것은 아름다운 정원이 공장이나 고속도로처럼 산업화된 장소로 대체되었다는 것이다. 죽은 친척이나 종교적 인물이 등장하고, 하얀 가운을 입고 턱수염을 기른 남자를 목격했다는 사례도 1건 있다. 그들은 육체로 돌아오는 것을 달가워하지 않았고, 체험을 통해 죽음에 대한 두려움이 사라졌다는 사례도 1건 있었다. 유체이탈이나 평화로운 느낌, 환희, 터널과 같은 요소는 나타나지 않았다. 심판받는 장면이 자주 등장하였으며, 주술사의 고문도 목격되었다.

아프리카의 임사체험

잠비아의 사마 멈브웨[27]는 15건의 아프리카의 임사체험을 기록하였다. 일반적인 내용은 하얀 가운을 입은 사람을 만나고, 어두운 곳으로 들어가는 것이다. 그리고 경계선 앞에서 멈추고, 이승으로 되돌려 보내진다. 그러나 이들은 임사체험을 미신적인 것으로 이해하며, 불길한 전조나 흉조로 해석하였다.

비교적 최근에는 아프리카 중부 콩고의 임사체험 8건과 남부의 바수토Basuto 부족의 임사체험 2건을 비교한 조사가 있었다.[28]

기독교 국가인 콩고의 임사체험[29]에는 목적지를 향해 다른 사람들과 함께 길을 걸어가는 내용이 자주 등장한다. 주로 큰 산 아래에서 곤란을 당하지만 예수를 부르자 쉽게 해결되었다. 체험자는 또 인생이 기록된 책을 든 한 무리의 사람들을 만난다. 그러나 자신의 이름이 책에 적혀 있긴 해도 아직 때가 되지 않았다는 것을 알게 된다. 그 후 이승으로 되돌려 보내지고, 자신의 죽음을 슬퍼하는 가족과 친구들 사이에서 깨어났다.

바수토 부족의 사례는 다소 달랐다.[30] 외딴곳에 사는 한 남자가 죽었다가 살아났다. 그는 자신이 모르는 길을 따라 한참을 걸었다고 주장했다. 길은 나중에 두 갈래로 나뉘었지만, 어느 길로 가야 할지 몰랐다. 그때 두 남자가 나타났다. 한 명이 그를 지옥에 끌고 가려고 했지만, 이마에 십자가 표시가 있던 다른 사람이 구해주었다. 그리고 이승으로 돌아가 스승을 찾으라고 일러주었다. 이 남자는 회생한 후 전도사를 불러 자신의 이마에 십자가를 그리게 했다. 얼마 후 그가 다시 죽자, 사람들은 그를 묻기 위해 관을 만들고 무덤을 팠으며 전도사를 불렀다. 그런데 그는 다시 살아났다. 저승에서 만난 천국의 안내자가 십자가가 지워졌으니 다시 침례를 받고 오라고 시켰다고 했다. 그는 침례를 받은 후 다시 죽었다.

다음 사례는 아프리카 출신의 한 간호사가 나의 강연을 듣고 이야기해준 것이다. 처음에는 자신의 경험을 이야기하기를 주저했다. 하지만 몇 달이 지나자 이렇게 말했다.

이틀가량 몸이 좋지 않았어요. 딱히 어디가 나빴던 것은 아닌데, 그냥 머리도 아프고 몸이 안 좋았어요. 엄마도 저보고 안색이 안 좋다며 가서 누우라고 했습니다. 하지만 방문을 잠그지는 말라고 하셨어요. 가끔 제가 잘 때 방문을 잠그곤 했거든요. 가서 눕자마자 곧 깊이 잠들었습니다. 얼마나 잤는지는 모르겠는데 일어나 보니 엄마, 아빠, 동생이 모두 제 방에서 울고 있었어요.

자는 동안에는 정말 편하고 기분이 좋았습니다. 엄마의 목소리가 저 멀리서 들렸어요. 마치 속삭이는 소리처럼 멀리서 들리긴 했지만, 저는 그것이 엄마 목소리인 줄 알았습니다. 저를 부르고 있었어요. 어떤 이미지도 보였는데, 뚜렷하진 않았지만 그것도 엄마라는 것을 알 수 있었어요. 윤곽만 보일 뿐 너무 어슴푸레해서 자세히는 안 보였지만 분명 엄마였어요. 엄마가 저를 부르는 것 같은데, 저는 일어날 수도 없고 대답도 할 수 없었습니다. 하려고 해봤지만 안 됐어요. '일어나야 하는데 내 몸이 안 움직이는구나' 하는 생각이 들었습니다. 몸이 너무 무거워서 움직이지 않았어요. 갑자기 몸이 떠오르더니 엄마의 목소리가 들려오는 곳으로 떠내려갔습니다. 모든 과정이 느린 동작으로 진행되는 것처럼 한참 걸렸습니다.

엄마 목소리 반대쪽에서 할머니의 목소리가 들렸습니다. 할머니의 몸은 안 보이고 얼굴만 보였는데, 돌아가실 때보다 더 젊어 보였습니다. 웃고 계셨어요. 엄마의 얼굴은 화가 난 듯 보였습니다. 엄마도 몸은 안 보이고 얼굴만 보였습니다. 할머니와 엄마를 모두 본 뒤 저는 엄마에게 향했습니다. 할머니는 웃고 계셨지만, 엄마는 나를 부르며 울고 있었기 때문이에요. 엄마가 힘들어하고 나를 더 필요로 하는 것 같아서 엄마를 향해 갔습니다. 엄마에게 가야 하는데 몸이 말을 안 들었어요. 그러다가 몸이 떠서 움직이는 것처럼 엄마에게 갔습니다. 엄마를 만난 것은 기억나지 않고 그냥 엄마를 향해서 떠내려갔습니다.

다른 것은 기억나지 않는데, 깨어보니 아빠가 저를 내려다보고 있었어요. 아빠는 저를 깨우려고 한참 동안 저를 흔들었대요. 가족들이 보기에는 제가 의식을 완전히 잃었었답니다. 저는 제가 몸을 좀 움직였다고 생각했는데, 실제로는 전혀 움직이지 않았다고 하더라고요. 그래서 우리 식구들은 제가 죽은 줄 알았대요.

나중에 들으니 엄마가 가장 먼저 제 방으로 달려와서 저를 부르며 흔들었지만, 아무런 반응이 없었답니다. 엄마가 아빠를 불렀고, 두 분이 함께 제 이름을 부르며 흔들었지만, 저는 깨어나지 않았다고 합니다.

저는 깨어났지만 너무 피곤해서 다시 자고 싶었습니다. 하지만 식구들이 무서워하며 제가 다시 못 자도록 말렸습니다. 그로부터 사흘간은 엄마가 제 방에서 함께 자면서 제가 너무 깊은 잠에 빠질라치면 저를 깨웠습니다. 엄마는 제 숨소리를 듣고 제가 깊은 잠에 빠지는지 아닌지 알았습니다. 이것도 그 현상과 관련이 있는 것인지는 모르겠지만, 잠에서 깰 때마다 저는 이상한 꿈을 꾸었습니다. 처음에는 깊은 도랑에 빠졌는데 엄마가 저를 꺼내려고 애를 썼고, 다음에는 차 안에 갇혔는데 엄마가 또 저를 꺼내려고 애를 썼습니다. 세 번째 꿈은 이제 기억이 안 납니다. 엄마가 저를 깨울 때마다 평소보다 훨씬 더 일어나는 데 오래 걸렸습니다.

선생님의 강연을 들을 때까지 이 일을 까마득하게 잊고 있었습니다. 엄마는 당시 어찌나 놀랐던지 그때 일은 입에도 못 담게 했습니다. 그래서 꿈 이야기는 한 번도 할 수 없었습니다. 제 여동생한테만, 그것도 한참 지나서 이야기를 했을 뿐입니다. 동생은 그때 저 때문에 온 가족이 겁에 질렸었다고 했습니다. 그래서 기억나는 대로 동생에게 이야기해주었습니다. 저는 한 번도 이 일에 큰 의미를 둔 적은 없고, 그냥 이상한 경험 한번 했다 정도로만 생각하고 있었습니다.

위 이야기를 들려준 여성은 아프리카에서 간호사로 일할 당시 우연히 아래와 같은 일도 경험했다.

내가 돌보던 환자 중 한 명이 깊은 잠에 빠졌다가 깨어났는데, 그는 눈을 뜨자마자 큰 안도의 한숨을 내쉬었습니다. 괜찮으냐고 물었더니 자신이 택시들로 가득 찬 이상한 곳에 갔다 왔다고 말했습니다. 온갖 색깔의 택시들이 있었는데, 그중에는 빨간 택시도 한 대 있었습니다. 사람들이 자기를 빨간 택시에 태우려고 기를 썼지만, 그는 빨간색이 위험을 뜻한다는 것을 알았기 때문에 타기 싫었습니다. 그는 다른 색깔 택시에 타고 싶었지만 결국 빨간 택시에 타고 말았습니다. 택시는 내부도 모두 빨간색이었고, 온통 빨간색인 목적지로 가고 있었습니다. 그는 택시에서 내리기 위해 몸부림을 쳤습니다. 사람들이 자신을 빨간 택시에서 끌어내리는 순간, 그는 의식을 회복했습니다. 그래서 깨자마자 큰 안도의 한숨을 내쉬더니 이렇게 말했습니다.

"뭐지? 빨간 차 안에 있었는데…. 어… 정말로 빨간 차 안에 있었어. 내리려고 내가 얼마나 힘들게 애썼는데."

이것을 보고 저 자신의 경험이 생각났지만 환자에게 말하지 않았습니다. 그냥 그런 경험을 하는 사람들이 있다고만 말해주었습니다.

아메리카 원주민의 임사체험

아메리카 원주민의 임사체험 사례는 주로 초기 탐험가들의 민속자료나 자전적 기록에서 찾아볼 수 있다.[31] 아메리카에서는 사람이 죽으면 그가 가진 가장 좋은 옷을 입히고, 장례 절차를 준비하는 동안 죽은 사람에게 마치 살아있을 때처럼 말을 거는 풍습이 있다(시신을 대할 때 간호사들도 그렇게 하곤 한다). 깜깜한 길이라든지 물살이 센 강물과 같이 저승길을 가는 중에 겪을 수 있는 위험한 일들을 죽은 사람에게 미리 경고해주기도 한다.

호피족 인디언인 돈 탈라예스바[32]는 1900~1910년에 자신이 경험한 기나긴 임사체험 사례를 기록한 바 있다. 그의 기록에는 유체이탈, 고통이 사라짐, 죽은 가족을 만나지만 가족은 그를 보지 못함, 죽은 사람이 가는 곳으로 데려다줄 인도자를 만남, 터널 같은 구멍 안으로 들어감, 의지할 만한 목소리가 들림, 심판의 장소, 죽음의 신 마사우-Masau'u와의 만남 등이 포함되어있다. 탈라예스바는 또 나체 마녀, 몸에 칠을 한 광대들과 마주하기도 했다. 영혼 인도자는 마을 어귀를 지키며 죽은 사람가 들어오면 길을 인도하는데, 착한 사람은 쉬운 길로 인도하고 나쁜 사람은 험한 지형으로 데리고 갔다. 탈라예스바는 관이 닫히기 전에 다시 몸으로 돌아가라는 말을 들었다. 그가 깨어나자 수간호사는 그가 밤사이에 죽었지만 몸이 차가워지지 않아서 매장하지 않았다고 말해주었다.

'검은 고라니Black Elk'[33]의 사례는 유명해서 자주 인용된다. 그는 어릴 때 병으로 죽을 고비를 넘기면서 임사체험을 하였다. 그 외에도 매장되었다가 다시 살아난 2건을 포함해서 11건의 임사체험 사례[34]가 기록으로 남아있다. 체험자는 주로 살아있는 친척을 보거나 그들과 대화를 한다. 그리고 멀고 험한 길이나 평탄한 길을 따라 걷는다. 풍경이 아름답고, 큰 짐승과 사람들이 빼곡히 사는 마을이 등장하기도 한다. 인생회고는 나타나지 않았고, 즐거운 경험이었다고 보고된 사례도 없다. '빛의 존재'나 서양의 유체이탈과 비교될 요소도 없었다. 어두움도 흔하게 등장하는 요소는 아니며, 터널이나 지하 통로는 소수의 사례에서만 등장하였다. 사람들에게 올바로 삶을 살아가는 법을 알리기 위해 육체로 되돌아온 사례도 일부 있었다.

하와이의 임사체험

토마스 트럼[35]이 1907년에 발표한 《하와이의 전설*Hawaiian Folk Tales*》에 다음과 같은 사례가 나온다. 한 여인이 사망했으나 장례식 도중 깨어났는데 임사체험을 했다고 한다. 이 여인은 유체이탈을 하고, 화산을 향해 걸어갔으며, 죽은 사람을 만나고, 이승으로 다시 돌려보내졌다.

칠레 마푸체족의 임사체험

칠레에는 마푸체라 불리는 '원주민land people'이 거주한다. 이틀간 죽었다 깨어난 어느 마푸체 남성이 임사체험을 했다고 증언하였다.[36] 죽은 영혼이 가는 곳으로 알려진 화산을 향해 그는 여행을 떠났다. 그는 죽었던 친척을 만나고, 경계선에 도착했지만 (여러 개의 문을 지나) 다시 삶으로 되돌려졌다. 그는 죽은 사람들은 행복한 공간에 함께 모여 있었다고 주장했다.

이슬람교도의 임사체험

초기의 이슬람교도 임사체험 연구는 몇 달간의 조사와 노력에도 불구하고 관련 사례를 찾을 수 없었다.[37] 하지만 지속적인 조사를 통해 밝혀진 바로는 이슬람교도, 즉 이슬람 문화권에서도 임사체험이 일어나며, 지금까지 27건의 사례가 확인되었다.[38]

묵타르라는 12세 소년은 나무에서 떨어진 후 의식을 잃었다. 다시 의식을 회복한 소년은 자신이 푸른 초목 지대(사막 환경에서는 볼 수 없다)를 보았다고 주장했다. 또한 이제껏 들어보지 못한 음악을 들었으며, 밝

지만 눈이 부시지 않은 빛을 보았고, 죽은 친척을 만나 그들과 텔레파시로 대화를 나누었다고 했다.[39]

또 무스타파라는 사람은 성지순례를 가던 중 바다에 빠졌다. 그는 나중에 눈이 부시지 않는 밝은 빛을 보았고, 터널을 따라갔으며, 자신의 인생사가 자세하게 파노라마처럼 펼쳐졌다고 했다.[40]

결론

인터넷을 통해 각기 다른 문화권의 다양한 임사체험 사례를 확인할 수 있다. 특히 제프리 롱과 조디 롱이 만들고 관리하는 임사체험연구재단 NDERF의 웹사이트(www.nderf.org)가 유익한 정보들을 제공하고 있다.

임사체험은 세계적으로 공통되게 일어나는 현상이며, 그렇기 때문에 뇌가 사망하며 일으키는 특정한 작용에 불과하다는 주장이 제기된 적도 있다.[41] 하지만 특정 문화권에서 나타나는 요소가 다른 문화권에서는 나타나지 않는 것을 보아, 이러한 물질론적 가설은 성립되지 않는다.[42] 문화권에 따라 나타나는 임사체험의 요소가 다르다는 것은, 각 체험자가 자신의 문화적 인식 체계를 거쳐 상징적인 해석을 한다고 보는 것이 타당하다는 생각이 들게 한다. 카를 융[43]이 말한 집단의식이 임사체험의 기저에 작용하고 있는 것이다. 이러한 상징에 대한 심리학적 해석을 생리학적 요인으로 분석할 수는 없다.

이 장에서는 다른 문화권의 사례를 예를 들었지만, 이것은 전체 비서구 문화권 사례의 극히 일부에 불과하다. 따라서 각 문화권에서 일어나는 모든 임사체험 사례들을 제대로 설명하지 못했을 가능성이 크다. 일관된 조사방법과 인터뷰를 통해 문화 간 통합 연구가 이루어지기 전까지는 확실한 결론을 내릴 수 없다. 다만 지금까지 소개된 사례들은 참고 자료로만 사용해야 한다. 하지만 죽음에 임하거나 질병으로 의식을 잃은 상황에서, 체험의 내용은 다소 다를지라도, 임사체험이라는 주관적인 경험을 하는 현상이 문화권을 막론하고 일어난다는 사실은 이 장에서 확인되었다.

5. 임종체험과 사후 커뮤니케이션

'… 다음 사항. 6번 침대 '빌리' 준비 중. 오전에 사망할 것임. 새벽 3시부터 돌아가신 어머니와 대화를 나누고 있음.' 나는 참고 사항이 적힌 메모지를 보다 고개를 들었다. 간호사 수련 첫날이라고 날 놀리나? 장난을 치는 건가? 다른 사람들은 이상할 것 하나 없다는 듯 자기 할 일을 했다. 나에게는 눈길조차 주지 않았다.

업무 교대가 끝나고 나는 빌리의 침대로 향했다. 자고 있는 것 같았다. 잠시 후 빌리가 누구를 부르는 듯 팔을 들어 올렸다. 좀 더 가까이 가보니 보이지 않는 누군가에게 뭔가 소곤대고는 다시 머리를 베개에 뉘이고 눈을 감았다. 마침 한 간호사가 나를 호출하여 나는 다른 환자에게 가야 했다. 그날 오전에 나는 틈나는 대로 빌리를 지켜보았다. 그는 보이지 않는 누군가에게 계속 손짓을 하며 어머니를 부르곤 했다. 그러다 웃음을 짓더니 머리를 베개에 대고 눈을 감은 것이 마지막이었다. 야간 근무를 했던 간호사의 예상대로 오후가 되기 전 빌리는 사망했다.

어린 간호사 수련생으로서 처음 목격한 죽음이었다. 전날 밤 근무자가 빌리의 사망 시간을 어떻게 정확하게 예측할 수 있었는지를 나는 이해할 수 없었다. 그날 일을 마치고도 한동안 계속 생각했다. 이로부터 몇 년 후 죽음에 대해 정말 많은 생각을 하게 된 계기가 있었다. 나도 간호사로 오래 일하다보니 환자들이 보이지 않는 존재와 대화를 나누거나 그를 향해 손짓을 한다는 것이 죽음이 임박했음을 말해주는 신호임을 알게 되었다.

임종할 때 환상을 보는 현상에 대해서는 1800년대 심령연구학회 Society for Psychical Research[1]의 회원들이나 1908년 제임스 히슬롭에 의해 기록된 바 있다. 1926년 윌리엄 바렛 경이 산부인과 의사였던 부인의 환자가 경험한 환상을 전해 듣고 그것을 《임종과 환상 *Death Bed Visions*》이라는 책에 기록하기도 했다. 1970년대에는 미국과 인도 양국 간에 걸쳐 대규모의 비교문화조사가 이루어졌는데, 죽은 친척이나 친구 또는 애완동물이 임사체험자를 인도하기 위해 마중을 나오는 사례들이 보고되었다. 환자는 환상을 보기 시작한 지 이틀에서 닷새 사이에 대부분 사망에 이르는 것으로 나타났다.[2] 어린이에게서도 유사한 현상이 일어난 것으로 보고되었다.[3] 최근에는 영국의 양로원과 말기 환자 호스피스 시설을 중심으로 더 많은 연구가 진행되었으며[4] 그 외에도 많은 자료가 발표되었다.[5]

삶의 말기에 이른 사람들은 죽은 친척이 나오는 선명한 꿈을 꾼다.[6] 상징적인 언어를 사용하기도 하고, 여행을 떠나거나 짐을 꾸리는 것에 대해 이야기를 하는 일도[7] 일반적으로 나타난다. 죽음이 임박한 환자들이 보이지 않는 대상과 대화를 나누는 사례도 있다. 그러나 이러한 현상을 경험한 환자들은 남들에게 이상한 사람이나 미친 사람처럼 보일 것을 두려워해서 자신의 경험을 이야기하지 않는 경향이 있다.[8] 그리고 의사보다는 간호사에게 이야기하는 경우가 많다.[9] 이러한 현상이 환각에 의한 것이라고 주장하는 이들도 있다. 그러나 임종 환자를 보살피는 간호사들은 이것이 약물로 인한 환각과는 양상이 다르며, 주로 환자들이 맑은 정신을 가지고 있을 때 나타난다고 주장한다.[10] 임종의 환상은 죽음을 편하게 받아들일 때 나타나지만, 환각은 두렵고 혼란스러운 감정의 결과다.[11]

브레인과 펜위크는 임종 시 보는 환상End of Life Experience,ELE을 자아초월적 경험transpersonal과 마지막 소원final meaning, 두 가지로 분류한다.[12] 의료 종사자와 가족들이 목격한 자아초월적 임종 현상은 다음과 같은 내용을 포함한다.

- 임종하는 환자의 침대 곁에서 온도 변화가 감지됨
- 환자가 죽은 가족과 대화를 나눔
- 사망 직전에 환자 주위에 빛이 보임
- 다른 곳에 있는 친척의 눈앞에 임종 환자의 모습이 나타남
- 전기기기의 오작동
- 사망 시각에 시계가 멈춤

환자의 사망 시각에 유리창이 깨진다든지, 근처에 있는 새들이 운다든지 하는 소란이 일어났다는 보고도 있다.[13]

마지막 소원으로서의 임종 현상은 환자가 못다 이룬 일이라든지, 가족 간의 문제를 해결하기 위한 것이다. 혼란스러운 의식 상태에 있던 환자들이 잠시 정신을 차리고 가족들에게 마지막 인사를 하기도 하는데, 특히 알츠하이머를 앓던 환자들 중에서 그런 사례가 많다.[14]

나는 18년 전 할머니가 집에서 할아버지를 간병하시는 것을 도와드렸다. 임종을 앞두고 할아버지는 현관을 가리키며 "저기 좀 봐봐. 오셨어" 하고 속삭이듯 말하곤 하셨다. 할머니는 할아버지가 이런 말을 하는 것을 좋아하지 않아서 그럴 때마다 방을 나가버리곤 하셨다. 누가 오셨느냐고 물었더니 할아버지는 돌아가신 장인어른이 오셨다고 했다. 나는 당시에는 임종 환상에 대해 들은 바도 없고 해서 더 이상 관심을 갖지 않았다.

다음 이야기는 한 호스피스 간호사가 들려주었다.

몇 주 전 야간 근무 중 임종을 앞둔 한 할머니를 간병하였습니다. 그날은 의식이 없으셨지만 편안해 보였습니다. 닷새째 임종을 앞두고 계셨는데, 가족들이 잠도 자지 않고 할머니 곁을 지켰습니다. 그날 저녁, 할머니의 사위와 이야기를 하게 되었는데, 사위가 제게 이런 이야기를 해주었습니다. 일주일 전 할머니가 천장을 뚫어져라 바라보시더니 당신의 돌아가신 남편과 오빠가 술집에 앉아있는 것이 보인다고 하시더랍니다. 두 사람이 술잔을 든 손을 흔들면서 할머니를 불렀지만, 할머니는 아직 준비가 되지 않았다고 말했습니다. 비슷한 시기에 이런 일도 있었습니다. 할머니가 문 옆의 커튼 쪽을 바라보면서 누군가의 이름을 불렀습니다. 마침 한 방에 있던 할머니의 매제는 자기를 부른 줄 알고 대답을 했습니다. 하지만 할머니는 매제가 아니라 매제와 이름이 같은 오빠를 부른 것이라고 했습니다. 할머니는 자신의 오빠가 커튼 옆에 서있다고 했습니다.

지난 여름에는 60대 초반의 남자 환자를 간병한 적이 있습니다. 이야기를 하다보니 환자와 부인이 강신론 교회를 다닌 것을 알게 되었습니다. 환자는 점차 상태가 악화되더니 사람들이 자신의 침대 옆으로 찾아오는 환상을 보기 시작했습니다. 이것 외에 아편유사제 과다 복용의 징후는 전혀 보이지 않았지만, 의료진은 이것을 환각 증상으로 보고 모르핀 투여량을 줄이기로 했습니다. 어느 날 아침 환자를 목욕시키던 중 종교에 대한 이야기를 나누었습니다. 그는 자신의 아버지가 죽은 사람들과 대화할 수 있었고, 자신에게도 예전에는 그런 능력이 있었지만 점점 사라졌다고 했습니다. 그리고 몇 년째 강신론 교회도 안 나간다고 했습니다. 침대에 누군가가 찾아오는 것에 대해 물어보니 예전에 죽은 사람들과 대화를 나눌 때 겪었던 일과 같은 경험이라고 했습니다. 그들이 무섭지는 않았고, 이제 자신의 삶이 얼마 남지 않았다는 신호로 보았습니다. 누군가가 자신의 이야기를 듣고 또 그것이 약물에 의한 환상이 아니라고 생각하는 사람이 있어서 다행으로 여기는 듯 보였습니다.

병을 앓던 탐신이라는 14살 소녀가 임종을 앞두고 있었다. 탐신의 어머니가 다음과 같이 썼다.

하루는 탐신이 '죽어갈 때 어떤 느낌이 드는지' 말해주었습니다(실제로 떠나기 몇 주 전이었습니다). 돌아가신 할머니가 천국을 보여주셨는데, 너무 아름다웠고 자기도 그곳에서 행복했다고 했습니다. 천국에는 아주 깊은 우물이 있었는데, 그 위에 앉아서 지구에 있는 가족들과 대화할 수 있다고 했습니다. 탐신은 이 장면을 그려서 보여줬는데, 아프리카의 느낌이 나는 그림이었습니다.

한번은 삶의 끈을 놓고 자신이 아름답고 행복하다고 생각했던 곳으로 가려고 한 적도 있다고 합니다. 그러나 밝은 빛을 향해 들어가려다, 다시 돌아왔다고 했습니다. 이 환상을 병원에 있을 때 본 탐신은 병원에서 죽기 싫다며 집으로 돌아오고 싶어했습니다.

죽음이 임할 때 찾아오는 빛

어떤 사람들은 죽어가는 사람 주변에서 빛이나 안개를 보기도 한다. 다음 이야기는 헤이젤 콘웰이 들려준 이야기로, 그중 할머니의 사례는 소책자로 발행되기도 하였다.[15]

우리 아버지는 1934년 암으로 돌아가셨는데, 그때 놀라운 일이 있었다. 나는 아버지를 보기 위해 어머니와 함께 풀햄의 오래된 병원을 찾아갔다. 그 병원에서는 아주 큰 침대를 사용했는데, 아버지가 누워 계시던 침대 위쪽으로 작은 창이 하나 나있었다. 나는 그 일이 기적이었다고 항상 생각한다. 우리가 갔을 때 아버지의 얼굴은 고통으로 심하게 일그러져있었다. 그런데 어느 순간 아버지의 가슴에서 빛이 생기더니 머리를 지나 창문으로 올라가는 것이 보였다. 아버지를 바라보니 일그러졌던 주름살이 모두 펴지고 정말 아름다운 얼굴을 하고 계셨다. 그날 집으로 돌아온 내가 어머니에게 "아까 아버지에게 이상한 일이 있었어"라며 그다음 이야기를 이어가려는 순간 어머니가 말했다. "네가 무슨 이야기 할지 알아. 나도 봤거든."

헤이젤은 또 이렇게 썼다.

우리 할머니는 이런 이야기를 많이 알고 계셨다. 한번은 이런 이야기를 들려주셨다. 할머니가 가족 중 한 분이 돌아가시는 것을 곁에서 지켜보았다고 하셨는데, 아마 할머니의 어머니였던 것 같다. 아주 병이 깊었고 임종이 가까워졌는데, 할머니의 어머니가 갑자기 노래를 부르기 시작하셨다. 웬 노래냐고 물었더니, 천사들이 침대 곁에 찾아와서 같이 노래를 불렀다고 말씀하셨다고 한다.

죽음에 대한 예감

한 여성이 다음과 같이 썼다.

1966년에 있었던 일입니다. 평소처럼 그날도 개를 산책시키는 길에 할머니를 뵈러 갔습니다. 그날 아침 할머니는 기분이 매우 안 좋으셨는데, 전날 밤에 있었던 일 때문이라고 하셨습니다. 할머니는 꿈인 것도 같았지만 꿈은 아니었다고 했습니다.

그곳에는 다리가 있었고, 다리 건너편에 '아빠'가 있었다고 했습니다. 할머니는 할아버지를 '아빠'라고 불렀습니다. 할아버지는 1950년대에 돌아가셨습니다. 할머니가 할아버지에게로 가려고 다리를 건너기 시작하자 할아버지가 손을 들어 올리며 "아니, 당신은 아니야. 돌아가"라고 말했다고 합니다. 할머니는 이것을 신경 쓰셨지만, 나는 대수롭지 않은 듯 말했습니다. "몸이 좀 안 좋으신가 보지요, 뭐."

그러나 그날 저녁에 더 심각한 일이 생겼습니다. 우리 어머니는 당시 61세로 건강도 좋으신 편이었는데, 마침 그날 시내에 이모를 만나러 갔다 온 뒤 심각한 뇌출혈로 쓰러졌습니다. 의식을 잃은 어머니는 새벽 3시쯤 두 번의 뇌출혈을 더 일으킨 후 돌아가시고 말았습니다. 할머니는 간밤에 할아버지가 불렀던 사람이 우리 어머니였다고 했습니다. 할머니는 그때 86세셨지만 건강도 아주 좋으셨고, 쓸데없는 소리를 하시는 분도 아니었습니다. 분명 뭔가 있다고 저는 믿고 있습니다. 어쨌거나 우리 할머니는 97세까지 장수하셨습니다.

위에서 소개되었던 탐신의 동생도 죽은 탐신을 보았다고 주장했다. 탐신의 어머니는 이렇게 설명했다.

당시 막내딸은 11살이었는데, 텔레비전 옆에 앉아서 저와 수다를 떨고 있었습니다. 그런데 갑자기 깜짝 놀란 얼굴로 말을 멈췄습니다. 거실 문밖 서재에 누가 있는 것이 보인다고 했습니다. 하지만 곧 웃으며, "아, 탐신 언니야. 애완쥐 우리로 날아가고 있어"라고 말했습니다. 딸은 '마치 우주를 떠다니듯' 탐신이 날아갔다고 설명했습니다. 탐신의 모습이 순간적으로 보였다가 사라진 것이었습니다.

무엇을 보았는지 자세히 알려달라고 하자 탐신은 흐릿한 모습으로 둥둥 떠있었다고 했습니다. 긴 연분홍색 드레스를 입고 있었는데, 원래보다 더 커 보였다고 했습니다. 30분 후 욕실에 있던 남편이 방으로 들어왔습니다. 그리고 우리에게 탐신이 기르던 애완쥐가 우리 안에서 죽은 것을 보았느냐고 물었습니다. 쥐가 아프긴 했지만 그날 아침까지는 살아있었는데 말입니다. 두 사건을 놓고 보니 탐신은 자신이 키우던 쥐가 죽자 그 영혼을 데려가려고 왔던 것 같았습니다. 이상한 말이라는 것은 알고 있습니다. 하지만 그때 딸의 얼굴을 본 저는, 언니를 봤다는 아이의 말을 믿을 수밖에 없습니다.

다른 사례다.

10년쯤 전의 일입니다. 나는 버지니아에 사는 한 친구 집에 머물고 있었습니다. 한밤중에 잠에서 깼는데, 내 방에 할머니가 계셨습니다. 할머니와는 생일 같은 날 카드를 주고받기만 했을 뿐 몇 년간 만나지 못했습니다.

할머니는 당시 80살이 넘으셨습니다. 하지만 그때 제 앞에 나타난 모습은 나이를 가늠할 수 없었고, 밝은 빛에 둘러싸여 있었습니다. 나를 보고 웃으시더니 두 팔을 벌리셨습니다. 그리고 '다 좋다'고 말하는 텔레파시가 전해졌습니다. 나는 너무 놀라 한참을 깨어있었습니다. 다음 날 나는 친구에게 할머니가 돌아가신 것 같다고 말했습니다. 그리고 플로리다에 있는 집에 돌아가서 가족들에게 이 이야기를 했습니다. 같은 날, 영국에 사는 사촌으로부터 할머니가 돌아가셨다는 연락을 받았습니다. 정말 놀라웠고 상상도 할 수 없는 일이었습니다. 이 일로 미래에 대한 자신감을 아주 많이 얻었습니다. 얼마간 유산을 받긴 했지만 할머니가 제게 남긴 진정한 유산은 텔레파시로 전하신 말씀입니다.

신문에 실린 나의 글을 보고 39세의 동화작가 셸리 파커가 연락을 했다. 셸리는 특이하게도 어릴 때부터 예감의 능력이 있었고, 최근에는 임사체험까지 했는데, 사람들이 자기 말을 믿지 않고 이상하게 생각할까봐 아무에게도 털어놓지 못했다고 했다. 셸리는 버킷림프종 진단을 받고 항암치료를 받은 적이 있는데, 그때 특정 항암치료를 받은 후 사망상태로 임사체험을 하였다. 셸리는 또한 19살 때 직감적 계시를 받았으며, 그때 자신이 30대 중반에 암에 걸릴 것이라는 사실을 알게 되었다.

19살 때 꿈을 꾸었는데, 내가 30대 중반에 암에 걸린다는 내용이었다. 꿈속에서 보았던 젊은 레지던트 의사는 실제로 항암치료를 받으러 갔을 때 나를 담당한 레지던트였다. 꿈속에서 이 레지던트가 내 오른쪽 손목에서 피를 뽑는 장면이 있었는데(나는 실제로 이런 시술을 한다는 사실을 전혀 모르고 있었다), 실제 상황에서도 같은 레지던트가 꿈에서 본 그대로 했다. 동맥에서 산소화된 혈액을 뽑아서 혈액 중에 있는 산소량을 측정하는 것이었는데, 20년 전에 꿈에서 본 것과 똑같이 내 오른쪽 손목에서 피를 뽑았다.

30대에 암에 걸릴 것이라고 생각했던 이유는 레지던트의 나이 때문이었다. 꿈에서 레지던트의 나이는 대략 23세 정도로 보였고, 그렇다면 내가 35살 때쯤 암에 걸릴 거라고 생각했다. 실제로 나중에 물어보니 그의 나이는 25세였고, 내가 암에 걸린 것도 37세였으니 정확히 2년의 오차가 있었을 뿐이었다. 어떻게 알았는지는 모르지만 어쨌든 꿈을 꾸고 나는 내가 암에 걸린다는 것도, 확실히 나을 것이라는 것도 알았다. 이 때문에 실제로 암 판정을 받고도 감당하기가 쉬웠다. 처음 내가 암에 걸린 것을 알았을 때, 의사에게 내가 죽게 되냐고 묻자 머릿속에서 누군가가 '아니!' 하고 외치는 소리가 들렸던 것도 나에게 확신을 주었다.

다음은 셸리가 배우자의 죽음을 극복한 이야기다. 어려운 상황을 꿋꿋하게 이겨낸 셸리의 사례는, 이와 같은 초자연적인 경험이 우리의 삶에 얼마나 강력한 영향력을 미칠 수 있는지를 여실히 보여준다.

스티븐과 24년을 같이 살았다. 우리는 소꿉친구였다. 처음 만났을 때 나는 우리가 오랫동안 함께할 수는 없다는 것을 예감했다. 사고 일주일 전에는 내가 항암치료 때문에 폐렴에 걸려 몹시 아팠다. 폐렴은 곧 나았지만 '죽음'이 감지되었다. 나는 그것이 나의 죽음일 것이라고 생각해서 내 물건들을 정리하기 시작했다. 그런데 다음 날 그것이 움직이기 시작했다. 죽음의 감은 스티븐에게로 옮겨갔고, 무시하려 했지만 떠나지 않았다.

사고 하루 전에는 꿈을 꾸었다. 아름다운 집이 보였는데, 나는 현관에서 오른쪽의 방에 걸어 들어갔다. 그 방은 우리 동네 교회의 예배당이었다. 스티븐은 내 곁에 서 있었지만 꿈을 꾸고 있는 것처럼 내 내 아무것도 하지 않았다. 제단 왼쪽에 하나님이 계셨는데(미친 소리처럼 들리겠지만 사실이다), 내가 아주 어렸을 때 상상했던 모습 그대로였다. 즉, 목 부분까지는 사람인데 머리는 회색과 은색으로 갈겨쓴 낙서가 뒤죽박죽 뭉친 모습이었다. 하나님은, 이미 내가 알고 있었듯이, 스티븐이 나보다 먼저 죽을 것이며, 지금이 그때라고 하셨다. 나는 안 된다고, 내가 대신 가면 안 되냐고 했다. 내가 암에도 걸렸으니 그게 더 말이 되지 않느냐고 따졌다. 하나님은 안 된다시며, 내가 여기서 해야 할 일이 더 있다고 아주 엄하게 말씀하셨다. 하나님은 나에게 매우 실망하신 듯했다. 지금 생각하면 왜 그런 표정이셨는지 알 것 같다.

하나님은 스티븐이 무엇을 하느냐에 따라 내일이나 모레 죽을 것이라고 말씀하셨다. 이런 꿈을 꿀 때마다 그랬듯이 하나님은 시간이 빨리 흐를 거라고, 스티븐이 사후세계에 가는 것을 나도 알고 있으니 괜찮다고 하셨다. 방 뒤편으로 문이 열리자 아름답고 푸른 하늘이 반사되어 보였다. 그러자 나도 기분이 좀 나아져서 스티븐을 보내는 것을 받아들였다. 우리가 곧 만나게 될 것이고, 그때까지 스티븐은 늘 내 곁에 있으리라는 것을 알았기 때문이었다. 스티븐에게 곧 죽을 것이라는 사실을 말하면 안 된다고 생각했고, 그래서 아무 말도 하지 않았다. 혹시 내가 스티븐에게 말했더라면 살릴 수 있었을까 생각도 해보지만 그렇진 않았을 것이다.

스티븐이 어떻게 죽을지도 알게 되었다. 속도감이 느껴졌고 바닥으로 떨어지는 것 같았다. 그런 것까지 알게 되어 불쾌한 기분이 들었다. 나는 어차피 그가 헬리콥터 추락사고로 죽을 것임을 이미 알고 있었기 때문이다. 만약 그게 아니었다면 자동차 사고였을 테지만, 어쨌든 죽기는 했을 것이다. 이 부분이 '자유의지'라는 것이 개입하는 부분이라고 생각한다. 다음 날 아침 스티븐을 봤을 때 그를 보내기가 너무나 힘들었다. 그가 집을 나간 뒤 나는 스티븐이 나하고 병원에 갈 때 들었던 비닐봉지를 붙잡았다(그 주말에 나는 집에 있었다). 스티븐의 몸이 닿았던 무언가를 만지고 싶었다. 스티븐은 그날 정오에 죽었다.

이 이야기를 믿기 힘들지도 모른다. 모두 다 사실이고, 설명할 수는 없지만 그날 꾼 꿈에서 나는 이겨 낼 힘을 얻었다. 삶에 큰일이 있을 때 미리 준비하게 하는 데에는 이유가 있을 것이다. 내 말을 믿어주기 바란다. 말했지만 나는 책을 낸 동화작가이고, 내가 사후세계에 대해 거짓말을 하고 싶었다면 이것보다 훨씬 더 재미있는 이야기를 꾸몄을 수도 있다. 이런 경험을 통해 사람들이 죽음을 이해하고, 사후세계가 존재한다는 것을 믿기를 바란다. 나는 분명 보았기 때문에 확신한다. 개인적으로 나는 누구나 이런 경험을 할 수 있다고 생각하는데, 나 같은 경우는 죽음에 너무 가까이 갔기 때문에 더 생생하고 예언적인 경험을 하는 것이 아닌가 생각한다. 다시 말하지만 만약 꿈을 꾸지 않았더라면 나는 지금 살아있지 않을 것이다. 그의 죽음을 미리 준비하고 내가 곧 그를 다시 만날 것이라는 약속을 받지 않았더라면, 나는 절대로 스티븐 없이 살 수 없었을 것이다.

좀 더 이야기를 나누다보니 셸리는 전에도 비슷한 일을 겪은 적이 있었다고 한다.

10여 년 전 어느 날, 한 아이에 대한 꿈을 꾼 적이 있다. 내가 아는 사람의 딸이었는데, 그때 3살쯤 되었을 것이다. 사랑스럽고 예쁘고 잘 웃는 아이였으며, 튼튼하고 건강했다. 잘 아는 사이는 아니었지만 몇 번인가 본 적은 있었다. 다섯 달 정도 미국에 가 있다가 돌아온 후 이런 생생한 꿈을 꾸었다. 꿈에서 나는 영국 웨일스 북쪽 발라Bala에 있었는데(마음으로 그곳이 천국의 외곽이란 것을 알았다), 길을 따라 걷다보니 내 앞에 그 아이가 이모와 함께 있는 것이 보였다. 나는 아이의 이모를 실제로는 물론이고 사진으로도 본 적이 없어서 내가 꿈에서 본 모습이 얼마나 정확한지는 모르겠다. 하지만 아이의 이모가 이미 20년 전에 죽었다는 것만은 분명히 알았다. 나는 내 뒤로 그저 빈 공간만 있다는 것을 '알았기' 때문에 뒤를 돌아보지 않았다. 이모는 그 아이를 천국으로 데려가기 위해 왔다고 말했다. 아이는 분홍색 옷을 입고 분홍색 물통과 삽을 들고 있었는데, 볼에는 반짝이는 화장을 하고 있었다. 아이는 천국에 간다는 것이 너무 신나고 행복해 보였으며 빨리 가고 싶어 조급해하는 것 같았다. 꼬마는 들뜬 듯 춤을 추며 뛰어다녔다. 이모는 하루 종일 아이를 돌보느라 지쳤다고 말했다. 아이가 먼저 가고 이모는 뒤따라가야 했다. 나는 두 사람이 다 천국에 갈 땐 한 사람씩 들어가야 한다는 것을 알았다. 그들 뒤로 산이 있었는데, 흙냄새가 풍겨왔다. 진한 흙 내음이었다. 그리고 꿈이 끝났다.

다음 날 일어나니 마음이 불편했다. 아이의 아빠에게 전화를 걸어보려다 그만두었다. 그냥 꿈이겠거니 믿고 싶었다. 하루 종일 찜찜한 생각이 가시지 않았고, 아무리 노력해도 떨쳐지지가 않았다. 그 후 가족과 함께 저녁을 먹으러 나갔는데, 식당에서 시계를 보니 밤 10시 10분이었다. 바로 그때 불안했던 기분과 찜찜함이 갑자기 사라지면서 마음이 안정되는 것을 느꼈다. 다음 날 엄마가 전화를 통해 그 아이가 간밤에 갑자기 사망했다는 소식을 들었다. 의사들이 살리려고 한참이나 애를 썼지만 기어이 죽고 말았는데, 그 시간이 10시 10분이었다고 한다.

죽음의 공유 혹은 공감

죽음을 공유하거나 공감하는 현상은 비교적 보고된 바가 드물다.[16] 루이사가 임종하는 남편 옆에서 이러한 경험을 했다.[17] 루이사라는 여성은 갑자기 자신이 육체에서 빠져나와서 남편 곁에 있음을 알게 되었다. 남편은 훨씬 더 젊어 보였고, 빛이 났다. 두 사람은 함께 어두운 터널을 향했지만, 빛으로 된 벽이 나타나서 루이사가 더 이상 가지 못하게 막았다. 남편은 잠시 고개를 돌려 아내를 보더니 빛을 향해 걸어갔다. 다시 육체로 돌아온 루이사는 자신이 죽은 남편의 손을 잡고 있는 것을 알았다. 남편의 죽음이 너무나 슬펐지만, 이 경험으로 인해 루이사는 슬픔을 이겨 낼 수 있었다. 다음 사례들에서도 이와 같은 이야기는 반복되었다.

나는 가족의 임종을 지키던 사람들이 죽음을 공유한 2건의 사례를 알고 있다. 그리고 어머니의 임종 시각에 몇백 킬로미터나 떨어진 곳에 사는 딸이 기쁨을 느낀 사례도 있었고, 자신의 환자가 사망하는 순간 특별한 경험을 한 의사도 있었다. 앞선 두 사례에서는 임종을 지키던 가족이 환상을 통해 '죽어가는 사람의 영혼이 떠나는 것'을 목격하였다. 이때 가족들은 어느 지점까지만 배웅할 수 있었고, 그다음에는 죽은 사람의 영혼이 혼자 빛을 향해 떠났는데, 그 순간은 사망 시간과 일치했다. 가족들은 사랑하는 사람이 평안한 곳에 갔다는 사실을 아는 것만으로도 기쁨과 희열과 행복을 느꼈다고 말했다.

죽음에 공감하는 사례는 매우 드물게 나타난다. 내 연구에 대한 신문 기사를 읽고 한 남성이 내게 연락을 해왔다. 다음은 내가 그 남성, 그의 딸과 각각 나눈 전화 통화 내용이다.

남편 : 말로 설명하기 힘든 이상한 일이었습니다. 정확히 무슨 일이 있었던 것인지도 모르겠어요. 정말 '신기한' 일이라고밖에는 달리 표현

할 길이 없습니다. 제 아내는 2004년에 세상을 떠났습니다. 그날 저는 아들딸과 24시간을 아내 곁에 있었습니다. 그날 저는 시간이 다되었다는 것을 알았습니다. 저와 아들은 아내의 손을 잡고 있었고, 딸은 아내의 이마에 손을 얹고 있었습니다.

딸이 이렇게 말했어요. "엄마가 사람들하고 같이 걸어가고 있어요. 아니, 멈췄어요. 되돌아오고 있어요. 아니, 사람들에게 가고 있어요…." 그런데 제 눈앞에 아주 밝은 빛이 나타나더니, 그 속에서 키가큰 한 사람이 걸어나왔습니다. 저는 이 광경을 내 아내의 눈으로 보는것 같았어요. 키 큰 사람이 아내를 환영하며 맞이하는 것처럼 두 팔을 앞으로 펼쳤습니다. 아내가 그를 향해 걸어갔습니다. 그 남자는 아내에게 환영 인사로 포옹을 하려는 듯 기다리고 있었습니다. 평화와사랑의 기운이 감돌았습니다. 아내의 죽음을 앞두고 너무나 큰 슬픔에 빠져있었는데, 이 일을 겪고 우리는 정말 기뻤습니다. 설명할 수는없지만요. 거기 있던 간호사들은 기뻐하고 행복해하는 우리를 이상한 사람들이라고 생각했을 것입니다. 우리에게는 너무나 슬펐어야 할사건이지만 아내가, 말하자면, 다른 어딘가로 갔다는 것을 알았기 때문에 우리는 웃을 수 있고 행복할 수 있었습니다. 오해하지는 마세요. 아내의 죽음이 너무나 슬펐지만 이 경험이 그 슬픔을 모조리 몰아내고 표현할 수 없는 기쁨과 환희로 바꿔놓고 말았습니다.

딸 : 아빠랑은 약간 다른 경험을 했어요. 아빠는 엄마의 눈으로 그것을 '보았다'고 했지만, 저는 잘 모르겠어요. 내가 그것을 보았는지, 아

니면 머릿속에 있는 그림이었는지 잘 모르겠어요. 엄마는 의식을 잃었고, 저는 손을 엄마의 이마에 올렸어요. 동생과 저는 엄마를 보내드릴 준비가 되어있었어요. 갑자기 엄마가 저 멀리 있는 길을 걸어가는 것이 보였습니다. 길의 한가운데 엄마가 있었던 거예요. 여름날 저녁처럼 보였고, 엄마의 머리가 태양처럼 보였어요. 엄마의 오른편에 다른 사람들의 형체가 보였습니다. 엄마의 눈은 계속 감겨있었어요. 아빠가 우는 소리가 들려서 주변을 돌아보니, 누군지는 모르겠지만 키가 큰 사람이 있었습니다. 엄마가 길에서 그 사람을 향해 걸어갔습니다. 엄마가 다가가자 그 사람은 따뜻한 환영의 인사로 엄마를 안았는데, 사랑이 가득한 분위기였습니다. 엄마가 호흡이 얕아지더니 마침내 숨을 거두는 순간 그 장면들은 사라졌습니다. 뭔지는 모르겠지만 그 장면을 아빠도 보았어요. 남동생은 아무것도 보지 못했다는데, 제게는 너무 선명했어요. 저는 마음이 평안했고, 엄마의 죽음을 받아들였습니다. 이 경험 때문에 저는 이제 죽음이 두렵지 않습니다.

다음은 어머니의 임종을 지킨 한 여성의 편지다.

선생님의 글을 잡지에서 읽었습니다. 저도 어머니가 돌아가시기 전에 이런 경험을 했습니다. 어머니는 돌아가시기 사흘 전 혼수상태에 빠졌습니다. 저는 어머니와 무척 가까운 사이였지요. 어머니가 혼수상태에 들어가면서 놀라운 일이 생겼습니다. 저는 침대 곁에 앉아서 어머니의 손을 제 뺨에 갖다 대고 있었고, 다른 가족들도 모두 모여있었습니다. 그런데 어머니가 제 바로 앞에서 천천히 걸어가는 모습이 보였습니다. 뒤를 돌아봤지요. 어머니 얼굴이 너무 행복하고 즐거워 보였습니다. 그리고 저에게 "이젠 돌아가, 네 차례가 아니야"라고 말했습니다. 어머니가 제 손을 놓자 저는 현실로 되돌아왔습니다. 어머니는 여전히 혼수상태에 빠져있었습니다. 저는 그런 일이 죽는 사람에게만 일어나는 줄 알았는데 왜 저에게 일어났는지 너무 혼란스러워서 영매에게 물어보았습니다. 영매는 제가 그런 일을 겪은 것을 기쁘게 생각해야 한다고, 어머니가 안전한 곳에 있다는 걸 저에게 보여주신 것이라고 했습니다. 선생님이 이 일을 설명해주실 수 있으면 감사하겠습니다.

2011년 9월, 나는 영국심리학회 자아초월 부문 연례 회의에서 발표를 했다. 조찬을 하면서 나의 연구 내용을 다른 참석자들과 나누던 중, 자아초월 심리학자인 하라 윌로우가 자신의 어머니가 사망하는 날 겪은 일을 언급했다. 다음이 그 내용이다.

20년 전 4월, 새벽 6시 45분에 나는 잠에서 갑자기 깨어났습니다. 그것만으로도 이상한 일이었습니다. 머지사이드의 바닷가 마을인 호이레이크에서 살다가, 두 달 전 웨일스의 해발 3천 미터 언덕으로 이사를 왔기 때문이었습니다. 해발 3천 미터에 사는 것이 그렇게 힘들 줄은 몰랐습니다. 바닷가에 살다가 산마루 농장에 적응하려니 나와 약혼자는 매일 녹초가 되었습니다. 우리는 산속 공기와 작은 농장을 운영하며 몸을 쓰는 일이 익숙해질 때까지 거의 1년 동안을 매일 12시간씩 잤습니다. 대략 8시나 9시에 잠자리에 들었고, 아침 8시 반 전에는 깨어본 적이 거의 없었습니다.

그날 아침, 정확히는 1991년 4월 27일이었는데, 평상시보다 훨씬 일찍 잠에서 깬 것이었습니다. 나는 일어나 시계를 보고, 자고 있는 약혼자와 창문 너머 너도밤나무 잎 사이로 비치는 햇살을 보며 상쾌한 기분을 느꼈습니다. 그리곤 행복한 감정이 커지다 못해 상상도 할 수 없을 만큼 깊은 평안함과 사랑과 편안함으로 번졌습니다. 나는 이 감정에 완전히 흡수되어 몰아의 지경에 이르게 되었습니다. 걱정할 것이 하나도 없다는 생각이 들었고, 예전에 느끼지 못한, 가장 깊고 순결하고 황홀하고 무조건적인 사랑에 휩싸이는 것 같았습니다. 기쁨이 온몸을 감싸고, 내 존재의 모든 세포에 스며드는 기분이었습니다. 나는 내가 과거에도 안전했고, 앞으로도 항상 안전할 것이며, 모든 일이 순조롭기 때문에 두려워할 어떠한 이유도 없습니다. 모든 것이 완벽하고, 앞으로도 항상 완벽할 것이라는 사실을 알았습니다. 우주의 모든 일이 계획대로 모습을 드러냈습니다. 삶과 우주 그리고 모든 것을 객관적으로, 선명한 관점으로, 내 자아 밖에서부터 바라볼 수 있었고, 바로 이런 관점이 진리라는 사실을 알았습니다. 생전 처음 하는 경험이었지만, 이 모든 것이 낯설지 않았습니다(하지만 이날 이후 깊고 깊은 명상을 하던 중에 그런 귀한 경험을 한 적이 몇 번 있습니다).

이 느낌은 점점 약해지더니 보통 때 행복을 느끼는 수준으로 잦아들었고, 방 안은 원래 모습으로 돌아왔습니다. 나는 웃음을 지으며 미래의 남편 품으로 파고들어 다시 잠을 청했습니다. 그날 아침 8시에 전화가 울렸습니다. 언니가 말하기를, 아침 6시 45분에 엄마가 급작스럽게 돌아가셨다고 했습니다.

몇 달 동안은 여전히 엄마를 잃은 슬픔에 잠겨 있었는데, 비로소 엄마의 죽음과 그날 아침의 놀라운 체험을 연결하여 생각하게 된 계기가 있었습니다. 당시 죽음과 임종, 전이 분야의 세계적 전문가였던 엘리자베스 쿠블러 로스의 강의를 정원에 앉아서 듣고 있었습니다. 강의 중 나와 비슷한 경험을 한 사람들의 이야기가 나왔습니다. 많은 사람들이 나와 같은 경험을 했다고 했습니다. 그들도 사랑하는 사람이 죽음을 맞이하는 순간에 순결한 사랑, 평화, 기쁨, 만족감 같은 다양한 감정을 느꼈다고 했습니다. 대체적으로 아주 가까운 사이, 예를 들면 부모와 자식 간이나 부부간에 어느 한쪽이 갑작스러운 죽음을 맞을 때 다른 곳에 있는 사람이 그런 감정을 경험했습니다. 강의를 들으면서 나는 목 놓아 울었고, 그러고 나자 엄마를 잃은 슬픔에서 조금은 풀려나는 마음속의 작은 움직임이 감지되었습니다. 그날 아침 내가 느꼈던 것, 두려워할 것도 걱정할 것도 전혀 없고 모든 것이 완벽하다는 느낌은, 바로 당신이 그런 곳에 계심을 엄마가 나에게 알려주신 것이었습니다. 엄마가 나에게 그것을 알게 해주셔서 얼마나 감동적이고 감사하던지, 내 슬픔의 치유가 바로 거기에서 시작되었습니다.

다른 임사체험자처럼 하라 윌로우도 위의 경험 뒤 삶이 변화되었다.

그날 이후 나는 죽음이 두렵지 않습니다. 그날 일어난 일과 또 이후에 겪은 여러 경험들을 통해서 죽은 뒤에도 우리 의식은 계속된다는 사실을 알게 되었습니다. 이 사실을 증명할 만한 경험들도 많이 했습니다. 한 예로, 나는 주위에 영혼들이 다가온 것을 느낌으로 알 때가 종종 있습니다. 엄마나 할머니의 영혼은 몇 번씩이나 저를 찾아왔습니다. 내 생일을 맞아 휴가차 미국에 갔을 때 거기에서 죽은 할머니를 만나기도 했습니다. 그리고 한 소녀의 죽은 쌍둥이 자매를 본 적도 있습니다. 그 영혼이 자기 엄마의 뒤를 쫓아가고 있는데, 어찌나 생생하던지 나는 살아있는 아이인 줄 알았습니다. 알고 보니 그 아이는 320킬로미터나 멀리 떨어져있었습니다. 아이의 엄마에게 이 이야기를 하자 쌍둥이 중 한 명이 태어나다가 죽었다고 했습니다. 그 영혼이 살아있는 쌍둥이 자매처럼 나이를 먹은 것입니다. 또 35년간 이웃으로 살았던 사람이 죽었는데, 그것을 알기도 전에 그가 장례식을 치르는 꿈을 꾸기도 했습니다.

나는 엄마가 돌아가시고 나서부터 규칙적으로 명상을 하고, 기도문을 외우고, 요가도 하고, 또 여러 가지 영적인 훈련도 열심히 하는 편입니다. 내가 존경하는 스승님 말씀으로는 내가 겪은 초자연적인 일들이 영적인 행위에 심취한 사람들에게 나타나는 싯디siddhi라는 현상이라고 합니다. 엄마가 돌아가시고 나서부터 본격적으로 이런 현상이 시작된 것을 보면, 그 경험이 영적으로 나를 더욱 깊어지게 한 것 같습니다. 그래서 그때부터 심오한 경험을 자주 하게 된 것이 아닌가 생각합니다.

지난 20년간 놀랍고 경이로운 일들이 많이 있었지만, 그중 가장 아름다운 '심령술적' 사건은 임신 중에 일어났습니다. 당시 임신 12주 정도였는데, 임신인 줄 안 지 얼마 되지 않을 때였습니다. 꿈에서 몹시 아름다운 남자아이의 얼굴을 보았습니다. 3~4살쯤 되어 보였고, 우리 엄마와 할아버지를 조금씩 닮은 듯한 얼굴이었습니다. 꼬마가 나에게 말했습니다. "엄마, 여기 우리 두 명이 있어요." 잠에서 깨자 꿈이 기억나서 깜짝 놀랐습니다. 아직 태어나지 않은 아들의 영혼과 나눈 실제 대화였다는 것을 알았기 때문입니다. 며칠 후 산부인과에 처음으로 검진을 받으러 갔을 때 쌍둥이를 가진 것 같다고 말했습니다. 초음파 검사를 해보니 쌍둥이였습니다. 두 아들은 지금 19살이 되었습니다. 나와 말을 한 아이는 크리스입니다. 크리스는 3~4살이 되자 내가 꿈에서 본 얼굴과 똑같아졌습니다. 우리 엄마와 할아버지를 닮은 얼굴이지요. 아들과 나는 아직도 함께 초자연적인 일을 겪곤 한답니다.

두 아들이 2살이 되었을 때 몰번에 있는 치유 대학에서 심령치료사 훈련을 시작했습니다. 그리고 내가 그 일에 자질이 있다는 것을 알게 되었습니다. 크리스도 타고난 심령술사로 천부적인 재능을 보이고 있습니다. 나는 엄마가 돌아가신 순간의 경험으로 근원적인 에너지를 받았습니다. 이 세상에서 사는 것도 즐겁지만, 그 순결하고 기쁘고 평화로운 곳에 완전히 빠져드는 날에 엄마와 다시 만나게 될 것이라고 믿고 기대합니다.

내가 진행하는 연구에 대해 전해 들은 많은 사람들이 자신의 경험을 이야기했다. 최근 한 의사와 대화를 나누었는데, 그도 다음과 같은 이야기를 들려주었다.

제가 근무하는 동네 병원에 암으로 죽어가던 여성 환자가 있었습니다. 그 환자의 집을 몇 달간 여러 차례 방문했기 때문에 환자와 그 남편을 잘 알았습니다. 어느 날 남편이 자기 아내가 9살 무렵에 그녀의 아버지랑 그리고 커다란 검은 개랑 찍은 아주 오래된 사진을 보여주었습니다.

환자가 임종하던 날 저도 함께 있었습니다. 임종하는 순간, 모든 것이 다 좋다는 느낌이 물밀 듯이 저에게 밀려왔습니다. 저는 환자의 아버지와 검은 개가 그 환자를 마중 나왔다는 것을 확실히 알 수 있었습니다. 설명할 수 없는, 정말 이상한 경험이었습니다. 18년간 의사 생활을 하면서 죽어가는 환자를 많이 보았지만, 그런 느낌을 준 환자는 그 이전에도 이후에도 없었습니다. 그분이 안전할 뿐만 아니라 아버지랑 어릴 적 애완견도 다시 만나 행복한 시간을 보내고 있다는 느낌이 들어 몹시 좋았습니다.

죽음에 근접하지 않은 사람들에게 이러한 현상이 나타난다는 사실은, 이 현상이 뇌 기능의 장애로 인한 것이 아님을 의미한다. 보다시피 이러한 현상이 삶에 미치는 영향력은 아주 지대하다. 하지만 현재의 과학적 이론으로는 이 현상을 설명할 수 없다.

최후의 의식 청명기:
알츠하이머 환자의 임종 현상

알츠하이머 환자들이 죽음에 임박했을 때 체험하는 현상도 흥미롭다. 새로운 연구 주제임에도, 알츠하이머 환자들이 죽기 전에 의식을 되찾는다는 보고서가 최근 발표되고 있다.[18]

마이클 남은 영어, 독일어로 쓰인 역사적 문헌을 통해 정신적 장애를 앓았던 인물들의 사례를 조사하였다.[19] 그는 치매를 비롯한 정신 질환을 앓았던 사람들이 죽기 직전에 잠시 정신을 되찾아서 주위 사람들을 놀라게 한 사례를 소개하였다.

나는 두 친구로부터 이에 관한 흥미로운 이야기를 들었다. 먼저 서섹스에 사는 라이온 화이트의 이야기다.

저희 어머니는 이름이 페기였고, 알츠하이머 말기로 접어들면서 일관된 대화가 불가능해졌습니다. 어머니는 입만 열면 횡설수설이었고, 한동안 병원 신세를 져야 했습니다. 한번은 병원에 가보니 어머니가 문에서 등을 돌리고 누워계셨습니다. 조용히 병실로 들어갔더니 어머니는 눈을 감고서 누군가와 대화를 나누고 계셨습니다. 들어보니 수년 전에 돌아가신 할아버지와 나누는 대화였습니다. 할아버지는 켄트에서 아주 사랑받는 경찰관이셨는데, 근무 중에 순직하셨습니다. 할아버지와 사이가 돈독했던 어머니는 당시 매우 큰 충격을 받았습니다. 어머니는 "알아요, 아빠. 나도 보비가 얼마나 나를 사랑하는지 알아요"라고 했습니다. 보비는 6개월 전 돌아가신 제 아버지의 이름입니다. 그때 어머니는 방 안에 누가 들어온 것을 눈치채셨던 모양입니다. 그리고 눈을 뜨더니 도무지 말이 안 통하던 전의 상태로 돌아가셨습니다.

제 추측인지는 몰라도 제가 보기에 어머니의 의식은 할아버지와 함께 다른 공간에 계시는 것 같았습니다. 어머니는 저만 함께라면 당신도 '가겠노라'고 종종 말씀하셨습니다. 어머니가 집에 간다고 할 때 그 집은 우리가 사는 건물을 뜻하는 것이 아니었습니다.

다음은 나의 친한 친구 아에샤 아마드 박사가 목격한 일이다.

아가사는 70세의 알츠하이머 환자였다. 알츠하이머 말기에는 자식들이 아이를 돌보듯 수년간 그를 돌봐야 했다. 아가사는 매일 예쁜 진주 목걸이로 치장을 하고 양로원을 돌아다니면서 양로원에서 일하는 사람들, 다른 노인들 할 것 없이 아무에게나 다가가 아이처럼 천진스럽게 수다를 떨었다. 그렇게 몇 년은 비교적 안정적인 건강 상태를 보였다. 그러다 마침내, 급작스럽게 악화되기 시작했다. 며칠 사이에 체중이 줄고 기운을 잃더니 임종이 가까워진 것이 분명해졌다.

아가사는 마지막으로 가족들의 손을 잡고 평안한 시간을 보냈다. 가끔 의식이 있으면 마지막으로 하고 싶은 말을 하려고 했다. 그러다 아가사는 '제인'이라는 이름을 부르기 시작했다. 아가사를 수년간 돌보았고 아가사가 이야기하는 모든 이름과 가족사에 익숙했던 간호사에게도 제인이라는 이름은 생소했다. 하지만 그 이름을 부르는 어감으로 봐서 아가사에게 의미 있는 이름이 분명했다.

아가사가 제인을 계속 부르자 가족들도 놀랐다. 가족들 모두 그 이름을 특별하게 생각하는 듯 보였다. 아가사의 딸이 나지막이 설명해 주었다. 제인은 아가사가 낳은 큰딸의 이름이었다. 안타깝게도 제인은 첫돌을 맞기 전 죽었는데, 어찌나 상심이 컸던지 아가사는 그 후 한 번도 그 이름을 입에 담지 않았다고 했다.

가족과 살던 집이 아닌 새로운 환경에서, 그리고 한때 네 자녀를 낳아 길렀을 만큼 건강했던 몸이 이제 기운을 잃고 죽어가는 상황에서, 아가사는 기억을 떠올려 큰딸의 출생과 죽음을 생각했다. 아가사는 제인을 그 방으로, 다른 형제자매 곁으로 부른 것이다. 아가사는 그렇게 한자리에 모두 모인 자식들을 처음 태어난 양 다시 바라보았다. 그리고 자식들의 사랑, 한시도 잊을 수 없었던 그 기억에 힘입어 아가사는 죽음 속으로 들어갈 수 있었다.

임종 시간에 대한 결정권

나는 오랜 세월 동안 간호사로 일하면서 다음과 같은 사실들을 확신하게 되었다. 환자들은 우리가 생각하는 것 이상으로 자신들의 임종 시간을 통제할 수 있다. 나와 동료들을 특히 안타깝게 했던 한 환자를 계기로 이 사실을 알게 되었다.

어느 일요일 아침, 젊은 여성 환자의 혈압이 떨어지며 연결되었던 심전도측정기에 불이 들어왔다. 진이라는 이름의 이 환자는 지난 10년간 만성질환으로 집에서 남편의 간호를 받다 일주일 전 중환자실에 입원했다. 그사이 우리는 환자 및 가족들과 가까운 사이가 되었는데, 그동안 집에서 치료를 잘 받았다는 사실에 모두 감탄하였다. 아내와 떨어져 지낸 적이 없던 남편은 집에서 혼자 보내는 시간을 힘들어했다. 그러다 아내가 어느 정도 안정을 찾자 남편은 주변의 조언대로 여행을 가기로 했다. 동네 교회에서 주관한 당일 여행으로, 자신의 어머니와 휴식 시간을 보내려는 것이었다. 여행 날 아침, 남편은 병원에 전화를 해서 아내의 상태를 확인하였다. 우리는 진이 잘 지내고 있고 상태도 안정적이니 걱정하지 말고 어머니와 좋은 시간을 보내라고 안심시켰다.

그런데 1시간 후 진의 혈압이 갑자기 떨어졌다. 응급조치를 취했지만 30분 후에는 매우 위험한 상태가 되어버렸다. 우리는 남편에게 전화를 걸어 갑작스럽게 악화된 상태를 전하고 곧바로 돌아오라고 했다. 병원으로 돌아오는 동안 남편은 30분 간격으로 전화를 했다. 그런데 전화기를 내려놓자마자 진의 심박동이 늦어지는가 싶더니 멈추고 말았다. 30분 후 남편은 초췌한 모습으로 병원에 들어왔다. 아내의 곁을 지키지 못한 자신을 탓하며 슬픔을 가누지 못했다. 지켜보는 우리도 안타까웠고, 그에게 여행을 가라고 부추긴 것이 후회스러웠다. 아내 곁에 있던 그는 다른 가족들과 함께 슬퍼하며 병원을 떠났다. 그때 우리가 어찌나 낙담했던지, 오후 근무를 교대하러 온 직원들도 안 좋은 일이 있었던 것을 눈치챌 정도였다.

환자를 돌보다 보면 이렇게 가족이 없을 때 사망하는 경우가 종종 있다. 그래서 이러한 상황을 전체적으로 바라보며, 가족이 지켜보지 않는 상황에서 환자들이 더 쉽게 죽음을 결정할 수 있었던 것은 아닐까 하는 생각이 들었다. 가족들의 사랑이 그들을 머물러 있게 했으나, 가족들과 떨어지니 환자들이 좀 더 쉽게 죽음을 결정하는 듯했다.

가족이 잠시 자리를 비운 사이에 환자가 사망하는 사례들도 수년간 목격했다. 80세였던 샘도 마지막 순간을 준비하고 있었다. 일주일 내내 가족들은 샘의 곁을 지켰다. 나는 가족들이 너무나 피곤해 보여서 매점에라도 가서 잠시 쉬고 오는 것이 어떻겠냐고 권했다. 그때가 오후 2시였고, 그들은 오전 8시부터 병실을 지키고 있었다. 그들은 나에게 고맙다며 자리를 떠났다. 내가 샘을 지켜보고 있었는데, 갑자기 심장박동이 느려졌다. 동료에게 환자를 맡겨두고 나는 매점에 달려가 가족을 찾았다. 우리가 다시 병실로 돌아왔을 때 이미 샘은 세상을 떠난 후였다. 가족들의 상심은 말할 수 없었다. 이런 일은 적잖게 벌어지며, 유사한 사례들이 발표되기도 한다.[20]

호스피스 겸 말기 환자 통증 완화 치료 전문가인 존 레마는 자신의 환자 중 70퍼센트 내지 80퍼센트가 사랑하는 가족이 자리를 비울 때까지 기다렸다가 사망한다고 발표하였다.[21] 또 레마는 가족들의 슬픔이 너무 컸던 탓에, 이미 사망이 확인된 환자가 평화롭고 사랑이 가득한 사후의 세계를 떠나 다시 삶으로 돌아오는 사례들도 목격했다고 덧붙였다.[22]

반대로 어떤 환자들은 관계가 소원했던 가족이 자신을 찾아올 때까지 기다리거나 결혼기념일이나 생일처럼 특정한 날을 기다렸다가 사망하기도 했다. 어떤 남성 환자가 혼수상태에 빠진 채로 예상 사망일을 며칠 넘긴 사례도 있었다. 이 환자는 보험의 효력이 발생하는 날짜에 맞추어 사망했으며, 결과적으로 그의 부인은 보험금을 지급받을 수 있었다.[23]

죽음 이후의 커뮤니케이션

사후 커뮤니케이션After-Death Communication, ADC은 종종 보고되는 현상이다.[24] 사랑하는 사람이 사망한 지 수일에서 수개월이 지났는데도 그를 다시 보았다거나, 혹은 그가 생전에 사용하던 향수 냄새를 맡았다고 증언하는 사람들이 이따금 있다. 때로는 실제같이 선명한 꿈을 꾸기도 한다. 이러한 경험은 사람들의 상실감을 해소해주며, 슬픔을 잘 이겨 내도록 도와주는 역할을 한다. 이런 현상에 대한 보고서가 1971년 의학 잡지에 수록된 적이 있지만,[25] 이제까지 주의 깊게 다뤄지지는 않았다.

최근 ADC를 유도하기 위한 기술들이 개발되었고,[26] 슬픔 치유 요법 차원에서 다양하게 응용되었다.[27] 정신의학자 앨런 보트킨이 정신적 충격 후 스트레스 장애를 겪는 환자들을 치료하던 중 일부 환자들이 사망한 사람을 만났다고 주장하는 것을 우연히 알게 되었다. 안구의 운동을 통해 기억을 재처리하는 기법Eye Movement Desensitization and Reprocessing, EMDR을 사용한 결과, 환자들은 사망한 가족을 다시 만나는 경험을 통해 정신적 안정을 완전히 되찾는 것으로 나타났다.

앞에서 할머니의 사례를 소개한 헤이젤 콘월은 다음과 같이 증언했다.

"할머니는 평온한 상태에서 돌아가셨단다"라고 엄마가 전화로 알려주었다. 2008년 7월, 할머니는 당시 95세셨고, 당신이 살 만큼 살았으니 이제는 떠날 준비가 되었다고 사람들에게 늘 말씀하셨는데, 한 달간 심하게 아프신 후 세상을 떠나셨다.

엄마의 전화를 받은 후 나는 혼자 있고 싶지 않아서 친구와 카페에 갔다. 할머니 소식을 듣고 심란하긴 했지만, 마음을 가라앉히고 조용히 앉아 잡지를 읽었다. 순간 내 오른쪽에 작은 기운의 덩어리가 느껴졌다. 바닥에서 30센티미터 정도의 높이였으며 크기는 자몽만 했다. 기운이 매우 강했는데(나는 기 치료사이면서 심령술사이기 때문에 에너지를 감지하는 일에 익숙하다), 점점 커지더니 어떤 지점에 다다르자 멈췄다. 그동안 나는 다른 데에는 신경을 쓸 수가 없었다. 그것은 사람의 기운이었지만, 사람의 형체는 없는 순수한 에너지 그 자체였다. 사랑과 기쁨이 엄습해오면서 순간적으로 그것이 할머니라는 것을 알았다. 마음속에서 할머니가 옆으로 재주를 넘는 것이 보였고, 행복한 얼굴로 나에게 이렇게 말하는 듯했다. '슬퍼하지 마라, 난 고향에 왔으니까!' 그 에너지는 잠시 머물더니 천천히 내 안으로 들어왔다. 그러자 내 손에서 에너지가 강하게 진동하더니 두 손이 거대하게 부풀어 오르는 느낌이 들었다. 사람들이 없는 곳으로 가야겠다는 생각에 카페의 화장실로 갔다. 할머니는 기 치료를 좋아해서 나를 볼 때마다 해달라고 하셨는데, 이것이 할머니의 존재를 알리는 무언의 확인 같았다.

얼마 동안 이 경험이 지속되었는지는 잘 모르겠다. 길게 느껴지긴 했지만, 아마도 몇 분 정도였을 것이다. 할머니는 사후세계를 강하게 믿는 분이셨고, 나는 이것이 할머니가 내게 작별인사를 하는 방식이었다고 믿는다. 너무나 아름다운 경험이었고, 절대로 잊지 못할 경험이었다. 할머니가 돌아가실 때 우리 엄마와 고모, 삼촌이 거기 계셨는데, 엄마는 할머니가 숨을 거두시기 직전에 방 안에 평안의 정적이 감돌았고, 먼저 돌아가신 할아버지가 그곳에 계신 것을 알 수 있었다고 했다….

탐신도 죽은 후에 가족들을 만난 것으로 보인다. 탐신의 아버지가 다음 글을 썼다.

탐신은 2008년 8월 8일 월요일 새벽에 세상을 떠났습니다. 수요일에 우리는 탐신이 잠든 성당을 다녀온 후 산책을 나갔습니다. 둘째 딸은 우리보다 뒤처져서 걷고 있었습니다. 그때 뒤에서 누군가가 달려오는 발걸음 소리가 들려서 아내는 둘째 딸인 줄 알고 뒤를 돌아보았습니다. 하지만 둘째 딸은 아직도 한참 뒤에서 어정거리고 있었습니다. 그 발걸음 소리는 탐신이 평소에 운동화를 신고서 달리던 그 소리였습니다. 하지만 뒤에는 아무도 보이지 않았습니다.

탐신의 어머니는 이렇게 썼다.

남편이 언젠가 개를 산책시키며 혼자 걸을 때 나무 사이로 예쁜 빛이 지나가면서 탐신의 웃음소리가 들렸다고 합니다. 남편은 사후세계에 대해 늘 회의적인 사람이었지만, 논리적으로 설명하진 못해도 그때 빛과 함께 탐신의 웃음소리를 들은 것 같았다고 말했어요.

배우자의 죽음을 예감했던 셸리의 이야기를 앞서 소개했다. 그가 죽은 지 얼마 지나지 않아 셸리가 다음과 같은 일을 전했다.

좀 긴 이야기다. 스티븐이 사고를 당하고 12일이 지났을 때다. 나는 스티븐과 문자를 자주 주고받았기 때문에 핸드폰을 항상 곁에 두고 있었다. 일요일 밤을 병원에서 보내고 있는데, 텔레비전에서 영화 〈더티댄싱〉이 방영되었다. 영화에 나오는 주인공들을 보고 있자니 슬픔이 사무쳐 감정을 주체할 수가 없었다. 암 병동에 있는 것이 다행이었다. 내 주위에 있던 여성 환자들은 대부분 나보다 나이가 많아서(귀도 잘 안 들리고) 누군가가 울어도 신경을 쓰지 않았다. 내가 우는 것을 보고 간호사들이 와보기는 했지만, 내가 괜찮다고 하자 다들 다른 환자들을 돌보느라 바빴다.

나는 "사랑해요" 하고 혼잣말로 되뇌었다. 흔히들 하는 표현으로 슬퍼서 죽겠다는 생각이 든 순간, 핸드폰이 세 번 진동을 울렸다. 한 번도 그런 적이 없었다. 진동 소리가 평소의 문자 알림 소리와는 달랐지만, 나는 잠시 슬픔을 잊고 전화기를 들어 문자나 전화가 왔는지 살펴보았다. 아무것도 없었다. 나는 다시 울며 "사랑해요"라고 고백했다. 내가 사랑한다고 말할 때마다 세 번씩 진동이 울렸다. 잠시 울음을 그쳤지만 다시 감정이 살아나 눈물이 흐르는 통에 한동안 그 사실을 깨닫지 못했다. 약 15분 정도를 그렇게 반복하고 나서야 무슨 일이 일어나고 있는지 깨달았다. 내가 사랑한다고 말할 때마다 전화기가 울렸다. 침대 옆 테이블에 전화기를 올려 두고 나는 대화를 하기 시작했다. 스티븐 당신이냐고 물을 필요도 없었다.

이렇게 하다보니 마음이 가라앉았고, 나중에는 지치고 피곤했다. 전화기에 대고 "이제는 졸려요, 당신도 그렇지요?" 하고 말했다. 마지막으로 한 번 더 사랑한다고 말했다. 그러자 전화기가 세 번 진동을 울리더니 잠잠해졌다. 이런 일은 다시는 일어나지 않았다. 퇴원 3주 후 스티븐의 동생과 이야기를 하던 중에 손에 쥐고 있던 전화기가 갑자기 고장이 났다. 하지만 아직도 그 전화기를 가지고 있다. 이와 관련해서 다른 이야기도 더 있지만, 그러려면 밤을 새워야 할 것 같다. 혹시 관심이 있으시면 다음 기회에 더 쓰겠다.

셸리는 위의 사건을 스티븐의 사촌에게 이야기했다.

희한한 일이다. 내가 스티븐의 사촌에게 이 '전화기 사건'을 이야기하자, 사촌도 자신의 이야기를 했다. 스티븐이 세상을 떠난 다음부터는 흡혈귀 소설에서 무서운 장면이 나올 때마다 침실 조명이 깜빡거린다고 했다. 이 말을 들으니 웃음이 났다. 내가 워낙 흡혈귀에 대한 공포가 심해서(슬픈 일이지만 사실이다! 그리고 이 사실을 아는 사람은 3명에 불과했는데, 이제는 선생님도 알게 되었으니 4명이지만, 스티븐의 가족 중에 이것을 아는 사람은 없었다) 스티븐이 늘 나를 놀리곤 했기 때문이었다. 그런데 사촌이 이런 소설을 읽을 때 불이 깜빡인다고 하니 참 신기했다. 사촌과 그 아들은 불이 깜빡거리면 "스티븐, 그만해!" 하고 소리친다고 했다. 사촌 가족이 그 집에 산 지가 10년이 넘었는데, 스티븐이 죽은 다음부터 그런 일이 생기기 시작했다고 한다. 스티븐의 생전에는 그의 사촌들을 만날 일이 거의 없었고, 최근에야 서로 인사를 한 사이라서 나는 듣기만 했다.

이 사촌과 그녀의 엄마(그러니까 스티븐의 고모)는 스티븐이 죽은 후 핸드폰에서 재생한 적 없는 노래가, 그것도 엉뚱한 순간에 흘러나온 적이 있다고 한다. 실제로 이와 비슷한 일이 지난주에 내 친구 아버지의 장례식 때 일어나기도 했다. 스티븐의 관이 교회 복도를 따라 들려나올 때였는데, 교회 밖에 서있던 고모의 핸드폰에서 갑자기 뱃노래가 흘러나와 몹시 당황했다고 한다. 나중에 이 노래를 다시 틀어보려고 했을 때는 찾을 수가 없었다. 노랫소리가 어찌나 크고 안 꺼지던지 사람들은 다행히도 그것이 장례식의 일부라고 여겼다! 그날 장례식의 주인공이 해군사관생도였기 때문에 다들 그것을 장례식의 한 수순으로 받아들인 것이다. 스티븐이라면 충분히 그런 장난을 칠 만한 사람이다. 그래서 지금은 다들 그것이 스티븐의 짓이라고 생각한다!

스티븐이 얼마나 웃긴 사람인지 아는 사촌네는 스티븐이 한 짓이라고 확신했다. 작년 스티븐의 아버지 생신날에는 이런 일도 있었다. 저녁 식사 도중 내 옆자리에 앉아있던 스티븐의 동생의 전화기에서 〈미스터 블루 스카이〉라는 노래가 흘러나왔다. 스티븐이 항상 좋아했던 노래였다. 정작 핸드폰으로 음악을 틀지 않은 동생은 깜짝 놀랐다. 그때도 스티븐이 그런 것이라고 믿었다. 스티븐에게 영감을 받아서 책을 쓰기도 했다. 나는 그 책을 스티븐에게 헌정했다. 그 책은 스티븐의 부모님의 책장에 꽂혀있다가도 바닥에 종종 떨어지는데, 스티븐이 죽기 전에는 한 번도 그런 적이 없었다고 한다.

이런 현상은 생각보다 훨씬 더 일반적인 듯하다. 임사체험 연구에 대해 나이지리아 출신의 동료 간호사와 이야기를 나누고 있을 때였다.

아, 나이지리아에서 제 아버지가 돌아가셨을 때도 비슷한 일이 있었는데, 참 신기하군요. 우리 큰언니는 당시에 북쪽으로 이사를 가서 살고 있었는데, 아버지가 돌아가시던 날 아버지가 큰언니 앞에 나타났습니다. 여행이라도 가시는 것처럼 말쑥하게 차려입고 계셨대요. 평소보다 더 젊고 건강해 보인 데다 밝은 빛에 둘러싸여서 언니에게 미소를 지었다고 합니다. 그때 언니는 아버지가 몸이 안 좋은 것도 모르고 있었습니다. 아버지가 나타난 그 시각이 바로 아버지가 돌아가신 시간이었어요. 어떻게 이런 일을 설명할 수 있을까요?

신문에 난 글을 보고 2006년 베브 뉴콤이라는 사람이 나에게 다음과 같은 메일을 보냈다.

지금 저는 48살입니다. 이 일은 제가 22살 때 겪은 것입니다. 우리 어머니는 대장암으로 몇 년째 고생을 하고 계셨습니다. 어머니는 죽은 다음에도 다른 세계가 있다는 것을 알려줄 방법이 있다면 꼭 나에게 잊지 않고 보여주겠다고 늘 약속하셨습니다. 어머니가 돌아가시고 일주일인가 지났을 때였습니다. 밤에 잠을 자려고 침대에 들어갔는데, 제가 여행을 떠나는 환상을 보았습니다(제발, 제가 꿈을 꿨다고 말하지 말아주십시오. 꿈을 꾼 것이 아니었습니다!).

길고 하얀 터널을 따라 내려가자 놀랍도록 밝고 따뜻한 빛이 있었습니다. 저는 그곳에서 세상에서 한 번도 경험하지 못한 평안을 느꼈습니다. 밝고 하얀 방에는 마치 마지막 만찬에 나올 것 같은 긴 식탁이 있었습니다. 식탁 끝에는 장밋빛 볼에 사랑스러운 금발을 한 엄마가 저를 보고 웃으며 서있었습니다(세상을 떠날 때와는 너무 다른 모습이었습니다). 정말 건강하고 행복해 보였습니다. 우리는 마음으로 대화를 나눴는데, 제가 한 말은 "엄마 괜찮아요?"였습니다.

엄마는 "그럼 괜찮고말고. 난 정말 잘 있고 행복하단다. 하지만 넌 지금 가야 해. 여기 있으면 안 돼"라고 말했습니다.

"엄마, 전 여기 있고 싶어요."

엄마는 "아니 안 된단다. 지금 가야 해"라고 말했고 그러면서 저는 점차 뒤로 당겨지더니 깨어났습니다.

이 일이 있고 얼마 지나지 않아서였습니다. 어느 날 밤, 저는 '무언가'에 의해 잠을 깼습니다. 천천히 눈을 떴을 때 제 여생을 완전히 바꿀 무언가를 봤습니다. 그것은 오늘날까지도 저를 흥분시키고 황홀하게 합니다.

제 눈앞에 아주 밝은 빛이 천장에서부터 비단 천의 폭포수처럼 쏟아져 내리고 있었습니다. 하지만 눈이 부시지는 않았습니다. 그 빛은 그것의 힘과 능력에 비하면 우리, 우리들, 인류는 모래알에 불과하다는 것을 말해주는 듯했습니다. 그 빛은 순간적으로 나타났다가 사라졌습니다. 왜 그런 것이 내 눈에 보였는지 이해할 수는 없었지만, 내가 앞으로 살아가는 데 필요한 힘을 저에게 주고 갔습니다(정말로 꼭 필요한 것이었습니다). 그 이후로 다시는 보지 못했지만, 저는 제가 보고 느낀 것이 무엇인지 압니다. 그 후로 가끔 영적 존재들을 보기는 하지만, 저는 절대 영매는 아닙니다.

이런 경험이 우연이거나 약물에 의한 것이 아님은 분명합니다. 저는 삶에 적극적이고 젊은 22살의 건강한 젊은이였습니다. 죽음에 대한 두려움이 있냐고요? 제 대답은 '아니오'입니다. 우리가 알고 상상하는 것보다 훨씬 더 큰 무언가가 삶의 저편에 있다는 것을 아니까요. 우리의 때가 오기 전까지는 그것이 무엇인지 모를 것입니다!

또 일반적인 현상 중 하나는 사망한 배우자를 다시 보는 것이다.[28] 실제로 돌아가신 내 할아버지도 할머니가 계신 침실에 나타나곤 하셨다. 할머니는 실제로 할아버지가 옆에 누워계신 것 같았다고 느끼셨는데, 그 일이 할아버지를 잃은 슬픔이 완전히 치유될 때까지 수년간 큰 위로가 되었다고 하셨다.

다른 예를 보자.

아내는 76세였던 2년 반 전에 세상을 떠났습니다. 나는 지금 78세입니다. 밤이 되면 아내가 나타나서 침대 옆에 앉거나 때로는 늘 자던 자리에 눕기도 합니다. 내가 자는 것도 아니고 눈을 뜨고 있는데 말입니다. 이런 일은 왜 일어나는 것이지요?

결론

사례를 통해 본 바와 같이 많은 이들이 임종을 앞두고 즐거운 경험을 한다. 임종 환자들의 말에 귀 기울임으로써 그들의 마지막 영적 필요를 만족시키고, 또 평화로운 죽음을 맞도록 도울 수 있다. 익숙지 않다고 환자가 경험하는 초인간적이고 영적인 현상을 모르는 체한다면, 환자는 힘들고 고통스럽게 임종을 맞을 수 있다. 임종 환자가 자신의 경험을 말하도록 하는 것이 중요하며, 간병인의 개인적 신념은 어찌 됐든 이러한 현상을 보편적인 것으로 인정하고 환자를 안심시켜주는 것이 좋다. 임종 전에 보는 환상은 치유하는 힘이 있으며,[29] 마음을 위로한다. 또 환자로 하여금 인생을 돌아보게 하며, 인생에 마지막 의미를 부여한다. 환상을 경험하는 환자들은 대부분 죽음을 평화롭게 받아들인다.[30] 몇 년 전 수많은 임종 환자를 봤었던 호스피스 간호사와 이야기를 나누었다. 그는 임사체험을 경험했던 환자들이 가장 평화롭게 죽었다고 했다.

경험이 적은 간호사들은 임종 환자를 돌보는 일을 종종 두려워한다. 임종 환자를 간호하는 일은 학교에서 배울 수도 없고 교과서로 배울 수도 없다. 물론 지식은 어느 정도 쌓을 수는 있지만, 실제로 죽어가는 환자를 직접 돌보기 전까지는 제대로 배운 것이 아니다. 그러므로 모든 의료계 종사자들이 근무 중에 접할 수 있는 상황에 대해 만반의 준비를 갖추는 것이 중요하다.

임종 환자가 환상을 보는 것은 일반적인 현상이다. 하지만 우리 사회는 그것에 대해 별로 이야기하지 않는다. 존재하지 않기 때문이 아니라 과거만큼 그것에 노출되지 않았기 때문이다. 과거에는 대부분 임종을 집에서 맞았고, 죽음은 가족과 친구, 이웃 모두가 한자리에 모이는 사회적 행사였다. 하지만 1880년대부터 환자는 의사를 찾아갔고, 수술 기술이 발달하기 시작했다. 1930년 즈음부터는 임종의 공간이 집에서 병원으로 옮겨졌다.[31] 그때부터 우리는 죽음으로부터 격리되었다. 죽음은 우리의 인생에서 그다지 준비되지 않는 부분이 되었다. 의술의 발달로 그 어느 때보다 많은 이들이 중환자실 치료를 받는다. 중환자실에서 사망하는 환자들은 대부분 다양한 종류의 의료 기기에 연결되어있거나 약물로 혼수상태에 빠져있기 때문에 환상을 볼 여지를 빼앗긴다. 일반 병실이나 호스피스 기관에서 사망하는 환자들도 가족들과 24시간 함께 있지 못하기 때문에 임종 환상이 있더라도 가족들은 보지 못하는 경우가 많다. 임종 환상이 더 이상 일어나지 않는 것이 아니라, 단지 예전만큼 우리가 그것을 보지 못하는 것이다.

6. 임사체험에 대한 생리학적·정신분석학적 해석

새로운 과학적 진실이 성취된 것은 반대편 진영에서 그것에 납득하고 동의하였기 때문이 아니라, 반대편 진영이 죽어 사라지고 지금의 진실에 익숙한 새로운 세대가 자랐기 때문이다.

– 막스 플랑크[1]

다음은 물질론적으로 임사체험을 설명하려고 했던 이론 중 잘 알려진 몇 가지를 간략하게 요약한 것이다. 이 외에도 수많은 이론들이 제기되었다. 예를 들면 뇌 안에 있는 NMDA 수용체 문제라거나, 신경생물학적 반응 때문이라는 것이다. 혹은 측두엽간질, 신경증, 정신분열증, 방어기제, 이인증, 다중인격장애, 출생에 대한 회고 등을 원인으로 보기도 한다. 하지만 여기서는 잘 알려진 내용들만 다루겠다. 이 가설들은 임사체험을 일으키는 요인을 논리적으로 설명하고자 시도하고 있다. 하지만 심층적으로 따져보면 임사체험의 다양한 측면을 충분하게 설명하지 못하는 것을 알 수 있다. 임사체험은 고도로 복합적이고 다원적인 현상이기 때문에 적절하게 설명하기가 매우 어렵다.

무산소증과 저산소증

임사체험의 물리적 원인으로 가장 흔하게 거론되는 것이 무산소증 혹은 저산소증이다. 무산소증은 뇌에 산소가 전혀 공급되지 않는 상태이고, 저산소증은 혈액 중 산소 농도가 감소된 상태다.

초기 연구 자료에 의하면 저산소증의 결과는 육체적·정신적 기능의 저하, 과민증상, 집중력 소실, 기억감퇴이다.[2] 죽음에 임박하여 나타나는 저산소증은 서서히 진행될 수 있는데, 이때는 몸이 점진적인 산소 감소량을 만회할 수 있다. 하지만 상황에 따라 저산소증이 갑작스럽게 진행되기도 한다. 예컨대, 호흡이 어려울 때는 육체가 저산소 증상을 일으키며 부족한 산소를 보충하려 하는 반면, 심장이 정지했을 때는 뇌로 들어가는 혈액의 흐름이 즉시 중단되는 것이다. 뇌로 혈액 공급이 중단되면 10초에서 20초 사이에 뇌는 의식을 잃고,[3] 5분에서 10분 이상 뇌에 혈액이 공급되지 않으면 뇌는 복구할 수 없는 손상을 입는다.[4]

저산소증이 진행되면 뇌가 서서히 혼란과 분열, 해체를 경험하며 의식을 잃는다. 나도 간호사로 일하면서 이러한 상황을 종종 목격하였다.

그러나 임사체험을 보고하는 사람들은 체험 중에 했던 생각을 구체적으로 전달한다. 생생하고 앞뒤가 맞으며 오히려 더 강화된 의식 상태를 증언한다. 그리고 경험에 대한 기억이 평생 간직할 정도로 각인된다. 이러한 일들은 저산소 혹은 무산소증의 피해를 입고 해체된 뇌가 감당할 수 없는 일들이다. 나는 간호사로서 수백 명의 의식 소실 환자를 간호한 적이 있는데(임사체험을 하지 않은 환자들), 이들은 서서히 의식을 회복하며 얼떨떨해하거나 어리둥절해하는 것을 관찰할 수 있다.

중력에 의한 의식상실G-LOC은 조종사가 고도의 원심가속도로 인해 경험하는 현상이다.[5] 즉, 조종사가 훈련 중에 심장이 전신에 혈액을 공급하지 못해서 의식을 잃는 것이다. 그때 조종사는 환상을 보거나 황홀해지면서 유체이탈 등 임사체험과 유사한 현상을 경험한다. 하지만 다른 점도 있다. 조종사들은 기억을 떠올리는 것을 어려워했고, 이야기 진술의 일관성이 없으며, 임사체험자와는 달리 체험 후 삶이 달라지는 경우가 전혀 없다. 임사체험자 중 조종사로서 고공 저산소증을 경험한 사람이 있었는데, 그에 의하면 두 경험은 완전히 달랐다고 했다.[6]

저산소증과 심폐소생술 중 투여된 약물이 환자로 하여금 터널이나 빛을 보게 한다는 주장도 있다.[7] 아드레날린 또는 아트로핀이 주입되면 동공이 확장되는데, 그 과정에서 터널과 밝은 빛을 본다는 주장이다.[8] 그러나 펜라이트를 눈에 비춰 본 사람이라면, 가장 먼저 나타나는 반응이 눈이 부셔서 눈을 감는 것임을 알 것이다. 임사체험 중에 체험자들이 본 빛은 눈이 부시지 않다. 조명이 어둑한 방에서는 동공이 확장되므로 갑자기 밝은 빛에 노출되면 눈은 감기게 된다. 만약 동공이 약물에 의해 확장되었다면 다시 빛에 반응하여 수축할 수는 없다. 체험자들이 "밝은 빛이었지만 눈은 부시지 않았다"고 증언할 수 없는 것이다. 또한 이 가설은 이러한 약물이 사용되지 않았거나 심폐 소생 처치가 이루어지지 않은 상황에서 발생하는 임사체험에 대해 설명하지 못한다. 그리고 모든 문화권에서 터널이 나타나는 것은 아니다. 특히 빛은 서구의 임사체험에서 주로 발견되는 상징적 요소라는 점도[9] 이 가설이 타당하지 않음을 입증한다. 만약 무산소증이 임사체험의 원인이라면, 심정지를 경험한 모든 환자가 임사체험을 해야 한다. 하지만 심정지 후 회생한 환자의 80퍼센트가 임사체험을 하지 않았다. 간호사로 일하는 동안 수없이 많은 무산소증 환자를 만났지만, 그중 임사체험을 한 사람은 거의 없다. 만약 산소 결핍이 임사체험의 원인이라면, 이러한 환자들 중 대부분이 임사체험을 했어야 했다.

과탄산혈증

미국의 정신의학자 찰스 메두나는 정신질환자 치료에 이산화탄소를 사용하는 실험을 했다.[10] 그는 혈액 중 이산화탄소의 농도가 높을 때 다음과 같은 현상이 나타나는 것을 처음으로 발견하였다. 즉, 유체이탈, 과거의 기억, 밝은 색깔, 황홀한 기분, 현실 같은 꿈, 기하학적 무늬, 뭔가를 발견한 듯한 기분 등을 경험하고, 일부는 두려움을 느끼기도 한다는 것이다. 이러한 현상들은 임사체험 요소와 유사한 것처럼 보인다. 하지만 메두나의 환자들은 정신학적 기능장애를 같이 보였고, 임사체험자와 같은 삶의 변화를 아무도 경험하지 않았다.

나 역시 과탄산혈증이 나타난 환자들을 종종 목격했다. 그러나 이들은 임사체험자들과는 달리 근육경련 증상이나 발작적으로 움직이는 증상을 보였다. 만약 과탄산혈증이 임사체험의 요인이라면, 임사체험은 훨씬 더 빈번하게 관찰되었어야 한다.

약물

　LSD, 실로시빈, DMT, 케타민, 대마초, 메스칼린과 같은 환각제나 기분 전환 약물을 흡입 또는 복용했을 때 희열, 쾌감, 환각 상태가 나타날 수 있다. 이러한 향정신성 약품의 영향으로 의식의 확장, 평온함, 우주적 통찰을 경험하기도 한다.[11] 하지만 일관된 구조를 갖춘 임사체험과는 달리 약물에 의한 경험은 일관성이 없다. 약물 경험으로 자신들의 삶이 바뀌었다고 주장하는 사람도 있다. 하지만, 임사체험자와는 달리 그러한 자신의 주장을 뒷받침할 만한 행동의 변화를 보여준 사례가 없다.[12]

　이러한 약품은 주로 기분을 바꾸기 위해 사용되므로 심리적 성향과 환경, 전후 맥락을 참고해야 한다. 여기서 성향이란 기분, 경험, 성격, 기대치 같은 개인의 특성이며, 환경은 주변의 분위기나 함께 있는 사람이 누구인가 하는 것이다. 전후 맥락은 그 경험이 일어났을 때의 앞뒤 사정이다. 즉, 감독자가 있었는지, 문제에서 도피하기 위한 것이었는지, 실험을 목적으로 했는지 등일 수 있다. 이러한 모든 요인들이 현상이 일어나는 데 영향을 미친다. 약물이 어떤 목적을 위해 사용되는 것과는 달리, 임사체험은 예상치 못한 순간에 불시에 일어나기 때문에 이 둘은 전혀 다른 맥락에서 발생한다. 두 경험 모두 특정한 의식의 상태에 도달하게 되는 것은 같지만, 그 경험이 일어나는 환경은 매우 다르다.

　임사체험과 케타민의 효과를 비교한 최근의 연구를 보면 비슷한 점이 많이 발견된다.[13] 케타민 사용자 역시 죽은 친척과 친구를 만나거나, 평화로움을 느끼고, 빛을 보며, 지나간 삶의 장면들을 보고, 다른 세계의 공간으로 들어가는 등 임사체험의 주요 요소들(그레이슨 임사체험 스케일[14] 기준)을 경험한다.

그러나 임사체험자들과 케타민 복용 집단 간의 차이점도 있다. 임사체험자 중 훨씬 많은 비율의 사람들이 죽은 친척과 종교적 존재, 특히 예수를 보았다고 증언했다. 케타민 복용 집단에서는 미지의 존재 혹은 빛의 존재가 거의 나타나지 않았다. 임사체험 집단에서는 훨씬 많은 사람들이 밝은 빛을 보았다고 했다. 하지만 케타민 복용 집단에서는 많은 사람들이 우주와의 일체감 또는 조화로움을 느꼈다고 했다. 장벽이나 돌아오지 못하는 경계선은 임사체험에서는 대부분 등장한 반면, 케타민 복용 집단에서는 거의 나타나지 않았다.

이 연구서의 저자인 오르넬라 코라자가 지적하듯이, 케타민을 복용할 때마다 임사체험과 같은 반응이 나타나지는 않는다. 케타민을 처음 복용했을 때 임사체험과 가장 유사한 경험을 하며, 사용량이 늘어날수록 그러한 현상은 감소했다. 물론 케타민 사용자들은 처음과 같은 현상이 나타날 것을 기대하고 계속 약품을 사용하였다.

종종 체내에서 자연적으로 발생하는 DMT가 임사체험을 일으킬 수 있다는 주장도 있었다.[15] 하지만 약물 실험을 한 결과 임사체험과는 다소 차이가 있는 것으로 나타났다. 예를 들면 많은 피실험자들이 외계인 같은 존재와 만난 것이다. 한 피실험자의 경험은 터널, 밝고 흔들리는 빛의 통로 같은 임사체험의 요소를 포함하였다. 그는 매우 넓은 터널 안에서 죠 단테의 영화 〈그렘린〉에 나오는 괴물처럼 날개와 꼬리가 달린 생명체를 만났다고 주장했다.[16] 이 체험이 임사체험과 비슷한 것은 사실이다. 하지만 피실험자가 앞서 베티 이디[17]나 대니온 브링클리[18] 등이 저술한 임사체험 관련 책들을 읽었으며, 책을 통해 유사한 이미지와 이야기를 접했다는 사실을 간과해서는 안 된다.

모르핀 같은 진통제 또는 마취제가 환각 증상을 유도한다는 것은 잘 알려진 사실이다. 하지만 약물에 의한 경험은 주관적이지만 객관적이기도 해서 겉으로도 분명히 드러난다. 나 역시 이러한 약물을 사용한 후 환각 증세를 보이는 환자들을 많이 보았는데, 그들은 대부분 부적절한 행동을 보였다. 즉 비이성적이거나 피해망상적인 행동을 하고, 억지로 링거를 뽑거나 침대 밖으로 뛰쳐나오려 하기도 했다. 의료진에게 공격성을 보이기도 했다. 반대로 임사체험은 대부분 환자가 무의식중에 또는 무반응 상태에 있을 때 일어난다.

마취로 인한 환각 증상이 완전히 소멸하는 데는 시간이 걸린다. 이런 경우 환자들은 수술 후에 몇 시간 동안 졸린 듯한 반응을 보인다. 내가 관찰한 바에 의하면 이들은 자신들의 행동을 전혀 기억하지 못하거나 거의 기억하지 못했다. 이 점 역시 자신들의 경험을 생생하게 기억하는 임사체험과는 완전히 상반된다. 또한 임사체험은 아무런 약물이 투여되지 않은 상태에서도 일어날 수 있는 것으로 보고되었다.

엔도르핀

우리의 몸이 스스로 만드는 아편제가 있다. 바로 엔도르핀이다. 엔도르핀의 기능은 고통을 줄이고 안정감과 쾌감을 유도하는 것이다. 그리고 육체가 스트레스를 받는 동안 생존할 수 있도록 돕는다. 엔도르핀은 임사체험과 동일한 조건에서 분비되는 것이 사실이고, 죽기 전 의식이 있던 개의 뇌와 체액에서도 엔도르핀이 분비되는 것이 확인된 바 있다.[19] 하지만 만약 엔도르핀이 죽음의 시점에서 분비된다면 모든 사람이 죽기 전 임사체험을 하는 것이 타당하다.

또한 장거리 육상 선수들에게서도 높은 수치의 엔도르핀이 검출되지만, 그들도 임사체험을 하지는 않는다.[20] 엔도르핀이 그다지 강력하지 않은 환각제라고 주장하는 사람도 있었다.[21] 엔도르핀의 효과가 최고 22시간까지 지속되는 데 반해,[22] 임사체험은 매우 짧은 시간 동안 일어난다. 또한 임사체험 경험자는 의식을 회복하자마자 다시 통증을 느꼈다.

엔도르핀이 분비되면 졸리고 꿈을 꾸는 듯한 상태가 된다.[23] 환자가 대발작을 일으킨 경우에도 엔도르핀의 분비가 일어나는데, 대부분 발작 후에는 나른하거나 피로해진다.[24] 이 두 경우 모두 임사체험의 초각성 상태와는 반대의 경우다.

신경생물학적 반응

임사체험을 신경생물학적인 반응으로 간주하고, 그 과정을 자세히 설명한 몇 가지 이론도 제기되었다.[25] 이러한 이론은 대부분 인간의 의식이 뇌에서 형성된다는 명제를 기반으로 한다. 하지만 의식이 어떻게 신경학적 구조로부터 유발되고, 어떻게 신경학적으로 처리되는지에 대해서는 아직 아무런 설명이 없다.[26] 의료계의 연구를 추가적으로 조합해볼 때, 신경계가 작동하는 결과물로 의식이 생성된다기보다는, 이미 존재하는 의식을 우리의 뇌 신경계가 중간에서 전달해준다고 보는 것이 더 그럴듯하다. 인간의 뇌가 임사체험과 밀접한 관련이 있기는 하지만, 흔히 물질주의자들이 주장하는 것처럼 뇌가 그것을 야기하는 주체는 아니라는 사실을 증명하려면 임사체험에 대한 더욱 많은 연구가 필요하다. 이러한 연구만으로도 인간의 의식을 이해하는 데 있어 근본적인 변혁이 이루어질 것이다.

유체이탈

나는 연구 과정에서 환자들의 유체이탈을 검증하기 위해 폴과 린다 배드햄이 고안한 방식을 사용하였다.[27] 임사체험의 유체이탈 검증법은 1960년대와 1970년대에 실시된 실험에서 유래하였다.[28] 피실험자는 유체이탈이 가능하다고 알려진 사람들이었으며, 자신의 육체를 떠나 키우던 애완동물이 있는 방 안으로 들어가게 되어있었다. 애완동물은 갑자기 이리저리 움직이며 마치 주인이 함께 있는 것처럼 행동하였다. 한 여인은 실험실의 침대 위에 누워서 침대 위 상자 안에 어떤 숫자가 들어있는지,[29] 매달린 상자 안에 무엇이 들어있는지 정확히 알아맞혔다.[30] 하지만 이것은 다시 이루어진 적이 없는 '몇 건의 실험'에 불과하다.

오토스코피 autoscopy와 휴토스코피 heautoscopy

오토스코피란 육체에 대한 자각을 유지한 채 또 다른 자신의 몸을 보는 현상이다.[31] 이때 정신은 육체와 동일시되어 남아있는데, 이는 의식이 육체를 떠나는 유체이탈과는 상반된 현상이다.[32] 휴토스코피는 정신과 육체에 대한 인식이 그대로인 상태에서 자신의 영혼을 바라보는 것이다.[33] 휴토스코피가 일어나는 동안 혼령과 일체가 되는 현상이 일어날 때도 있는데, 그럴 때는 자신이 동시에 두 장소에 있다고 인지한다. 혼령은 대부분 활발하게 움직이며, 얼굴이나 몸의 일부만이 투명하게 보인다. 반대로 임사체험에서의 유체이탈은 의식이 육체에서 완전히 떨어져 나오며, 육체를 이미지로 보는 것이 아니라 분리된 것으로 인식한다.

발작·간질을 동반한 유체이탈

유체이탈이 간질성 발작, 측두엽간질, 정신이상의 증상이라고 보고된 적도 있다.[34] 임사체험과 유사해보이는 사례들도 일부 있지만, 환자가 현실과 동떨어진 기이한 행동을 하는 사례도 있다. 간질성 발작의 증상은 오토스코피와 유사한데,[35] 임사체험자가 경험한 유체이탈은 육체를 떠나 자신이 존재함을 분명하고 정확하게 이해하는 것이 다른 점이다. 간질 환자들의 경험을 심층적으로 파고들면 부정확한 내용이 발견되기도 하고, 영화나 꿈속에 있는 것처럼 분리된 느낌을 받았다고 말하는 사람들도 있다.

뇌에 전기 자극이 가해질 때 발생하는 측두엽간질은, 분명한 하나의 집약된 경험인 임사체험과 달리 파편적이고 가변적이다.[36] 현상을 일으키는 자극제가 사라지면 체험자는 3~4분 안에 자신이 경험한 환각의 자세한 내용을 잊어버린다.[37] 측두엽간질 환자를 30년간 치료해온 로딘은 발작 중 임사체험과 유사한 경험을 한 환자를 한 번도 보지 못했다고 했다.[38] 발작 후 육체나 공간, 시간이 왜곡되는 느낌이나 데자뷔를 경험하기도 하지만, 이러한 현상은 전반적으로 매우 혼란스러운 양상을 보인다. 비정상적인 측두엽 뇌세포의 방전으로 일부 임사체험 요소들이 착란적이고 단편적인 형태로 나타나기도 한다.[39] 하지만 발작과 같은 파괴적인 활동을 일으키는 뇌가 짜임새가 잘 갖춰진 임사체험을 일으킬 가능성은 거의 없다. 임사체험은 삶을 향상시키는 결과를 가져오지만, 간질이나 정신질환에 의한 유사 경험은 그 반대의 결과를 가져온다.

유체이탈과 전기 충격

1980년대 캐나다의 신경과학자인 마이클 퍼싱어는 '전능한 헬멧'을 만들었다. 다양한 강도의 자기장이 헬멧 안에 교차하는 장치로, 이것을 머리에 쓴 피실험자는 신비스러운 체험을 하게 된다. 퍼싱어는 이 헬멧이 측두엽에 미세한 발작을 일으켜 유체이탈, 종교적·신비주의적 경험을 유도할 수 있다고 주장했다. 실험 결과, 자기장 전원이 켜지자 피실험자의

3분의 2가 누군가의 존재를 느꼈고, 흥미롭게도 피실험자의 3분의 1은 자기장 전원을 켜지 않았음에도 같은 현상을 겪었다고 증언했다.[40] 실험 결과 중 임사체험과 유사한 부분은 전혀 없었으며, 피실험자들은 비일 관적인 반응을 보였다.

위의 실험을 반복 재현하자 이전과 매우 다른 결과들이 나타났다. 그 중 피실험자 2명은 강한 영적 체험을 했다고 한다. 하지만 이들은 자기 장에 노출되지 않은 집단에 포함되었다. 이러한 퍼싱어의 결과에 대해 학자들은 심리적 자기암시가 영향을 미쳤던 것으로 결론지었다.[41]

뇌에 전기적인 자극을 가하는 실험에서 유체이탈과 유사한 현상이 나 타나기도 하였다.[42] 그러나 표면적인 유사성과는 달리, 임사체험과 전기 자극의 유체이탈은 심층적인 내용에서 큰 차이가 있다. 전기 자극을 받 고 유체이탈을 한 환자들은 그 경험이 자신들의 의식 위로 중첩된 것 같 았으며, 앞뒤가 연결되지 않고 혼란스러웠다고 표현했다.[43] 이 연구를 조사한 결과 이 현상이 유체이탈과 유사한 점은 있으나, 임사체험처럼 세부적이고 정교하지 않다는 점에서 큰 차이를 보였다.

2002년과 2004년에는 뇌의 각회角回에 전기적 자극을 가함으로써 유 체이탈을 일으킬 수 있다는 자료가 발표되었는데,[44] 이로써 유체이탈이 뇌에서 발생하는 현상이라는 주장에 힘이 실리게 되었다. 나는 이 자료 를 관심을 가지고 읽었다. 하지만 안타깝게도 이 연구는 의식이 뇌 작용 의 결과라는 선험적 인식에 기반하여, 유체이탈이 뇌에 의해 발생한다 고 주장하고 있었다. 연구에서는 6명의 신경질환 환자를 실험 대상으로 삼았는데, 이 중 4명은 간질성 발작을, 1명은 동맥성 고혈압을 앓았으며,

나머지 1명은 반측마비성 편두통 환자였다. 이 환자들은 모두 실험에 참가하여 신경 촬영과 뇌파검사를 받았다. 실험의 초점은 '유체이탈이나 오토스코피 반응의 유무'를 찾는 데 맞춰졌다.

그러나 환자들로부터 보고된 내용은 선명하고 명확한 현상이 나타나는 임사체험과는 매우 달랐다. 블랑케의 연구에 따르면 이들은 미지의 사람을 보고, 희미한 '몽환적'인 느낌을 받는다. 또 다리와 하반신만 보이고, 육체를 떠나지 않았는데도 두 곳에 동시에 존재한다고 느낀다. 신체의 움직임이 왜곡되고, 얼굴과 상반신만 보이고, 주변 장소에 대해 인식하지 못하기도 한다. 이러한 현상들은 임사체험에서 나타나는 유체이탈 현상과 일치하지는 않는다. 연구 대상자들의 반응에 대한 자세한 내용은 발표된 보고서를 참조하기 바란다.

한 체험자의 사례가 있다(7장에 소개된 10번 환자의 사례도 참조하라). 이 여성은 수술 중에 유체이탈을 경험하였다.

저는 어머니이며 할머니이기도 합니다. 약 8년 전 유체이탈을 경험하고 대학에 다니기 시작했습니다. 그리고 심리학 학사와 정신분석학 석사 학위를 받았습니다. 난독증이 있는 할머니치곤 대단하지요!

결론만 이야기하자면 몸에 이상이 생겨서 수술실에 들어갔습니다. 사립 병원이었는데, 수술이 오후 4시 반에서 5시 사이에 끝날 예정이었습니다. 우리 남편이 5시에 전화를 걸면 의사가 수술 결과를 알려주기로 했고요.

맨 처음 기억나는 것은 제가 아주 밝은 노란색 방에 말짱한 정신으로 누워있었던 것입니다. 노란색 타일이 벽에 붙어있었고 조명이 아주 밝다고 느꼈습니다. 여기가 병원이구나 하고 생각했습니다. 마음도 차분했고 몸도 아주 가뿐했습니다. 제 왼쪽 벽으로 시계가 보였는데, 6시 50분이었습니다. 이렇게 다 잘된 것도 모르고 초조해하고 있을 남편이 생각나서 미안해졌습니다. 아래를 보니 제 팔과 하반신이 보였습니다. 제 왼손에는 구멍이 두 개 있는 약물주입구가 꽂혀있었습니다. 제 뒤에 사람들이 있었는데, 보이지는 않았습니다. 오른쪽도 보려고 했지만, 그쪽은 통 볼 수가 없었습니다.

방 안에 뭔가 위급한 일이 있는 모양이었습니다. 그런데 저는 이상하게도 그런 것이 하나도 걱정되지 않았습니다. 그보다 저는 남편이 더 걱정되었습니다. 제 오른쪽 뒤편에 한 여성이 있었는데, 그녀가 의사에게 제 혈압이 떨어지고 있다고 알려주었습니다(의사는 초록색 가운을 입고 하얀 장화를 신고 있었습니다. 그리고 파란색 행주 같은 천 모자를 쓰고 턱에 마스크를 쓰고 있었지요. 하지만 저는 그의 얼굴을 알아볼 수 있었습니다). 그 여성은 같은 말을 간격을 두고 반복했습니다. 의사는 무척 흥분하고 화가 난 것처럼 보였는데, 전에는 한 번도 그런 모습을 본 적이 없었던 터라 좀 놀랐습니다. 제 오른쪽으로 하얀 가운을 입은 한 남자가 보였습니다. 생각해보니 아까 제 피검사를 했던 사람이었습니다. 의사가 그를 향해 소리를 질렀습니다. 이 남자는 손에 든 기록을 들여다보고 있었는데, 의사가 소리치는 통에 기분이 상한 듯했습니다. 의사가 그 남자에게 혈액을 몇 봉지 넣었냐고 물었고, 남자가 두 봉지라고 대답했어요. 그러자 의사는 호통을 쳤습니다. "아니야, 바닥에 떨어진 것만 해도 세 봉지야!"라고 했습니다. 의사는 제 왼쪽으로 왔다 갔다 하면서 굉장히 걱정스러운 얼굴을 했습니다. 평상복을 입은 다른 남자가 오른편으로 들어왔는데, 누군가 봤더니 마취과 의사였습니다. 의사는 다시 마취과 의사에게 화를 내며 뭐라도 좀 해보라고 요구했습니다. 마취과 의사는 고함 소리에 아랑곳하지 않고 내 뒤에 있는 여성에게 제 혈압이 얼마로 떨어졌냐고 차분하게 물었습니다. 그리고 다른 남자가 들고 있던 기록을 받아 가만히 들여다보더니, 기록을 돌려주고 침대 끝을 돌아 반대편으로 갔습니다. 마취과 의사는 제 왼손을 들어 올렸지만, 저를 아는 척하지는 않았습니다. 그는 약물투입구를 열더니 들고 있던 주사기를 그 안으로 집어넣었습니다.

온통 어두워졌습니다. 저는 제 몸으로 다시 들어갔고, 심한 통증이 느껴졌습니다. 나는 몸을 일으켜 의사에게 뭔가 말을 하려고 했지만, 사람들이 저를 잡아 누른 다음 제 목에 끼워진 '어떤 물건'을 꺼냈습니다. 토할 것 같았습니다. 그런데 저는 이렇게 말했습니다. "사람들한테 화풀이하는 거 아니에요." 더 하고 싶은 말이 많았지만 구토가 나서 입을 막았습니다. 시계를 올려다보니 정확히 좀 전에 봤던 그대로 6시 50분이었습니다. 그리고 오른쪽을 돌아보니 이제 방의 끝까지 다 보였습니다(침대랑 벽밖에 없었습니다). 내가 꿈을 꾸었나 생각도 해보았지만, 절대 꿈이 아니었습니다! 제가 있는 곳은 회복실이었는데, 어쩐 일인지 아까처럼 밝거나 노랗지는 않았습니다. 하지만 같은 방이었습니다. 의사는 안심했는지 제 볼에 키스를 하고, 쓰고 있던 모자와 마스크를 벗으면서 말했습니다. "이젠 퇴근해도 되겠지요?" 의사가 돌아서 나가는데 제가 내려다보니 하얀 장화를 신고 있었습니다!

　다음 날 의사가 저를 보러 와서 어젯밤 일 중 기억나는 것이 있냐고 물었습니다. 저는 제 혈압이 계속 떨어져서 다들 고생했던 것을 이야기해주었습니다. 의사의 입이 떡 벌어졌습니다. 무척 놀랐나 봅니다. 의사는 정말 제 혈압이 떨어졌지만 아드레날린 주사를 맞고 좋아졌다고 했습니다. 그런 예기치 못했던 문제가 있어서 수술이 길어졌다고 말입니다.

　저는 제가 경험한 것이 사실이라고 믿습니다. 시계랑 시간, 의사의 차림새까지, 제가 본 일은 정말로 일어났습니다.

　위의 사례와 전기 자극에서 비롯된 체험 사이에는 극명한 차이점이 발견된다. 전기 자극의 체험은 전혀 구체적이지 않고, 자신의 주위에서 일어나고 있는 사건과 아무런 연관성도 없다. 예컨대 한 전기 자극 체험자는 당시 방에서 벌어지는 상황과는 무관하게 자신의 아내와 집에 관한 유체이탈을 했다. 임사체험 중의 유체이탈과 전기 자극으로 인한 체험 간에 어렴풋한 유사성은 있지만, 유체이탈이 뇌에 의해 일어난다고 주장할 근거는 되지 않는다. 이러한 현상들이 뇌의 특정 부위와 연관되었더라도, 인과관계를 가지고 있다고 보기는 어렵다. 위 연구에 대한 전반적인 비평은 홀든, 롱, 맥클러그의 보고서를 참조하기 바란다.[45] 임사체험 중 나타나는 유체이탈은 전기 자극으로 인한 현상과는 명백하게 다르다. "유체이탈과 복합적 체성 감각적 착각 현상은 대뇌피질에 전기 자극을 부여함으로써 인공적으로 유도될 수 있음을 알 수 있다"라는 저

자들의 결론은 추정에 지나지 않는다.[46]

유체이탈에 대한 전향적 연구

응급 상황에서 유체이탈을 경험한 사람들이 자신의 시야를 벗어난 상황을 목격하고, 나중에 그것을 정확히 묘사한 사례도 보고되어 있다.[47]

어떤 실험에서는 유체이탈의 진실성을 검증하기 위하여 응급실과 중환자실, 심혈관병동에 비밀 카드를 숨겨두었는데, 이는 유체이탈 위치에서만 확인이 가능한 것이었다.[48] 나와 샘 파니아의 공동 연구에서도 이 실험을 재현하였다.[49] 이러한 실험에서 특정한 결론을 얻지는 못했지만, 내가 연구했던 10번 환자는 자신의 응급 상황에 투입되었던 간호사와 의사, 물리치료사의 움직임을 정확하게 적었다.[50] 당시 현장에 있었던 사람 중 한 사람으로서 나는 그의 진술이 사실이라는 것을 확인하였다. 현재 AWARE(심폐소생술 중의 의식 상태) 연구[51]에서도 같은 맥락의 실험이 진행되고 있다.

히프나고기아hypnagogia와 히프노폼피아hypnopompia, 꿈, 렘REM 방해

히프나고기아는 잠이 들기 시작하는 상태(반면상태)이며, 히프노폼피

아는 잠에서 깨어나는 상태(각성전상태)이다. 이런 상태에서도 시각적인 환상을 경험할 수 있으며,[52] 직관적으로 어떤 사실을 '깨닫게 되기도' 한다. 임사체험과는 별도로 유체이탈이 일어날 수도 있다.[53] 이러한 상태를 경험한 사람들은 평화롭고 차분하고 느긋한 느낌, 나른하면서 주위에 무관심해졌음을 보고했다. 하지만 히프나고기아로 인한 유체이탈을 경험한 사람은 스스로를 소극적인 관찰자로 느꼈으며, 아무런 분석적 사고도 할 수 없었던 것으로 나타났다.

유체이탈을 꿈으로 간주하는 경우도 있지만, 유체이탈과 꿈에는 분명한 차이가 있다.[54] 자는 동안에는 급속안구운동REM이 90분 간격으로 일어난다. 동시에 운동마비와 근육 수축 등이 일어나며 주기적으로 몸을 움직이기도 한다. 유체이탈과 뇌파에 관한 연구[55]에서 이러한 유체이탈과 렘수면의 차이를 설명하고 있다. 유체이탈 중에는 렘수면의 특징인 안구 운동이 나타나지 않는다. 유체이탈은 뚜렷하게 기억되는 반면, 렘수면 중 꾸는 꿈은 흐릿하거나 혼란스럽고 기억하기 어렵다. 렘수면 후 깨어난 사람들은 자신이 꿈을 꾸었다고 말하지만, 유체이탈을 경험한 사람들은 그것이 실제였다고 강조한다. 임사체험 중 일어난 유체이탈은 사람의 삶을 바꾸는 역할을 하지만, 꿈은 개인의 성격이나 생활 방식에 변화를 가져오지 않는다.

렘 방해를 임사체험의 원인으로 보는 주장도 있었다. 렘 방해는 급속안구운동이 일어나고, 근육의 긴장이 감소하며, 꿈을 꾸는 렘수면 상태와 연관되어 나타난다. 종종 잠에서 깨어날 때나 잠이 들기 직전에 렘수면 상태가 되는 것을 '렘 방해'라고 하는데, 히프나고기아나 히프노폼피아 상태처럼 환각이나 가위눌림을 경험하기도 한다. 후자의 경우, 의식은 깨어있지만 몸을 움직이거나 말을 할 수 없는 상태가 된다. 임사체험과 렘 방해에 상관성이 있다는 결론을 내린 2건의 연구 자료가 2006년과 2007년에 발표되었다. 두 자료 모두 신망받는 신경의료계 전문학술지인 〈신경학〉에 게재되었다.[56] 그 자료에 언론의 큰 관심이 쏟아지면서 임사체험이 신경학적 현상이라는 가설에 힘이 실리는 듯하였다. 하지만 이 주장에 대한 34페이지에 이르는 반박 자료가 〈임사체험학술지〉에 실린 바 있다.[57] 덧붙여 나의 연구와 관련하여 다음의 내용을 언급하고 싶다. 심리학자들[58]은 인간이 위험이나 목숨을 위협받는 상황에 직면하면 '투쟁 또는 도피'라는 정신적 반응을 보인다고 한다. '투쟁 또는 도피' 반응과 렘 방해를 일으키는 신경 경로는 같다.

임사체험 상황처럼 목숨이 위협받을 때에도 렘 방해와 연관된 신경계가 작동한다. 그래서 임사체험이 렘 방해와 관련되었다는 가설이 성립된다. 하지만 내가 연구한 결과, 이 논리는 설명되지 않았다. 연구 첫해에 나는 중환자실에 들어왔다가 회복되어 나간 모든 환자들을 인터뷰했다. 이 환자들은 중환자 치료 구역에 분리되어있었다. 아울러 그중 많은 경우가 자신이 목숨을 잃을 수도 있다고 느낀 순간과 여러 차례 마주했다. 자신은 죽음의 위협에 처하지 않더라도 바로 옆 침대에서 심폐 소생과 같은 위급 상황이 일어나는 것을 허다하게 경험한 것이다. 주변에서 벌어지는 일을 목격하거나 그 소리를 듣고 겁이 난 나머지 병실을 이탈하여 도주했던 환자들도 있었다. 첫해에 인터뷰한 환자들 중 대부분이 그러한 환경에 있었지만, 그중 임사체험을 한 환자는 1퍼센트 미만이었다. 만약 위급한 상황이 렘 방해를 발생시킨다면 임사체험 발생률은 그보다 더 높아야 할 것이다.

인생회고를 정신적 반응으로 보는 시각

사람은 나이가 들면 지나간 삶을 회고하기 마련이다.[59] 과거에 대한 회고와 회상을 통해 잘 살았다는 위안을 얻고 더 지혜로워진다. 삶을 이해하고 그 의미를 깨달음으로써 죽음을 잘 준비하게 된다.[60] 따라서 임사체험의 인생회고도 그런 배경에서 일어나는 가속화된 형태의 회고이며, 중요한 정신적 작용이라고 주장하는 이들도 있다.

위험한 추락 사고에서 살아난 등반가들의 증언에 따르면 추락하는 동안 평정심, 편안함, 명료함을 느꼈고, 또 자신들의 인생 전체가 눈앞에 펼쳐졌다고 한다.[61] 추락하는 동안 그들이 실제로 임종을 맞은 것은 아니다. 하지만 죽음의 가능성이 아주 높은 상황에 처한 것은 분명했다. 예상치 못한 죽음이 임박한 상황에서는 과거에 대한 회고가 가속화되는 듯 보인다. 하지만 의식이 육체의 죽음과 함께 정지하는 것이라면, 과거의 행동을 통해 새롭게 배우는 것이 어떤 의미가 있을까? 임사체험의 인생회고를 체계적으로 살펴보면, 인생회고는 어떤 형태에서든 삶이 지속된다고 보는 전제에서만 그 의미가 이해된다. 왜냐하면 그 경험을 통해 장기적인 변화가 이루어지기 때문이다.[62]

심리적 방어기제

임사체험과 유체이탈을 비현실감, 분열, 이인증과 같은 심리학적 증상들과 비교하는 견해도 있다. 비현실감은 꿈속에 있는 것처럼 실제적이지 않은 느낌이다. 분열은 체험자가 정신적으로 주위 환경에서 동떨어지는 현상을 가리키며, 심한 경우에는 육체적·감정적 분리 현상을 겪기도 한다.[63] 삶이 위협받거나 심한 두려움을 느끼는 상황에 처할 때 이러한 증상을 일으키는데, 아동기에 발달하는 것으로 보인다.[64] 스트레스에 노출된 사람에게서도 발견된다.[65] 이러한 증상을 경험하는 사람은 육체와는 상관없는 다른 현실로 분리되어 들어가기 때문에 신체적 통증이나 불안감을 느끼지 않는다. 그러나 임사체험자들 중 분리의 성향을 나타내는 경우가 종종 있더라도 이들의 증상은 병리적이지 않다.[66]

이인증은 동떨어진 느낌, 비현실감, 왜곡된 자아 인식,[67] 각성 상태의 고조[68] 등을 경험하는 것이다. 이때 주체적인 자아와 관찰하는 자아가 분리되지만[69] 몸을 벗어났다는 느낌은 들지 않으며,[70] 신체의 무감각함을 경험하기도 한다. 꿈처럼 느껴지기도 하고, 주체와 관찰자 사이의 구분이 이인증의 특징이다.

환각

중환자실에 입원한 많은 환자들이 환각 혹은 '중환자실 정신병'을 겪는다. 주된 이유로 수면 부족, 감각적 자극 증가, 24시간 주기 리듬의 상실, 의료진들의 대화와 같은 주위의 소음, 밝은 조명과 '백색소음'에 지속적으로 노출됨, 약물 등이 있다.[71]

환자들은 두려움에 떨거나 생생한 환영을 보고 꿈을 꾸는 등 이상한 경험을 한다. 때로는 논리 정연하고 정상적인 반응을 하지만, 나중에 환각 상태였던 것이 드러나기도 한다.[72] 환각은 임의로 일어나며, 환자는 나중에 이야기를 할 때 자신이 환각 상태에 있었음을 인정한다. 반면 임사체험은 잘 짜여있고, 일정한 양식이 있으며, 체험자들은 그것이 실제였음을 강력하게 주장한다.

키스 어거스틴[73]이 유체이탈이 환각에 의한 것이라고 주장하며 흥미롭고 중요한 사항들을 지적한 바 있으나, 이에 대한 반대 측 주장도 제기되었다. 관심이 있는 독자라면 〈임사체험 저널Journal of Near-Death Studies〉 2007년 여름호, 가을호, 겨울호를 읽어볼 것을 권한다.

소원이나 기대감

임사체험에 관한 이야기들이 대개 행복한 내용이다보니 '죽음에 대한 체험자의 바람이나 기대감' 때문에 일어났으리라고 추론할 수도 있다. 그러나 대부분의 임사체험은 예기치 않은 상황에서 발생하며, 뇌에 치명적인 손상이 진행되고 있는 상황이라 체험자가 정교한 시나리오를 짜기는커녕 당장 무슨 일이 일어나고 있는지조차도 생각할 겨를이 없다.

다수의 임사체험이 출산이나 출산합병증을 겪는 중에 발생하는데, 아기를 출산하는 어머니가 죽음을 생각할 리 없지 않겠는가? 다음 장에서 다루겠지만, 나의 연구에서도 임사체험이 소원 성취와 관련되었음을 발견할 수 없었다.

임사체험자들이 공상에 빠지기 쉬운 사람이라고 주장하는 이들도 있었다.[74] 하지만 브루스 그레이슨은 이에 동의하지 않았으며, 이를 뒷받침할 증거도 전혀 없음을 지적했다.[75] 공상적 성격 검사에서 임사체험자들이 비임사체험자들보다 더 높은 점수를 받았더라도, 이러한 점수가 성향을 분류할 충분한 근거는 되지 못한다.

각종 매체를 통해 임사체험에 대한 관심이 높아지고 있다. 그럼에도 임사체험의 내용은 1975년 무디의 책이 출간되기 전이나 후가 똑같다. 1975년 이후에 일어난 임사체험의 내용은 그 이전 시대에 일어난 것과 다르지 않으며 더 미화되지도 않았다.[76]

물질론적인 가설로는 임사체험과 연관된 복합적 현상을 모두 설명할 수 없다. 이에 대한 연구가 30년간 지속되었음에도 임사체험을 충분히 설명해주는 단 하나의 가설도 나타나지 않았다. 하지만 많은 이들이 이러한 가설로도 충분하다고 생각했고, 수백 건의 사례가 이야깃거리로 회자될 뿐 심각하게 받아들여지지 않았다. 물론 임사체험은 연구자가 정확성이 떨어지는 얘기를 전한 것일 뿐이라는 비판도 많다. 하지만 많은 의료진, 간호사, 환자, 연구자가 입을 모아 임사체험이 실재한다는 결론을 내리고 있다. 그리고 임사체험이 임상 연구로 이어지는 이상, 이제는 이런 현상이 쉽게 묵살되지 않을 것이다.

그렇다면 이러한 체험이 임상 환경에서도 가능한가? 전향적 연구 결과를 통해 의식이 뇌 활동의 산물이라는 물질론적인 주장을 뒷받침할 수 있는가? 다음 장에서는 내가 진행한 5년간의 연구에 대해 간략히 소개하겠다.

7. 임사체험에 대한 5년간의 연구

1997년, 연구윤리위원회로부터 내가 일하는 병원 중환자실에서 5년 간 임사체험 연구를 진행해도 좋다는 허가를 받았다. 연구를 시작하기 앞서 계획서를 작성하는 데만 약 18개월이 필요했다. 내가 일하는 병원의 간호과 과장과 병원 내 모든 전문의로부터(신경외과의 3명을 제외하고) 환자들을 인터뷰해도 좋다는 허락을 받았다. 모든 환자들이 연구 대상이 되었으며, 환자들의 동의서도 서면으로 받아두었다. 환자의 실명을 사용하는 대신 각 환자를 번호로 분류했다.

연구를 위한 휴가나 지원금은 받지 못했다. 연구는 내 개인 시간에 사비로 진행했다. 하지만 뉴욕의 라이프브릿지 재단이 내가 박사 과정을 수료하는 8년 동안 대학교 학비를 지원해준 점은 내게 큰 행운이었고, 또 그것을 감사하게 생각한다. 영국의 여러 후원단체에 문의해보았지만 지원을 해주겠다는 곳은 한 군데도 없었다.

다음은 내가 진행한 연구의 간략한 내용이며, 자세한 내용은 앞서 책으로 출간한 바 있다.[1]

연구를 시작하며

연구를 시작하기에 앞서 관련된 자료를 샅샅이 검토한 결과, 기존의 계획에 덧붙여 몇 가지 추가로 조사하고 싶은 부분을 발견하였다. 내가 다루고 싶은 구체적인 질문이 10가지 있었다. 이는 임사체험이 얼마나 빈번하게 일어나는가, 비정상적인 혈액 수치로 설명이 되는가, 약물에 의한 반응인가, 체험자의 소원이나 환각에서 비롯되는 현상인가, 심정지 상태에서만 발생하는가 등이었다. 임사체험 현상 중 실제로 검증이 가능한 요소로는 유체이탈이 있었다.

유체이탈을 검증할 수 있는가?

유체이탈이 실제로 가능한지를 조사하기 위해 나는 1980년대에 재니스 홀든,[2] 그 후 마들렌 로렌스[3]가 했던 실험을 재현하기로 했다. 보는 이의 시선을 끌 수 있도록 형광색종이에 무작위의 기호를 그려 넣은 다음 코팅을 했다. 그것을 환자들의 침실 옆 심전도 측정기 위에 올려놓았다. 측정기의 높이는 대략 2미터 정도였다. 그리고 기호의 주변을 높게 만들어서 유체이탈을 했을 때만 기호를 볼 수 있도록 했다.

선행 연구

1997년 여름, 선행 연구에 착수하는 동안 계획 수립 과정에서 간과된 문제점들을 발견했다. 이를 계획서에 반영할 수 있어서 큰 도움이 되었다. 선행 연구 기간 중, 감춰진 기호를 궁금해하는 동료들이 내가 없는 틈을 타 사다리를 타고 올라가기도 했다! 그래서 결국 동료들에게 기호를 전부 공개하고 새로운 카드를 만들어서 올려놓았다. 그리고 동료 전원에게 그 기호가 무엇인지는 아무도 몰라야 한다는 전제 조건이 얼마나 중요한지를 재차 강조하였다. 만약 누군가가 기호의 내용을 환자 앞에서 무심코 말해버리면 실험 자체가 무효가 되기 때문이었다. 본격적인 연구에 돌입할 즈음에는 아무도 기호에 대해 관심을 갖지 않았다.

본격적인 연구의 시작

첫해에는 임종이 가깝고 먼 것에 관계없이 중환자실의 모든 환자를 인터뷰했다. 임사체험이 얼마나 일반적으로 일어나는지, 어떤 질환과 밀접한지 발견하고, 자발적으로 이야기하지 않는 환자의 사례를 놓치지 않기 위해서였다. 또 모든 환자를 인터뷰함으로써 환자가 자신의 병이 실제 상태보다 더 깊다고 생각하는 경우 심리적 방어기제에 의해 임사체험이 발생하는지의 여부도 지켜볼 수 있었다.

환자를 만나면 먼저 "의식을 잃었을 때 일 중 뭔가 기억나는 게 있습니까?"라는 질문을 했다. 그리고 연구에 대해 설명을 해주고 연구에 동참하겠냐고 물었다. 그렇다고 하면 동의서를 받고 번호를 매긴 뒤 인터뷰 내용을 기록하였다. 대부분의 환자들이 아무것도 기억하지 못했지만, 기억나는 것이 있다고 말하는 환자도 있었다. 그런 경우 그레이슨 임사체험 스케일과 이미 어느 정도 틀에 따라 작성된 질문서를 이용하여 좀더 심층적으로 인터뷰를 했다.

첫해가 끝날 즈음 나는 너무나 지쳤다. 모든 환자들을 계속 인터뷰하는 일이 힘겹게 느껴졌다. 환자를 다시 만나서 후속 조치하기 위해 근무시간보다 일찍 출근하고 늦게 퇴근해야 했다. 때로는 일반 병실로 옮긴 환자의 상황을 기록하기 위해서 근무일이 아닌 날에도 병원에 가야했다. 집에 있는 시간보다 병원에 있는 시간이 더 많아지다보니 앞으로 4년간 이런 강도로 연구를 지속한다는 것이 불가능해 보였고, 연구 방법을 수정할 필요성을 느꼈다.

그래서 이후 4년간은 심정지를 경험한 환자들, (심정지를 경험하지는 않았지만) 자발적으로 임사체험을 했다고 보고하는 환자들만 집중적으로 조사하기로 했다. 그리고 연구에 더 많은 시간을 투자하기 위해서 근무시간을 줄여 시간제 근무로 전향할 수밖에 없었다.

첫 1년에 걸쳐 243명의 환자를 인터뷰했으나, 2건의 임사체험(0.8퍼센트)과 2건의 유체이탈(0.8퍼센트)을 발견했을 뿐이었다. 실제로 인터뷰한 환자는 이보다 훨씬 더 많았으나, 건강 상태가 악화됐다든가 혼동을 하는 등 여러 가지 이유로 연구에 부적합한 환자들은 제외하였다. 환자들 중 다수가 죽음에 근접하지 않았기 때문에 임사체험의 비율이 높을 것이라고는 기대하지 않았다.

그런데 이 집단을 심정지 환자 집단과 비교하고 흥미로운 사실을 발견했다. 4년간 심정지 환자들을 대상으로 조사했을 때 환자 수는 훨씬 적었지만 임사체험을 한 사례는 더 많았던 것이다. 그래서 5년 동안 집계한 결과 심정지 환자 39명 중 7건의 임사체험(17.9퍼센트)이 있었다.

내가 심정지 환자에 집중하는 동안 (심정지가 아닌) 다른 질환을 앓던 몇몇 환자들이 자발적으로 자신의 임사체험을 보고해왔다. 그래서 5년간의 총계를 살펴보면 모두 15건의 임사체험과 8건의 유체이탈이 발생하였다.

가장 흔히 나타나는 임사체험의 요소는 죽은 친척을 만나는 것으로, 15건 중 11건으로 나타났다. 다른 일반적인 요소로는 다른 세계로 들어감, 밝은 빛을 봄, 기쁨과 평화, 고요함을 느낌, 시간의 왜곡, 감각이 생생해짐, 삶으로 되돌려 보내짐, 빛의 존재를 만남, 경계선이 나타남 등이었다. 흥미롭게도 파노라마식의 인생회고나 미래를 본 환자는 없었다.

2건의 고통스러운 임사체험 사례가 있었다. 그중 1건은 일반적인 내용이었지만 환자가 괴로운 경험으로 인식하였고, 또 1건은 지옥과 같은 내용을 담고 있었다. 4번 환자는 심정지로 의식을 잃고 지옥을 들여다보았는데, 이것을 회상하면서 무척 괴로워했다.

흥미로운 사례

15개 사례 모두 흥미로웠다. 특히 10번 환자의 경우, 주목할 만한 요소가 많았고, 가장 깊은 임사체험을 했다. 이 사례에 대한 전체적인 내용이 궁금한 독자는 배드햄과 펜윅 그리고 내가 공동으로 쓴 16페이지 짜리 보고서를 참조하기 바란다.[4] 10번 환자는 심정지 환자는 아니었다. 하지만 어떠한 언어적·신체적 자극에도 반응하지 못하는 깊은 의식불명의 상태에서 특이한 체험을 하였다. 나는 당일 근무 중이었기 때문에 이 과정 전체를 직접 목격하였다.

　10번 환자는 당시 위독한 상황에서 순조롭게 회복되는 중이었다. 그런데 간호사들이 그를 침대 옆 의자에 앉히자 상태가 급속도로 악화되더니 곧 의식을 잃고 말았다. 체험이 일어나던 시점에 그는 산소호흡기를 착용하고 있었다. 2013년 여름에 다시 10번 환자를 만나 임사체험이 그의 삶에 어떤 변화를 가져왔는지 물어보았다. 체험이 일어난 것은 1999년 11월이었지만, 13년이라는 시간이 흘렀음에도 그는 이 경험을 다음과 같이 기억하고 있었다.

　아, 네. 기억하다마다요. 전부 다 생각나요. 처음에는 의자에 앉아 있었어요. 그런데 갑자기 몸이 위로 떠오르더니 천장에 가서 달라붙었지요. 내려다보니 내 몸이 침대 위에 있더군요. 정말 평화롭고 기분 좋고 아프지도 않았습니다. 통증이 전부 사라지고 없었습니다.

　저는 분홍색 방에 들어갔습니다. 아버지가 서계시고, 옆에 어떤 남자가 있었습니다. 예수님 같기도 했지만, 내가 그 양반을 만나본 적이 없으니 어찌 알겠어요. 머리는 빗질을 해야 될 것처럼 어수선해 보였지만 눈은 정말 선하게 생겼습니다. 그 눈을 바라본 것이 기억나요. 아버지하고도 대화를 나눴는데, 입으로 말하지는 않았습니다. 설명하기가 어렵네요.

그런데 누군가가 내 눈을 만지는 것이 느껴졌습니다. 그래서 내려다보았더니 내 몸, 의사, 페니 간호사가 보였어요. 의사가 내 눈에 대해서 뭐라고 말을 했습니다. 그러니까 페니 간호사가 분홍색 막대사탕처럼 생긴 것을 내 입에 넣어서 입을 청소했어요. 다른 간호사도 있었는데, 내가 걱정이 되었는지 그 간호사는 커튼 뒤에 숨에서 자꾸만 내가 어떤가 들여다보고 있었지요.

그때 누군가가 나에게 "돌아가야 합니다"라고 말하는 소리가 들렸습니다. 예수님 같은 양반이 말한 것 같았습니다. 난 사실 거기 있고 싶었어요. 거기가 너무나 좋았거든요. 그런데 내 몸이 거꾸로 날아서 다시 몸속으로 들어왔습니다. 아, 돌아오자마자 통증이 다시 느껴지는데 정말 괴로웠습니다. 너무 뚜렷하게 다 기억이 나요. 절대 잊지 못할 겁니다. 시간이 이렇게 지났는데도 눈을 감으면 다 생각이 나요. 그런데 페니 간호사가 숨겨두었다던 비밀 카드는 못 봤습니다. 그냥 내 침대 주위만 봤어요.

모르핀 주사를 맞았을 때 봤던 환각하고는 다릅니다. 훨씬 더 선명해요. 환각에 빠지는 건 진짜 끔찍해요. 기억도 잘 안 나지만, 방이 빙글빙글 돌고 거미가 벽에 막 기어 다니고 그래요. 침대가 움직이고 벽을 통과해서 지나기도 하고요. 임사체험은 이것과는 정말 다릅니다.

그가 현장에 함께 있었던 물리치료사의 이름처럼 사소한 것까지 다 기억한 것은 아니었다. 하지만 임사체험의 내용은 13년 전 처음 작성한 내용과 달라진 것이 없었다. 10번 환자에게 그날의 경험은 지속적으로 영향력을 미쳤고, 아내와 사별하는 등의 어려운 시기도 잘 이겨내도록 도와주었다.

그 일이 내 삶에 큰 영향을 미쳤습니다. 하나님을 믿게 되었고, 이 제는 죽음이 두렵지 않습니다. 의사가 날 보고 내일 죽는다 해도 난 편안하게 앉아서 즐길 거예요. 죽고 싶다는 얘기가 아니라, 죽을 때가 온다 하더라도 두렵지 않다는 얘기지요. 난 만나는 사람들 모두에게 죽는 것을 두려워하지 말라고 항상 얘기해줍니다.

몇 년 전 아내가 세상을 떠났습니다. 만약 내가 이 경험을 하지 않 았다면 아내가 죽었을 때 함께 죽고 싶었을 겁니다. 예전 같으면 아내 없는 세상이란 생각도 못 할 일이지요. 임종하기 전에 아내를 보러 갔 습니다. 아내가 눈을 뜨더니, "나를 보러 와줘서 고마워요. 난 이제 우 리 어머니랑 함께 갈 거예요"라고 하더군요. 그리고 잠시 후 떠났어 요. 난 아내가 장모님과 같이 행복하게 있다는 것을 알아요. 물론 아 내가 떠날 때 눈물이 났지요. 하지만 어디에 있건 아내가 행복하게 있 다는 것을 알아요.

10번 환자의 사례가 흥미로웠던 이유는, 임사체험을 하고 난 후 선천 적 질병이 즉각 치유되었기 때문이다. 그는 태어날 때부터 뇌성마비로 오른손이 완전히 뒤틀렸었다. 10번 환자의 여동생이 사실 확인 문서에 서명을 함으로써 이것이 진실임을 증명했다.

인터뷰 중 나의 질문을 잘못 알아들은 10번 환자가 자신의 오른손을 펼쳐 나에게 보여주었다. 물리치료사, 의사 들과 이에 대해 이야기를 나누기 전까지 나는 이러한 행동에 어떤 의미가 있는지 알지 못했다. 전문가들은 완전히 뒤틀렸던 힘줄이 정상으로 돌아온다는 것은 생리학적으로 불가능하고 설명할 수도 없다고 했다. 나는 애초에 이러한 사실을 물어볼 계획이 없었기 때문에 만약 10번 환자가 나의 질문을 잘못 이해하지 않았더라면 이 사실을 알 수 없었을 것이다. 2013년도에 다시 만났을 때 나는 아직도 그가 오른손을 펼칠 수 있는지 궁금했다.

지금도 손을 펼칠 수는 있지만, 최근 들어 조금 힘들어졌습니다. 이제는 테이블의 동전을 줍지는 못해요. 아직 지폐나 연필을 집을 수는 있는데, 그것도 작년 무렵부터 조금 어려워졌어요. 날씨가 추우면 좀 더 심해지는데, 손에 관절염이 생긴 것 같습니다. 하지만 아직 펼칠 수는 있어요.

10번 환자는 의식을 잃었을 때 자신을 치료했던 의사가 누구였는지 정확히 알았고, 간호사와 물리치료사가 했던 행동들을 정확히 기록했다. 실제로 현장에서 10번 환자가 말한 일들이 벌어졌고, 그는 그것들을 정확하게 설명하였다. 의식을 회복할 때까지는 아니었지만, 그가 임사체험을 하는 동안 내가 직접 그곳에 있었기 때문에 그의 묘사가 정확하다는 것을 알았다. 10번 환자는 임사체험과 함께 유체이탈을 경험하였다.

다른 흥미로운 사례들

야간 근무를 하던 중, 병세가 악화된 환자가 임종 환상을 보는 것을 목격하였다. 나와 함께 있던 동료들은 하나같이 환자가 너무나 행복해 보였다고 했다. 환자의 가족들은 이미 나의 연구에 대해 알고 있었기 때문에, 다음 날 아침 나와 대화를 나누고자 했다. 환자 말로는 간밤에 돌아가신 어머니와 할머니, 여동생이 찾아왔다고 한다. 환자의 여동생은 사실 그 전 주에 세상을 떠났는데, 혹시 환자가 알면 회복에 지장이 될까봐 가족들은 이 사실을 숨기고 있던 터였다. 이 환자는 이후에도 사망하기 전까지 계속 죽은 친척과 지인들의 방문을 받았는데, 그럴 때마다 그는 매우 행복해 보였다.

또 다른 환자의 친척으로부터 흥미로운 사례를 듣기도 했다. 이 환자는 집에서 심장마비로 의식을 잃고 쓰러졌다. 바로 그 순간, 약 64킬로미터 떨어진 병원에 입원 중이던 그의 어머니가 아들을 보았다고 한다. '우스운 꿈'으로 그 기억을 회상한 어머니는, 흰 가운을 입고 밝은 빛에 둘러싸인 아들이 침대 옆에 나타나 자기 몸이 안 좋다는 말을 했다고 한다. 마치 작별 인사를 하러 온 것 같았다고 한다. 이런 사례들은 다른 보고서에서도 보고된 바 있다.[5]

깊은 의식불명에 빠졌던 11번 환자는 임사체험에서 죽은 친척을 만났다. 죽은 친척은 살아있는 다른 친척에게 할 말이 있다며 어떤 이야기를 전해달라고 했다. 의식을 회복한 뒤 살아있는 친척에게 이 이야기를 전하자, 친척은 11번 환자가 그것을 알고 있다는 사실에 매우 놀라워했다. 11번 환자는 의식을 잃은 상황에서 전에 알지 못했던 새로운 지식을 얻은 것이다. 어떻게 이런 일이 가능한가? 현재 알려진 바와 같이 의식이 정말 뇌 작용의 산물이라면 이것은 불가능한 일이다. 하지만 이런 일들이 실제로 일어난다는 사실이 연구 과정에서 명확히 확인되었다.

유체이탈 검증

내가 연구를 진행하는 5년 동안 8건의 유체이탈이 보고되었다. 하지만 이들 중 숨겨 놓은 카드를 보았다는 환자는 1명도 없었다. 충분히 높게 올라가지 않았거나 카드를 숨긴 곳과 반대 방향으로 올라갔다는 환자도 있었고, 다른 2명은 자신의 몸 주변에서 일어나는 일만 신경 쓰느라 심전도측정기 위는 쳐다볼 새가 없었다고 했다! 자신이 유체이탈을 했다고 주장하던 한 환자는 그곳에 카드가 숨겨진 것을 알았다면 보고 알려주었을 거라고 장담했다.

유체이탈을 경험했다는 한 여성 환자는 당시 수술실에서 벌어진 일들을 정확하게 묘사하였다. 하지만 이 환자는 수술 당시 입고 있던 자신의 환자복에 장신구가 핀으로 꽂혀있었다고 증언했는데, 이것은 사실과 달랐다. 수술실에서 장신구는 허용되지 않으며, 혹시라도 있을까봐 사전에 꼼꼼하게 점검하기 때문이다. 환자는 수술 후 며칠간 진정제를 복용하면서 환각 상태를 경험했는데, 유체이탈 과정 혹은 그것을 회고하는 과정에서 약물의 영향을 받았을 가능성도 배제할 수는 없다.

병원에서 연구를 진행한 덕분에 각각의 임사체험과 유체이탈 사례들을 면밀하게 조사할 수 있었다. 한 여성(55번 환자)은 오토스코피로 보이는 현상을 체험하였다.[6] 조사 결과 이 환자는 마취에서 깨어나면서 다소 혼란스러운 경험을 한 것이 분명했다. 의식을 회복하는 과정에서 잔류해있던 시각적·촉각적 자극이 어떤 마음의 모형을 형성한 것이다. 환자는 당시 사용된 치료 기기들을 일부 느끼거나 보았다. 하지만 다른 임사체험의 요소는 발견되지 않았다.

유체이탈 표본 집단

이보다 앞서 이루어진 한 연구에서는 병원 치료 과정에 익숙한 심장병 환자들을 표본 집단으로 삼았다. 이는 유체이탈이 상상에 의한 것인지, 혹은 환자가 주변의 소음을 듣고 마음의 모형을 구성한 것인지를 파악하기 위해서였다.[7] 이 환자들에게 심폐소생술을 실시하는 과정에서 어떤 시술이 사용되었는지 물어보았는데, 이들의 추측은 모두 빗나갔다. 하지만 수잔 블랙모어[8]가 정확히 지적한 것처럼, 연구에 참가한 환자들이 모두 심정지를 경험한 것은 아니었다. 이러한 과거의 조사 자료를 보완하여 나는 심정지를 경험하였지만 유체이탈을 보고하지 않은 환자들을 표본 집단으로 삼고, 그들에게 자신의 심폐 소생 과정에서 어떤 시술이 이루어졌을지 추측하게 했다.

대부분의 환자들은 전혀 추측하지 못했다. 추측한 환자들도 몇 명 있었지만 빗나간 부분이 있었다. 일부는 제세동기가 사용되었을 것이라고 추측하였지만, 실제로는 인공호흡과 약물만 사용되었다. 실제로 제세동기가 사용된 환자들은 어느 위치에 패드가 부착됐었는지를 정확히 알지 못했다. 만약 유체이탈이 환자가 주변 상황을 듣거나 보고 생각하여 구성하는 현상이라면, 표본 집단의 환자들 역시 자신들의 심폐 소생 과정을 묘사할 수 있어야 한다.

유체이탈의 질

유체이탈을 해석할 때는 주의가 필요하다. 내 연구에서 8건의 유체이탈이 집계되었지만, 이들 중 대부분은 다른 보고서에서 본 사례들과 질적으로 차이가 있었다. 다른 보고서에 수록된 사례들이 과장되었다는 뜻이 아니다. 주로 영향력이 크고 내용이 풍성한 유체이탈 사례만이 문서로 보고된다는 뜻이다. 이 현상에 대한 연구를 거듭하는 동안 유체이탈이 얼마나 빈번하게 일어나는지, 그리고 유체이탈의 질적 수준이 얼마나 다양한지 알게 되었다.

또한 위 사실은 유체이탈 조사의 어려움을 방증하기도 한다. 환자가 육체로부터 이탈하여 위급 상황을 목격하고 정확하게 회고하는 양질의 유체이탈은 그리 흔하지 않다. 내가 발견한 바와 같이, 양질의 유체이탈을 경험한 환자라 하더라도 자신의 육체에 일어나는 일에 집중하느라 모니터 위에 올려진 비밀 카드를 보지 못할 수 있다.

물론 간혹 유체이탈을 하여 심전도기 모니터에 나타나는 숫자와 곡선을 보았다는 환자들의 사례가 보고되는 것을 보면, 이런 종류의 연구를 통해 긍정적인 결과가 나타남을 배제할 수 없다.[9] 한 여성으로부터 편지를 받은 적이 있다. 간호사였던 이 여성은 자신이 수년 전 임사체험을 했으며, 육체에서 이탈하여 심전도기 앞으로 '날아갔지만' 화면의 내용을 판독할 수는 없었다고 했다.

그러므로, 특히 AWARE 프로젝트가 진행 중인 이 시점에서, 이런 연구를 진행할 때는 '숨겨진 기호를 읽지 못했다고 해서 유체이탈을 입증할 수 없는 것은 아님'을 기억해야 한다. 단지 채집된 유체이탈 사례가 숨겨진 기호를 찾아낼 정도의 질적 수준을 갖추지 않았을 뿐이다. 환자가 육체에서 충분히 높이 올라가지 않았거나, 기호가 숨겨진 방향으로 올라가지 않았을 수도 있다. 혹은 자신의 육체 외에 다른 것에는 신경을 쓸 겨를이 없었을 수 있다. 쉽지는 않겠지만 시간과 인내심을 가지고 실험을 지속적으로 해보아야 결론이 날 것이며, 결국은 밝혀질 것이다. 연구조차 하지 않으면 알 수가 없다. 물론 많은 사람들이 연구가 부족하다는 사실에 동의하리라 본다.

또 염두에 둘 것은, 유체이탈을 경험한 환자들 중 일부는 위급 상황이 지난 후에도 일정 기간 안정제를 복용한다는 사실이다. 그러므로 안정제가 경험을 회상하는 데 어느 정도 간섭 작용을 일으킬 가능성을 배제할 수 없다. 다른 연구자들도 이 점을 지적한 바 있다.[10] 약물이 명확하고 생생하며 잘 짜인 임사체험을 유도하는 것이 아니라, 오히려 정신착란적인 경험의 원인이 될 수 있다는 사실에 대해서는 나중에 다루겠다.

임사체험이 마음에서 우러난 소원인가?

임사체험이 환자의 소원일 가능성은 희박해 보였다. 내가 연구했던 2명의 환자가 고통스러운 임사체험을 증언했다. 첫 번째 사례는 일반적인 내용이었지만, 체험자가 괴로운 경험으로 인식하였다. 두 번째 사례는 지옥에 대한 내용이었는데, 환자가 회고하는 동안 너무나 두려워하여 인터뷰를 종료해야 했다. 이러한 임사체험이 소원의 성취라고 보기 어렵다. 게다가 어떤 환자들은 전혀 예상치 못했던 죽은 지인을 만나기도 했고, 이러한 지인은 예상 밖의 반응을 보이거나, 기대한 반응을 보이지 않기도 했다. 즉 환자의 기대가 충족되지 못하거나, 기대하지 못했던 상황이 벌어지기도 하였다.

임사체험은 환각과 같은가?

분명 중환자실로 들어온 많은 환자들이 끔찍한 환각 상태를 경험한다. 그래서 나는 처음 간호사 훈련을 받을 때 환자가 경험했다고 주장하는 임사체험이 환각이라고 생각했다. 하지만 이 연구를 수행하며 임사체험에 대한 지식을 얻게 되었고, 환각 상태에 빠진 환자와 임사체험을 한 환자들을 직접 간호하는 과정에서 나의 생각은 매우 달라졌다. 환각과 임사체험, 두 현상을 깊게 연구하고 비교해보면 거기에는 큰 차이점이 있으며 절대로 같은 현상이 아니라는 사실을 알게 된다.

자료 수집 첫해에는 중환자실에서 회복되어 나간 모든 환자들을 인터뷰했다. 이 기간 중 환각 상태를 경험한 12명의 환자를 만났고 이들을 조사했다. 이들 중 11명의 환자에게 강력한 다량의 진통제 또는 진정제(혹은 2가지 복합약제)가 사용되었음을 발견하였다. 나머지 한 환자는 극심한 수면 부족으로 환각 상태를 경험하였다. 계속 조사한 결과, 환각 상태의 환자들이 증언한 현상들은 실제로 당시에 일어나고 있던 일, 즉 그 당시 병실에서 일어나고 있던 일과 연관이 있었다. 약물의 효과가 사라지면서 실제로 주변에서 들리던 소음이나 의료진들의 이야기 소리가 환자의 감각기관을 통해 입력되었기 때문이다. 그것이 의식을 되찾는 과정에서 상황을 판독하려는 뇌 작용에 의해 이상하고 혼란스러운 경험으로 인식된 것이다.

환자들이 환각 상태에서 경험한 내용들을 간단하게 요약하면 아래와 같다. 환각은 이 장면 저 장면 옮겨 다닌다. 환각 상태에 빠진 환자들은 예컨대,

- 마약상에게 쫓기고 주삿바늘로 찔렸다.
- 중환자실 의사가 조종하는 헬리콥터를 타고 미국 캘리포니아 주의 감옥에 끌려갔다.
- 베트남의 여객선에서 성형수술을 받았다.
- 보스니아의 아름다운 시골 마을에서 기차 여행을 했다. 그러다 자신이 팔레스타인의 병원에 있는 장면으로 바뀌었는데, 사고로 죽은 여성의 남편과 아기가 병원에 실려왔다.
- 싸움을 했다. 강력한 힘을 가진 빛의 공에 마구 맞아서 몸이 날아가 벽에 부딪혔다.
- 영국 웨일스 지역의 스완지라는 마을에서 독일군의 공습을 받았다. 그러다 1800년대의 아프리카 탐험가가 되었다. 아프리카 여인들이 풀로 자신의 몸을 닦는 것을 보고 자기가 죽었다고 생각했다.
- 장례식에 있었다. 이제는 사라지고 없는 예배당이었는데, 뒤편에는 구멍가게가 있었고 땡땡하는 소리(심전도측정기 소리)가 계속 들렸다. 원주민이 간호사로 변장해서 자신을 돌보고 있다며 간호사를 불신하였다.

침대 옆 창문을 내다보니 놀랍게도 아름다운 웨일스를 배경으로 밧줄과 케이블 교량이 보였다. 간호사가 몸을 닦기 위해 커튼을 치자 두 덩이의 커다란 바게트 빵이 보였고, 간호사에게 배고프면 먹으라고 말했다.

몇몇 환자들은 환각으로 착란에 빠진 상태에도 주변의 상황을 잘 인지하는 것으로 나타났다. 한 여성(58번 환자)은 아주 세밀한 내용까지 모두 기억했다. 이 환자는 자기 주변에 커튼이 쳐지자 자신이 '곧 죽을 것이기 때문'이라고 생각했다. 그녀는 "정신도 하나도 없고, 도무지 무슨 상황인지 이해할 수 없었다. 하지만 나 자신의 몸이 극장의 무대 위에 눕혀져있고, 내 장례식이 진행되고 있다고 느꼈다"라고 했다. 나중에는 아일랜드로 가는 페리호에 타고 있는 것 같았는데, 몸이 흔들릴 때마다 파도 속으로 들어갔다 나왔다 한다고 생각했다. 좀 더 조사를 한 결과 환자에게 투여된 환각제의 약물 효과가 소멸되는 동안 주변 상황에서 이러한 환각이 연상된 것이 명백해졌다. 당시 일했던 간호사가 매우 심한 아일랜드 사투리를 사용했던 것으로 나타났기 때문이다. 자세한 내용은 내가 처음 쓴 책에 소개되어있다.[11]

내가 돌본 어떤 환자는 안정제를 투여했음에도 매우 불안한 증세를 보였다. 그는 침대에서 뛰쳐나와 몸에 연결된 장비들을 떼려고 하였다. 간호사 다섯 명이 달려와 위험한 행동을 하지 못하도록 그를 제재하였다.

병세가 회복된 후 이 환자와 나눈 인터뷰에서 그는 무시무시한 악몽을 꾸었다고 했다. 당시 환자를 안정시키기 위해 의사가 말을 건네자, 환자는 그 말을 반복해서 따라했다. 그 환자는 의사의 목소리를 자신을 해치려는 사람의 음성으로 착각했다고 한다.

또한 아래에서 소개하듯이, 환각 사례들 중 임사체험으로 오인될 소지가 있는 사례들도 있었다. 그러므로 환각과 임사체험을 구분하려면 임사체험에 대한 충분한 지식이 필수적이며, 각 사례를 철두철미하게 조사하는 자세가 필요하다.

한 환자가 지옥에 가서 불꼬챙이에 꿰어지는 경험을 했다고 해서, 나는 그가 고통스러운 임사체험을 했다고 생각했다. 하지만 좀 더 이야기를 나누다보니 그가 마취에서 깨어나는 동안 벌어진 상황에 반응한 것임을 발견했다. 이 환자는 수술을 마친 후 체온이 심하게 떨어졌기 때문에 포일 담요와 온열 담요를 덮어야 했다. 그리고 수술 부위에서 분비물이 흘렀기 때문에 간호사가 그 환자의 몸을 좌우로 돌리며 시트를 번갈아서 갈았다. 이 환자를 돌보던 간호사에 의하면 환자가 도중에 갑자기 깨어나 무척 무서워했다고 말했다.

환각 상태를 경험한 다른 사례 중에는 "빨간빛을 향해 터널을 따라 움직였다"라고 증언한 여성이 있었다. 이 이야기를 들은 동료 간호사가 임사체험일 가능성이 있다고 판단하여 나에게 알려주었다. 하지만 조사를 한 결과, 실제 CT 스캔을 받았던 당시 경험에서 비롯된 환각임을 알게되었다. CT 스캐너가 커다란 원형 고리처럼 생겼고, 환자의 눈높이 선에 빨간 불빛이 있었다. 환자가 CT 스캐너 안으로 들어가는 동안 터널을 지나갔다는 인상을 받았을 수 있다. 환각 상태에 빠진 환자들은 대체로 비이성적인 행동을 보인다. 치료를 거부하기도 하고, 침대에서 나오거나 도망치려고 하기도 한다. 때로는 의료진들에게 공격성을 보이며, 극단적인 경우 자신과 주위 사람들을 위험에 빠뜨린다. 약물 주입이나 고름을 빼내는 장치, 카테테르나 모니터 연결선을 뽑으려고 하는 바람에, 환자를 진정시키려던 의료진이 환자의 혈액과 기타 신체 분비물을 뒤집어쓰기도 한다. 의료진들은 이것이 혼란에 의한 기이한 행동임을 알지만, 환자로서는 상황을 주관적으로 인지하고 그것을 현실로 받아들이면서 보이는 반응이다. 의식을 완전히 회복한 후에는 이러한 행동을 전혀 기억하지 못한다. 혹은 자신들이 환각 상태에 있었다는 것을 인정하면서 대개 진심으로 미안해한다.

환각 상태에 관한 사례들을 조사해보면, 환각은 환자가 약물에서 깨어날 때 실제로 일어나던 일, 주위 소음이나 의료진들의 대화로 인해 발생한다. 나중에 대화를 해보면 환각 증세를 보인 환자들은 자신들이 환각 상태에 있었음을 인정한다. 반대로, 임사체험자들은 그 경험이 실제였다고 강하게 주장한다. 또한 환각을 경험한 환자들은 임사체험자들처럼 삶의 큰 변화를 보이지 않는다.

환각과 임사체험을 모두 경험한 환자들은 둘의 차이를 분명하게 구분할 수 있었다. 10번 환자가 이 사실을 앞서 언급했었다. 이 환자는 자신의 환각 경험은 실제가 아닌, '기분 나쁜 악몽'에 불과하다고 묘사했다.

브루스 그레이슨이 흥미로운 지적을 했다.[12]

이제껏 임사체험을 연구한 과학자들은 우리의 의식이 뇌 안에 갇혀 있는 것이 아니라는 사실을 믿는다. 반면, 임사체험이 환각 증상이라고 보는 과학자들은 대개 이 현상에 대해 아무런 연구를 하지 않았다. 대체 왜 그랬을까?

임사체험이 산소 결핍이나 과탄산혈증 때문인가?

연구 과정에서 알게 된 사실이지만, 임사체험을 설명하기 위해 혈액검사 자료를 분석할 때는 여러 가지 요소를 고려해야 한다. 위급 상황 중 채혈을 한 시점이 언제인지 확인하기가 어려울 때가 많다. 또한 대부분의 경우 채혈 당시 환자가 실제로 임사체험을 경험하는지 확인하기가 불가능하다. 그러므로 혈액 수치는 잠정적 추정이나 의견에 불과하며, 따라서 신중하게 적용해야 한다.

나의 연구 과정에서 임사체험·유체이탈을 경험하는 순간에 혈액을 추출한 환자가 2명 있었다(11번, 17번 환자). 두 경우 모두 심정지 환자는 아니었으며, 산소호흡기를 달고 있었다. 환자들의 산소량은 안정적인 정상치로 나타났으며, 혈압과 맥박도 정상이었다. 이 두 경우 모두 산소 결핍과 이산화탄소 공급 과잉은 나타나지 않았다. 혈액의 샘플이 너무 적어서 최종적인 결론을 내리기는 어렵지만, 그럼에도 비정상적인 혈액 수치로 임사체험을 설명할 수 없다는 사실은 입증되었다.

임사체험은 약물에 의한 것인가?

약물에 대한 전반적인 연구는 내가 처음 발표한 책을 참조하기 바란다. 요약하자면, 연구 첫해에 인터뷰한 환자 중 대부분이 강력한 진통제 또는 안정제 처방을 받았지만, 임사체험을 한 사례는 극히 적었다. 만약 약물이 임사체험의 요인이라면 체험자가 훨씬 더 높은 비율로 나왔을 것이다.

심정지를 경험한 환자들의 집단에서는 상당수가 진통제와 안정제 투약을 받았다. 하지만 그들 중 임사체험을 한 사례는 없었다. 심정지 집단에서 임사체험을 한 환자들도 있었지만, 이들은 당시 전혀 약물 처방을 받지 않았다.

임사체험을 한 15명의 환자들 중 20퍼센트는 진통제 또는 안정제 처방을 전혀 받지 않았다. 임사체험과 유체이탈을 보고한 10번 환자 역시 어떠한 약물 처방도 받지 않았다.

의식을 잃었다가 깨어난 한 환자는 방문자에게 자신이 천사를 보았다고 주장했다. 그 후 상태가 악화되어 안정제 처방을 받았는데, 두 번째로 의식을 회복했을 때는 전에 천사를 본 것이나 방문자에게 이야기를 한 것을 전혀 기억하지 못했다. 안정제 복용으로 기억이 상실된 것으로 보였다.

환각을 체험한 집단의 투약 기록을 살펴보면 흥미로운 점이 발견된다. 기이한 환각을 경험한 12명의 환자 중 11명(거의 92퍼센트)이 진통제와 안정제 처방을 받았다. 즉, 약물은 혼란스럽고 기이한 환각 상태에 매우 큰 영향을 미치는 것으로 보인다.

이외 흥미로운 사실들

죽음에 가까워질수록 임사체험을 겪을 확률이 높다. 심정지를 경험한 환자들에게 가장 높은 임사체험 발생률이 나타났다.

체험자들은 대체로 자신들의 체험을 남에게 알리지 않는다. 임사체험을 한 15명의 환자 중에 자발적으로 자신의 체험을 공개한 환자는 2명에 불과했다.

임사체험은 흔하지 않다. 연구가 진행된 지난 5년간 약 3천 명의 환자가 중환자실에 입원했지만 임사체험을 한 경우는 단 15건이었다. 그리고 이 중 다른 보고서에 기록된 사례들처럼 깊은 임사체험은 2건에 불과했다.

엔도르핀도 임사체험의 요인으로 자주 거론되었다. 그러나 10번 환자의 경우 임사체험을 하는 동안에는 아무런 통증이 없었지만, 육체로 돌아오는 순간부터 극심한 통증을 호소했다. 엔도르핀의 영향력은 오래 간다.[13] 그러므로 임사체험이 엔도르핀에 의한 것이라면, 환자가 육체로 돌아왔을 때 곧바로 통증을 느끼기보다는 점진적으로 느껴야 한다.

임사체험을 죽음의 정신적 위협에 반응한 것으로 보기도 어렵다.[14] 연구가 이루어진 중환자실은 내부가 개방형으로 디자인되었기 때문에 환자들이 서로 가까운 거리에 위치했다. 따라서 응급 상황이 발생하면 주변의 환자들도 모두 그 상황에 노출된다. 만약 임사체험이 심리적 반응에 의한 것이라면 더 빈번하게 일어났을 가능성이 높다.

깊은 임사체험을 경험한 환자들은 이후 죽음을 두려워하지 않는다.

연구 중 발견된 사례들 모두가 다른 보고서에 나오는 것처럼 질 높은 이야기의 형식을 갖추고 있지는 않았다. 임사체험의 한 가지 단편적인 요소만 등장했기 때문에 환자들이 자신의 경험을 이해하지 못하거나 가볍게 여길 때도 있었다. 따라서 체험자가 자신의 경험을 알릴 필요성을 느끼지 못할 정도로 부분적인 임사체험 사례는 더 많을 것이다.

연구의 한계

모든 연구가 그렇듯이 내 연구에도 여러 가지 제약이 있었다. 가장 큰 어려움은 임사체험이 언제 발생할지 모른다는 예측불가능성이었다. 위급 상황이나 심정지는 대개 사전 경고 없이 발생하기 때문이다.

연구자로서 열정이 넘쳤던 나는 환자와 충분히 시간을 두고 깊은 인터뷰를 나누고 싶었다. 하지만 현실적으로 환자들은 쇠약하여 장시간 인터뷰에 응할 수 없는 경우가 대부분이다. 간호사로서 환자에게 무리가 되는 상황이 오면 인터뷰를 종료해야 했다.

환자들로부터 가급적 많은 정보를, 최대한 빠른 시일 내에 확보해야 한다는 사실을 연구 초기에 깨달았다. 어떨 때는 인터뷰를 충분히 하기도 전에 환자들의 상태가 악화되거나 사망하기 때문이었다. 이것은 불가피한 일이며, 다른 조사자도 이와 같은 고충을 겪은 것으로 보고되었다.[15] 때로는 환자를 찾아온 방문객들에 의해 인터뷰가 방해받기도 하였다.

그리고 환자의 이후 경과를 파악하는 일이 가장 힘들었는데, 환자가 퇴원한 후에는 특히 그러하였다. 모든 임사체험자를 대상으로 장기적 경과를 조사했다면 더 많은 자료를 수집할 수 있었을 것이다. 하지만 연구를 전적으로 나 혼자 진행했기 때문에 자료를 수집하고 분석하고 기록하는 것이, 또 간호사로서의 일을 병행하면서 퇴원한 환자들까지 추적하여 조사한다는 것이 현실적으로 어려웠다. 환자들을 추적하기 위해 노력했지만 어떤 이들은 퇴원 후 사망했거나 이사를 갔거나 혹은 나의 연락을 받고 싶어하지 않았던 것이다. 하지만 10번 환자와는 지속적으로 연락할 수 있었다.

미래의 연구를 위한 조언

혼자서 하는 연구보다는 임사체험에 대한 깊은 이해와 지식을 지닌 사람들이 공동으로 연구를 하는 것이 효과적이다. 나는 연구를 마치면서 이것이 혼자 감당하기에는 너무 큰 과제였다는 사실을 인식하였고, 박사 과정을 끝낼 즈음에는 완전히 녹초가 되었다.

이상적인 연구는 연구 공동체가 심혈관병동이나 중환자실에서 하나의 팀을 이루는 것이다. 그리고 24시간 교대로 임사체험의 가능성이 있는 모든 환자들을 예의 주시하며 상태를 기록해야 한다. 임사체험을 한 환자가 있다면 의식을 찾은 즉시 혹은 일반 병실로 옮겨지기 전에 인터뷰를 하고 이후에 이차적으로 부가적인 인터뷰를 한다. 이렇게 함으로써 기억의 불완전함에서 비롯된 문제점을 해소하고, 아울러 유체이탈 같은 경우에는 당시 현장에 있던 의료진들로부터 즉각적인 현장검증을 받을 수 있다.

연구를 시작하기 전에는 임사체험에 대한 철저한 지식을 갖춰야 한다. 연구 기간 동안 환자가 임사체험을 한 것 같다며 나에게 제보한 간호사 동료들이 몇몇 있었지만, 자세히 조사한 결과 임사체험이 아니라 당시 현장의 사건을 오해한 것이었다.

연구팀에는 임사체험에 매우 회의적인 연구자도 포함되어야 한다. 그래야 짚어봐야 할 모든 면을 검증할 수 있고, 가능한 모든 해답을 철저하게 조사할 수 있다. 임사체험 연구자와 회의론자가 등을 돌리기보다는 서로 머리를 맞대고, 인간의 의식에 대한 우리의 이해를 폭넓게 하기 위해 완벽한 검증 방법을 구축하는 것이 좋다.

임사체험의 신빙성을 부인하는 사람들이 많다. 특히 유체이탈과 같은 사례가 일화로 전해질 때에는 그 내용이 사실인지 아닌지 확인할 방법이 없다. 체험자가 실제로 죽음에 근접했는지, 심장이 멈췄는지, 의식을 잃었는지, 약물이 사용되었는지, 혈액에 이상이 있었는지를 확인할 길이 없는 것이다. 하지만 이제 이러한 자료들을 제시하는 실질적 연구가 병원에서 이루어진 이상, 임사체험을 묵살하거나, 산소 결핍이라든가 약물의 부작용과 같은 물리적인 요인으로 일축하여 설명하기가 쉽지 않다.

임사체험은 짜임새 있고 선명하며 일관성이 있다. 그리고 많은 경우 개인의 삶과 가치관에 전환을 가져온다. 연구 결과를 분석한 결과 물질론적인 가설들은 이러한 임사체험을 전반적으로 설명하지 못했다. 나의 연구는 일개 자료에 불과하지만, 여기서 도출된 결론은 임사체험을 주제로 한 다른 연구 결과들과 동일 선상에 있다.[16] 임사체험에 대한 충분한 지식을 갖추고 임사체험이 일어날 수 있는 최적의 환경에서 일하면서 동시에 연구 프로젝트를 진행한 결과, 나는 물질론적인 가설들은 임사체험이라는 복합적인 현상을 충분히 설명하지 못한다는 결론에 도달했다. 앞으로 열린 마음으로 모든 가능성을 지속적으로 연구할 필요가 있다. 이제는 다른 관점에서 임사체험의 현상을 탐구해야 한다. 그리고 가장 합리적인 관점은 뇌가 우리의 의식을 창조하는 것이 아니라, 우리의 의식이 뇌를 통해 전달된다는 것이다. 새로운 관점의 연구를 통해서만 의식에 대한 완전히 새로운 이해가 주어지거나, 혹은 물질론적인 주장이 옳음이 증명될 것이다. 의식에 대한 새로운 각도의 연구가 이루어지지 않는다면 적절한 해답을 찾을 수는 없다. 뇌 작용이 의식을 창출한다는 오늘날의 과학적 신념에 한계가 있음이 밝혀진 이상, 더 많은 연구가 이루어져야 한다.[17]

8. 죽음에 대한 인식의 변화

인간 사회가 진화되면서 죽음을 바라보고 이해하는 방식 역시 진화했다. 한때는 예상되는 삶의 한 부분이었던 죽음이 이제는 삶의 물질적인 부분에 밀려 사람들로부터 배척당하고 있다. 이제 우리는 물질을 추구하느라 여념이 없어 언젠가 죽을 것이라는 사실을 외면한다. 그러다 보니 예전에는 죽음이 가족과 친구 들이 모두 모이는 일종의 사회적 의식이었지만, 이제는 구석에서 은밀하게 일어나는 일, 또는 첨단장비가 갖춰진 병원에서 의료진의 손에 통제되는 일로 격하되었다.

전 세계의 다양한 문화권에서 〈사자死者의 서書〉, 즉 〈죽은 사람을 위한 편지〉라는 고대 문서가 발견된다.[1] 그 안에는 죽은 사람이 저 세상을 여행할 때 알아야 할 내용과 유족들이 슬픔을 이길 수 있도록 돕는 내용이 담겨있다. 가장 오래된 것은 이집트에서 발견된 〈사자의 서〉로, '낮에 돌아움' 혹은 '빛 가운데 나타남'을 뜻하는《페르 엠 후루*Pert em Hru*》라는 파피루스 문서를 모은 것이다.[2] 이 책은 고대 이집트의 5천 년 역사 동안 모든 시대를 아울러 발견된 장례 문서들로 이루어져있다. 죽어가는 사람들을 위해 쓰인 독특하고 개별적인 이야기가 담겨있는데, 그 분량도 상당하다. 이렇게 문서를 기록하여 부장하는 풍습은 원래 파라오에게만 적용되던 것이었지만, 후에 사회의 유명 인사로 확장되기도 했다.

가장 잘 알려진 〈사자의 서〉는 티베트에서 찾을 수 있다.[3] 이는《바르도 퇴돌*Bardo Thodol*》, 즉 '저 세상에서의 여행 중 들음으로써 자유를 얻음'이라는 기록이다. 문서로 처음 남겨진 것은 8세기였는데, 훨씬 오래전부터 구전으로 내려오다가 위대한 선지자인 파드마 삼바바에 의해 기록되었다. 죽어가는 사람, 이미 죽은 사람을 위한 안내서라 할 수 있는 이 책은, 죽음과 환생 사이에 또 다른 중간 단계가 있다는 티베트의 신앙에 근거하고 있다. 티베트의 승려는 이 책을 죽어가는 사람 옆에서 크게 읽었고, 그렇게 함으로써 그가 죽음으로 이행하는 과정에서 어떤 경험을 하더라도 잘 대처할 수 있게 도와준다고 믿었다.

마야문명도 죽음에 대한 관심이 지대했으나, 스페인의 침략과 기후적 요인으로 대부분의 고대 기록들이 훼손되었다. 구전 신화를 기록한《포폴 부*Popul Vuh*》[4]는 쌍둥이 영웅이 지하 세계로 모험을 떠나며 고난을 겪고 죽음과 환생을 경험한다는 내용이다. 중미 지역의 원주민인 나우아틀족에게도 〈사자의 서〉가 있다. 여기에는 수염을 기르고 피부가 흰 케찰코아틀이라는 남자가 왕국을 건설한 신화가 나온다. 이 신화는 죽음과 부활, 죄와 구원, 인간의 신격화 등 인류의 보편적인 주제를 다루고 있다.

유럽에서는《아르스 모리엔디*Ars Moriendi*》, 즉 '죽음의 기술'에서 나타난 것처럼 중세 시대부터 '좋은 죽음'을 추구하는 전통이 있었다. 당시에는 기근, 전쟁, 전염병은 물론 이단자, 무신론자, 마녀에 대한 공개 처형 및 대량 학살 때문에 죽음이 비일비재했다. 죽음과 장례식은 일상의 한 부분이었다.《아르스 모리엔디》는 두 부분으로 구성되었으며, 단지 병들고 늙고 죽어가는 사람만을 위한 책이 아니라 모든 사람들에게 삶에 대한 지혜를 가르치는 책이었다. 책의 첫 부분에서 강조하는 내용은, 물질을 추구하는 삶은 옳지 못하며, 죽을 때 물질을 가져갈 수도 없다는 것이다. 그리고 죽음을 의식하는 것이 모든 지혜의 시작이라고 말한다('모르스 세르타, 호라 인세르타*mors certa, hora incerta*', 죽음은 확실하되 언제인지가 불확실할 따름이다). 현재의 삶을 영위하면서 오늘이 마지막 날인 듯 하루하루를 즐겨야 한다. 그리고 인생을 연장하기 위한 어떠한 노력도 하지 말며, 해로운 행동은 삼가고 법에 따라 사는 것이 지혜라고 강조한다.

두 번째 부분에서는 죽음을 경험하는 것과 죽는 자를 저 세상에서의 여행으로 안내하는 법을 다룬다. 임종을 앞둔 사람의 영혼이 곧 저 세상에서의 여행에서 겪을 수 있는 일들을 미리 가르쳐주는데, 죽음에 대한 거짓 희망을 갖지 말며 죽음을 부인하지도 말아야 한다는 점을 가장 강조한다. 이 책은 또 자살을 하는 것보다 준비 없이 죽는 것이 더 나쁘다고 조언한다.

프랑스의 역사가 필립 아리에스[5]는 중세 시대부터 20세기까지 서구 사회의 죽음의 역사에 대한 책을 썼다. 죽음을 부정하는 시대에 살고 있는 우리들로서는 이해하기 어렵지만, 중세 시대에는 죽음이 너무나 만연했기 때문에 사람들이 오히려 자신들의 삶을 사랑하고 감사하게 여겼다.

죽음의 개념과 양상을 살펴보면, 중세 초기의 '순종적인 죽음'은 13세기 들어 '자기 자신의 죽음'으로 변화했다. 죽음이란 사람이 자신의 인생을 회고하고 죄를 회개하는 것이었다. 그리고 하나님께 용서를 구하고 가족과 친구들에게 둘러싸여 세상을 떠난다. 죽은 후에는 '꽃이 만발한 정원과 빛줄기가 흐르는(임사체험의 요소들과 같다) 천국'으로 간다는 믿음이 생겼다.

그리고 13세기 무렵부터 미술 작품에 심판의 장면이 등장하기 시작했다. 사람의 행실이 기록된 책을 손에 든 예수라든지 천사, 사탄과 같은 영적 존재가 임종하는 자의 침대 곁에 나타났다. 14세기에는 임종의 한 과정으로 인생회고가 등장했다. 아직까지 죽어가는 사람이 관심의 중심에 있었으며, 그가 죽음의 과정을 통제하였다.

전염병과 기근으로 죽는 사람이 늘어감에 따라 미술 작품의 주제는 더욱 섬뜩해졌다. 부패한 시신의 이미지가 흔하게 등장하기 시작한 것이다. 16세기와 18세기 사이에 장례식 절차를 포함한 유서와 유언이 등장했다. 이제 죽음을 통제하는 권한은 죽는 사람 주변으로 넘어갔다. 18세기 후반기부터 유언은 소유권의 분할에 관한 법적 문서로 의미가 축소되었다. 당시 죽은 사람의 친척과 친구 들은 애도의 감정 표현을 억제해야 했다. 죽음을 애도할 때 슬픔의 감정을 비우고, 그럼으로써 지나치게 깊은 슬픔의 수렁에 빠짐을 경계했던 것이다. 그러나 19세기에 들어서는 죽음에 대한 두려움을 반영해 애도의 표현을 과장하기 시작했다. 과거에는 죽은 사람의 가족이 직접 장례식을 치르면서 상실감을 회복하였지만, 1885년에는 장례 사업이 성행하면서 이러한 회복의 기회마저 다른 사람의 손에 넘어가게 되었다. 장례 의식도 바뀌었고, 시신을 매장하는 곳도 따로 있어서 가족들이 묘지를 방문해야 했다.

그때부터 죽음은 수치스러운 것이 되었다. 즉, '금지된 죽음' 혹은 '보이지 않는 죽음'이 된 것이다. 사람이 죽어가더라도 죽음을 입에 올리지 않는 것이 그를 위한 일이었다. 그리고 1930년대부터 죽음의 장소도 변화하기 시작했다. 사람들은 죽기 위해 병원으로 보내졌으며, 죽음은 의사에 의해 통제되었다.

임종하는 환자의 상황과 오늘날 병원의 치료 과정에는 큰 괴리가 있다. 의학의 발달로 회복이 가능한 환자와 불가능한 환자의 치료 과정이 분리되기 시작했다. 환자의 수명을 연장하고자 노력했으며, 그에 따라 더욱 효과적인 치료 방법이 등장했고, 더 많은 사람들이 더 오래 살게 되었다. 심폐소생술로 죽기 직전의 환자들이 다시 의식을 찾았다. 하지만 운이 좋지 않은 환자는 비참하고 쓸쓸하게 죽음을 맞는다. 실제로 내가 일했던 병원에서도 중환자실의 침대가 1993년에 7개였던 것이 1998년에는 12개, 2003년에는 16개, 2009년에는 17개로 증가했다. 그리고 집중적인 간호가 필요한 환자를 위해 별도의 침대가 12개 마련되었다. 수요가 계속해서 증가함에 따라 중환자실이 다른 어느 병동보다 커졌다. 때로는 수용 가능한 숫자보다 입원 환자가 더 많아서, 수술 회복실에서 환자들을 돌보기도 한다.

노인 환자들 중에는 분명 인생의 종착지에 도달한 것이 분명한데도 죽음 직전에 소생술을 받고 다시 살아나는 경우가 종종 있다. 기술적으로 발달했을지 몰라도 우리는 죽음에 대해 전혀 이해하지 못하고 있다. 죽음은 무조건 막아야 한다고 배웠다.[6] 우리는 다른 모든 영역에 대해서는 좋은 교육을 받고 있으면서, 인생의 의미에 관한 열쇠를 쥐고 있는 한 영역에 대해서만은 유독 아무것도 배우지 않는다. 현대 의학은 치료만을 강조할 뿐, 돌봄에 대해서는 관심을 갖지 않고 있다. 그리고 치료의 불가능함을 인정하는 것이 곧 패배하는 것이라고 생각한다.[7]

죽음은 노인에게만 국한된 일이 아니며, 어느 연령에나 일어날 수 있다. 오늘날 사람들은 삶을 유지하기 위해 무엇이든 한다. 다시 일어날 가능성이 없는데도 환자를 중환자실에 무작정 머무르게 하고, 죽음을 모면하기 위해 효과도 불확실한 수술을 감행하며, 환자에게 엄청난 고통을 수반하는 치료를 받게 한다. 어차피 실패할 것이라면 치료를 안 하기보다는 차라리 너무 많이 한 뒤 실패하는 것이 낫다고 우리는 믿는다. 결과적으로 환자들은 존엄성을 훼손당한다.[8]

중환자실 마취 전문의와 젊은 외과의사가 곧 수술이 필요한 한 환자에 대해 대화를 나누는 것을 들은 적이 있다. 그 환자는 87세 여성으로, 노인성치매 말기 환자였다. 거동이 불가능해지거나 전신마취를 견딜 수 없을지도 모른다는 위험인자가 적지 않았지만, 외과의사는 환자 가족이 원하기 때문에 수술을 강행해야 한다고 주장했다. 가족들이 원하는 일이었다고는 하지만, 그들이 수술 후에 나타날 수 있는 일들에 대해 얼마나 정확한 정보를 들었는지 의심스러웠다. 수술 후 어떤 치료를 얼마 동안 받아야 하는지, 그러고도 회복할 가능성이 얼마나 낮은지를 가족들이 들었을까? 산소호흡기를 꽂은 채 짧게는 며칠에서 길게는 몇 주 동안 말도 못 하고 살아야 한다. 또 매시간 담을 제거하기 위해 폐에 흡입관을 꽂아야 한다. 소란스러운 중환자실에서 잠도 못 자고, 두세 시간마다 좌로 우로 돌려 눕혀지는 불편과 공포를 겪어야 한다. 안정제를 투여받아야 하고, 신부전증 합병증이 일어나거나, 수액 공급으로 못 알아볼 정도로 부종이 심해질 수도 있다. 그러한 모든 치료에도 불구하고 환자가 사망할 확률은 여전히 높다. 이러한 사실을 가족들이 알았을까?

게다가 병원에서는 가족이 면회할 수 있는 시간도 제한되어있다. 병원 업무상 면회 시간을 규제하기 때문이다. 언제든 환자를 본 날이 마지막 날이 될 수도 있지만, 이에 대해 병원은 개의치 않는다.

때로는 죽음을 인정하지 않는 가족들 때문에 환자가 희생되고, 이 과정에서 많은 사람들이 더 큰 고통을 당하기도 한다.[9]

이를테면 앤은 매우 위독한 상태로 중환자실에 입원했다. 처음에는 치료에 반응을 보였지만, 머지않아 임종이 다가올 것이 분명해졌다. 앤은 가족들이 많았는데, 다들 최대한 곁에 머무르려고 했다. 앤은 마지막 순간이 다가오는 것을 알았다. 가족들에게 이 사실을 알리고 싶어했지만 산소호흡기 때문에 말을 할 수가 없었다. 앤은 자신의 결혼반지에 대해 할 말이 있는 것 같았는데, 자신이 죽은 후 누가 그것을 가질지 말하고 싶어하는 듯했다. 그럴 때마다 가족들은 앤이 죽지 않을 것이며, 반드시 회복되어야 하니 그런 소리를 하지 말라고 몇 번씩 말렸다. 앤과 가족들 모두가 점점 더 힘들어했다. 중환자실에 입원한 지 열흘 후 앤은 세상을 떠났는데, 죽음을 인정하지 않는 가족들 탓에 앤은 결국 반지에 대해 하고 싶었던 말을 못하고 떠났다. 그 환자와 가족이 겪는 일을 지켜보면서 나는 너무나 마음이 아프고 슬펐다.

〈사자의 서〉와 임사체험에는 여러모로 유사한 점이 있다. 수천 년의 세월이 지나며 단순한 신화 정도로 알려지게 되었지만, 오늘날 그것은 '비정상적 의식 상태에서 발견되는 영혼의 깊은 곳을 알려주는 지도地圖'[10]로 보인다. 우리 정신의 맨 아랫부분과 오늘날 발달한 과학의 힘을 접목시키는 것이 아마도 지금 필요한 일이 아닐까 한다.

9. 임사체험에 대한 이해와 인식

육체를 물질주의적 시각으로만 이해하고 영혼을 무시하는 서구의 고집스러운 의술이 우리를 아주 병들게 하며, 나아가 우리의 치유를 사실상 불가능하게 한다.

 – 라페엘 켈만[1]

의료계를 위한 제안

환자의 영적 필요도 돌보자

영혼에 대한 논의는 현 의료계 혹은 우리의 일상에서 여러 가지 이유로 주목을 받지 못한다. 정의하기도 어렵고, 또 대부분의 경우 종교의 동의어 정도로 간주되기 때문이다. 하지만 이것은 종교적 활동 그 이상이며, 우리의 삶에 의미를 부여한다.

간호사들을 대상으로 한 최근의 조사를 보면 환자를 위한 영적 간호에 대한 인식이 높아지는 것을 알 수 있다. 그러나 그러한 수준의 간호를 할 수 있는 간호사는 5퍼센트에 불과한 것으로 나타났다.[2] 환자의 영적 안녕을 보살피는 일이 잘 이루어지지 않는 데는 자신감이나 경험 부족 또는 지속적으로 같은 환자를 돌볼 수 없는 구조 등 다양한 이유가 있다. 하지만 그중 가장 큰 이유는 간호사들의 업무가 지나치게 많다는 점과 그런 간호를 제공할 수 있는 시간과 인력이 부족하다는 점이다.[3]

환자가 병원에 입원하는 가장 주된 목적은 육체를 치료하는 것이다. 하지만 환자의 영적인 필요를 발견하고, 그에 따른 전인적 치료를 공급할 때 치료와 회복이 가속화된다. 결과적으로 약물과 자원이 절약되며 병원 체류도 줄일 수 있다. 수용 인원이 초과된 오늘날의 의료 시설로서는 바라 마지않을 일이다. 질병의 의미를 발견하고 행복을 누리는 것은 긍정적인 치료 결과를 얻기 위해 꼭 필요하다. 또한 환자들의 영적인 필요를 돌볼 때 의료계 종사자들도 자신들의 영적 필요를 돌아보게 된다.[4]

마음과 정신을 통해 육체를 치유하는 것은 오늘날의 과학적 패러다임 속에서는 낯설지라도, 실상 전혀 새로운 개념이 아니다. 마음은 육체에 강력한 영향을 미치며, 모든 사람은 스스로 자신의 몸을 낫게 할 잠재력을 가지고 있다.[5] 긍정적인 감정이 건강에 미치는 영향에 대한 최근 연구자료를 보면, 환자가 느끼는 행복과 사랑의 감정이 치유율과 회복률을 얼마나 증가시키는지 알 수 있다.[6] 긍정적인 마음가짐으로 자신의 질병을 낫게 한 사람들의 사례를 참고하여 의료계 종사자들이 이 간단한 테크닉을 실제 업무에(혹은 일상에) 접목한다면, 환자 치료에 더욱 긍정적이고 희망적인 환경을 만들 수 있을 것이다.[7] 마음의 치유 없이 어떻게 육체의 치유를 기대할 수 있겠는가? 임사체험을 한 환자들에게도 이러한 돌봄이 필요하다.

임사체험에 대한 지식을 갖추자

임사체험을 하고 나면 환자들은 심리적 변화를 겪는다. 따라서 의료계 종사자들이 임사체험에 대한 지식을 갖추어 체험자들의 이해를 돕고 조속히 회복될 수 있도록 필요한 모든 조치를 취하는 것이 중요하다.

임사체험을 한 환자를 정신질환자로 오진한 사례가 보고되기도 한다. 최근 비교분석 자료에 의하면, 지난 20년간 심리학자들의 임사체험에 대한 지식에는 아무런 실질적 변화가 없었다. 그럼에도 그들은 임사체험에 대해 많은 것을 알고 있다고 과대평가되었다.[8] 그 오류를 지적하는 학술 자료가 발표되었지만, 여전히 임사체험은 외상 후 스트레스 장애나 해리 장애로 자주 오진되고 있고, 임사체험과는 전혀 무관한 상투적인 질병 중 하나로 분류되곤 한다.[9] 병원 의료진들을 대상으로 한 또 다른 분석 자료를 보아도 그들 중 대부분이 임사체험에 대해 무지했다.[10]

이본 케이슨은 임사체험 때문에 당혹스럽고 혼란스러워하는 한 여성의 사례를 보고했다. 이 여성은 자신의 경험을 이해하는 이가 없어 아무하고도 이야기를 할 수 없었다. 처음에 남편에게 이야기했지만 남편은 이해하지 못했고, 그들은 결국 이혼했다. 다니는 교회의 목사에게 이야기하니, 목사는 그것이 사탄의 짓이라고 했다. 의사에게 찾아가 상담을 했지만, 임사체험에 대한 지식이 전무했던 의사는 그녀를 정신과 의사에게 보냈다. 정신과 의사 역시 임사체험에 무지했고, 결국 이 여성은 풀리지 않는 정신적 갈등을 겪다 망상에 시달렸다. 불안과 망상 증세를 치료하기 위해 장기간 심리 치료를 받으며 신경안정제를 복용해야 했다. 하지만 임사체험으로 자신의 삶에 긍정적인 변화가 일어나는 것을 느끼면서 더욱 혼란스러워했다. 결국 많은 시간이 흐른 후 임사체험에 대한 책을 읽고서야 자신의 체험을 이해하게 되었다.[11]

간호사를 대상으로 한 조사에서 70퍼센트의 응답자가 임사체험에 대해 알고 있다고 대답했다. 하지만 임사체험에 대한 지식을 실제로 갖췄는지 파악하기 위해 질문을 했을 때는 그중 89퍼센트가 답하지 못했다.[12] 이와 유사한 결과는 다른 조사에서도 찾아볼 수 있다.[13]

중환자실 환자와 간호사 들이 임사체험의 본질과 의미를 얼마나 잘 이해하고 있는지 묻는 조사에서는 '임사체험과 그 제반 현상에 대한 이해가 부족하다'는 결과가 나왔다.[14] 과거 17년간 중환자실 간호사로 일한 나도 이러한 결과에 동의한다. 임사체험이 매체를 통해 많이 알려지기는 했지만, 정작 의료계 종사자들은 환자들이 필요로 하는 수준의 지식을 가지고 있지 않다.

현대 의학이 발전함에 따라 20년 전에는 치명적이었던 질병으로부터 많은 환자들이 회복되고 있다. 그러므로 이제는 훨씬 더 많은 환자들이 임사체험을 경험할 것이라고 추측할 수 있다. 하지만 안타깝게도 이러한 현상에 대한 교육이 충분히 이루어지지 않고 있다. 의료계 종사자들의 임사체험에 대한 지식은 여전히 낮은 수준을 맴돈다. 다만 최근 2~3년 사이에 몇몇 대학에서 임사체험에 대한 논의를 시작했다는 것은 고무적인 현상이다. 모든 의료계 종사자들을 위한 교육 과정에 이러한 주제가 포함되어야 한다.

의과대학 혹은 간호사 훈련 과정에 임사체험에 대한 교과가 포함되고, 또한 기존 의사와 간호사를 위한 코스도 마련되어야 한다. 임사체험자에게 직접 사례를 듣는 시간이 교과 과정에 포함된다면 유익할 것이다. 실제 경험자로부터 일인칭 증언을 들을 때 임사체험에 대한 깊은 이해가 생긴다.[15] 나의 경험상 의사나 간호사 들, 특히 경험이나 경력이 부족한 이들은 죽음이나 죽음과 연관된 논의를 매우 불편해한다. 중환자실에서 일할 사람들에게 죽음에 대한 교과 과정은 꼭 필요하다. 그런 교과 과정 개설이 환자와 가족들에게 도움이 됨은 물론이고, 이러한 특수한 환경에서 일할 수 있는 인력을 유지하는 데에도 큰 도움이 될 것이다.

의과대학 교육 과정에 임사체험의 내용을 포함시킨 사례를 보면, 환자에 대한 학생들의 이해와 존중심을 배양할 수 있다는 점에서 매우 유익하고 성공적이었다. 학생들은 의사의 역할을 폭넓게 이해할 수 있었고, 환자라든가 의견이 다른 동료들과도 더 잘 소통할 수 있었다.[16]

인정하고 적절히 반응하라

만약 자신의 임사체험을 고백한 환자가 있다면, 그는 아마도 오랜 시간 고심했을 것이다. 그리고 지극히 개인적인 경험을 공개하는 데 큰 용기가 필요했을 것이다. 임사체험은 개인의 삶에 미치는 영향력이 너무나 커서 종종 존재적 위기로 비유되기도 한다.[17] 임사체험은 초월적인 경험이며, 비교할 만한 대상이 없다. 많은 체험자들은 임사체험을 '실제보다 더 실제 같은' 경험이라고 생각하기 때문에 누군가가 그것을 사소한 일로 치부하면 모욕으로 받아들인다. 그리고 듣는 이가 몰이해한 태도를 보이면 자신의 경험을 감추고 다시는 이야기하지 않으려 한다. 체험자들은 대부분 자신의 경험을 남들 앞에서 이야기하기를 꺼린다. 여러 가지 이유가 있겠지만, 상대방을 잘 알 때까지는 자신들의 경험을 전부 털어놓지 않는다. 어떤 환자들은 자신들의 경험을 털어놓기 전에 상대방의 반응을 시험하기 위해 '이상한 꿈'이라든지 그와 비슷한 이야기를 먼저 시도해본다.[18] 그들은 사람들이 자신의 말을 믿지 않거나 비웃을까봐 혹은 자신을 미친 사람 취급할까봐 두려워한다. 임사체험자들이 자신의 경험을 완전히 이해하지 못하거나 삶에 받아들이지 못한 채 오랫동안 살아가기도 한다. 어떤 이들은 사랑하는 가족, 특히 자녀들을 남겨두고 자신이 경험했던 세상으로 다시 돌아가고 싶어하는 것에 죄책감을 느끼기도 한다. 대부분의 체험자들은 그때의 기억을 떠올리는 것만으로도 당시의 감정에 다시 젖는다. 너무나 개인적인 경험이기 때문에 혼자 간직하려는 경우도 있다. 체험자들은 자신의 이야기를 잘 들어주는 사람이 있으면 임사체험 경험을 더욱 잘 받아들이는 경향이 있다. 그렇기 때문에 그들의 경험을 사실로 인정해주는 것이 아주 중요하다. 또한 그들에게 충분히 표현할 수 있는 시간을 주고, 다른 사람들도 비슷한 경험을 한다는 사실을 알려줄 필요가 있다. 많은 환자들은 자신의 경험을 누군가가 인정해주는 것만으로도 만족스러워하며, 그런 다음에야 다시 자신의 삶을 살아갈 수 있다.[19] 내가 혼자가 아니며, 다른 사람들도 비슷한 경험을 한다는 단순한 확인 작업이 큰 효과를 발휘한다. 자신의 세계관과 다르다고 해서 환자의 임사체험이나 임종 현상을 의심하는 것은 금물이다. 또한 환자들로 하여금 그 경험을 선물로 인식하고 긍정적으로 사용할 수 있도록 격려해주어야 한다.[20] 환자가 환각 상태에 빠졌을 때는 '바로잡아주는 것'이 간호사의 본분이지만, 임사체험은 그렇게

접근해서는 안 된다. 그냥 들어주는 것이 가장 좋은 대처 방법이다.[21]

의료계 종사자가 임사체험에 대한 지식을 충분히 갖추지 않았을 때 적절하게 대응하기가 무척 어렵다. 환자들이 임사체험을 한 후 가장 먼저 접촉하는 사람은 의료계 종사자들일 것이다. 이들의 반응은 환자들의 회복 과정에 장기적으로 영향을 미치기도 한다. 여기에서 의미하는 의료계 종사자들이란 의사, 간호사, 자원봉사자, 병원 원내목사, 임상심리학자, 정신과 의사 등 환자들과 접촉하는 모든 사람을 일컫는다. 하지만 환자들이 가장 먼저 이야기를 털어놓는 대상이 가족인 경우도 있기 때문에, 모든 사람이 임사체험에 대해 잘 알 필요가 있다. 그들을 비판할 의도가 없더라도, 여전히 임사체험을 환각 증상이라고 생각하거나, 약물이나 산소 결핍 때문이라고 설명하려는 사람들이 많다. 나 역시 처음에는 그런 반응을 보였는데, 임사체험을 액면 그대로 놓고 보면 이러한 가설들이 매우 합리적이고 합당해 보일 수 있다. 하지만 임상 분야에서의 연구를 통해 밝혀졌듯이, 이러한 가설들은 현상을 설명하기에 충분하지 못하다. 이런 가설에 입각한 반응은 임사체험자들이 자신들의 경험을 이해하고 받아들이는 데 유해한 작용을 한다.

간호사의 관점에서 임사체험을 봤을 때, 임사체험자를 돌봄으로써 영혼에 관심을 갖게 되었다는 이들이 많다. 환자의 필요에 더욱 민감해졌으며, 환자를 더 잘 이해하고, 그들에 대한 연민의 마음이 커졌다. 그리고 환자나 환자의 가족 들과 죽음에 대해 더욱 편안하게 이야기할 수 있게 되었다고 했다. 그리고 심폐 소생을 할 때 자신들이 하는 말에 더 많이 신경쓰게 되었다.[22] 나의 경우에도 그랬다.

고통스러운 임사체험을 한 환자들은 훨씬 더 감정적으로 격앙되고, 심지어 정신적 외상을 입기도 한다. 이 때문에 이들의 이야기를 잘 들어주고 인정해주는 것이 기본이다. 대부분의 체험자들은 자신의 고통스러운 임사체험에 대해 말하기를 거부하고, 때때로 자신이 고통스러운 체험을 했다는 사실을 수치스러워하기도 한다. 그러므로 다른 사람들도 이러한 경험을 한다는 사실을 알려주고 안정시키는 것 역시 중요하다. "고통스러운 체험이라도 시간이 지나면서 긍정적인 체험으로 변화한 사례가 보고된 바 있습니다"라고 말해주는 것이 환자에게 큰 위안을 주기도 했다.[23] IANDS 웹사이트나 호라이즌리서치 재단에서 환자들에게 좋은 읽을거리를 제공한다. 모든 의료 환경에 상처 치료 안내서와 같은 임사체험 안내서가 구비된다면 큰 도움이 될 것이다.

임사체험에 관한 이해를 증진시키기 위해 열렸던 한 모임에서 임사체험자들은 미래의 체험자들을 돕기 위해 다음과 같은 방법을 제시하였다.[24]

▼ 의료계 종사자들의 이해와 지식을 고취시킨다.
▼ 관련 연구 결과, 신비주의적 전통과의 비교 자료, 역사적 관점, 체험자들의 증언 및 체험 이후의 변화 등에 관한 정보를 제공한다.
▼ 명상하거나 기도할 시간, 혹은 자연 속에 머물며 경험을 이해할 시간을 갖도록 한다.
▼ 영적 문제 상담자, 전문 성직자, 결혼 및 가족 문제 상담자, 안내자와 멘토를 활용하도록 한다.
▼ 워크숍, 수련회, 컨퍼런스, 후원 단체, 강의, 온라인상의 지원 같은 것

들을 제공한다.

- ▾스스로 공부할 수 있도록 교재를 제공한다.
- ▾임사체험 지식에 대한 대중의 전반적인 인식을 고취한다.
- ▾학습·공유·교제의 장소를 제공하고, 임사체험과 직업을 통합할 수 있게 한다.
- ▾어린이 임사체험자를 위한 행사를 마련한다.

죽어갈 때만 임사체험을 한다고 생각하는 사람이 많지만, 실제로는 그렇지 않다. 물론 심정지 상태에서 가장 빈번하게 발생하기는 하지만, 임사체험은 다양한 상황에서 발생할 수 있다. 다음 사례는 영국 랭커셔에 사는 셰리라는 52세 여성이 보낸 것으로, 교통사고로 차 안에 갇혔을 때 겪은 일이다. 담당 의사가 이 경험을 무시하는 바람에 셰리의 증상은 더 악화되었고, 그래서 나에게 연락을 하기 전까지 셰리는 이 일을 전혀 이해하지 못했다.

오늘 아침 신문에서 기사를 읽고 나서 지금껏 이해하지 못했던 저의 경험에 대해 말씀드릴 생각을 하게 되었습니다. 제가 이야기를 할 때마다 아무도 제 말을 믿으려 하지 않았고, 저는 정말 무슨 일이 일어났는지 이해할 수 없었습니다. 그때 저는 제가 죽었다고 생각했는데, 사실은 죽은 것이 아니었습니다. 구급대원 중 한 명이 응급실 의사에게 내가 죽는다고 말하는 것을 들은 기억은 있지만요. 제가 얼마나 자세하게 이야기해야 하는지는 모르겠지만, 그냥 제가 경험한 것을 다 말씀드리겠습니다. 너무 길지 않아야 할 텐데요.

저는 3년 전 교통사고를 당했습니다. 친구 2명과 함께 길을 잃고 걸어가고 있었는데, 어떤 차 한 대가 멈추더니 우리에게 길을 물었습니다. 마침 우리도 그리로 가고 있었기 때문에 그 운전자가 우리를 태워주겠다고 했습니다. 정말 조그만 차였는데, 우리 셋은 뒷자리에 탔습니다. 먼저 한 친구가 차에 타고 그다음 제가 타려고 머리를 차에 넣는 순간, 이유는 모르지만 갑자기 위험에 대한 직감이 강하게 느껴졌습니다. 그래서 뒤로 물러서서 다른 친구에게 중간에 타겠냐고 물었습니다(친절한 행동은 아니었지요. 저는 제가 왜 그랬는지 나중에 고백하고 사과했습니다. 하지만 그 친구는 오히려 기뻐하는 눈치였습니다!). 왠지 그날따라 가운데 자리가 너무나 위험해 보였습니다. 그래서 다른 사람들도 가운데 자리에 앉기 싫어한다는 것을 알았지만 무시해버렸습니다. 왜 그런 기분이 들었는지 모르지만 하여간 안전벨트를 맸고, 결국 이것 때문에 저는 목숨을 건질 수 있었습니다. 다른 두 친구는 벨트도 매지 않았습니다. 차에 탄 지 5분이 채 안 되었는데 운전자는 길을 잃고 어디로 갈지 우왕좌왕했습니다. 가운데 앉아있던 친구는 자꾸 운전자에게 우회전을 해서 우리가 온 길로 돌아가자고 말했습니다. 다들 오른쪽으로 고개를 돌린 와중에, 놀랍게도, 우리 차 운전자는 차들이 줄줄이 달려오는 차선을 향해 차를 들이밀었습니다!

다음 순간부터는 모든 것이 느린 동작으로 기억납니다. 차 한 대가 저를 향해 돌진해오는 것이 보였습니다. 순간 그 차가 내 앞자리에 부딪히거나 그냥 스쳐 지나가길 바라는 심정으로 몸을 구부렸습니다.

하지만 그 차는 저에게 곧장 와서 부딪혔습니다. 차가 작아서 제 몸이 문 옆에 딱 붙어있었기 때문에 그 충격은 그대로 제 몸에 전달되었습니다. 우리 차는 빙그르 돌아 멀리 나가떨어졌습니다. 그 순간 제가 심한 부상을 입었다는 것을 알았고, 차가 완전히 멈추기도 전에 제가 죽는다고 생각했습니다. 숨을 쉬기 위해 버둥거리는 그 시간이 영원처럼 느껴졌습니다. 차 안에 있던 모든 사람들은 기적적으로 큰 부상을 입지 않고 운전석 창문을 통해 차 밖으로 빠져나갔습니다. 다들 다른 차가 와서 또 부딪히기 전에 빠져나오라고 밖에서 소리쳤습니다. 하지만 저는 부상이 심해서 갇혀있을 수밖에 없었고, 혼자 남겨질까봐 두려움에 떨어야 했습니다. 이때 받은 정신적 충격으로 지금도 치료를 받고 있는데, 잘 견뎌내고 있답니다.

숨을 쉬기 위해 안간힘을 쓰는데 가슴뼈가 으스러져 너무 무섭고 아팠습니다. 그리고 죽음에 대한 공포가 밀려들었습니다. 내가 친구들과 기차를 타는 걸 봤던 남편과 딸이, 내가 이렇게 자동차 사고를 당할 줄은 꿈에도 몰랐을 것이라는 생각도 났습니다. 그때 한 친구가 차 안으로 손을 집어넣어 제 손을 잡아주었습니다. 저는 친구에게 내가 죽을 것 같으니 내 남편과 딸에게 미안하고 사랑한다고 전해달라고 말했습니다. 구급대원들은 정말 대단했습니다. 한 사람은 차 안에 기어들어왔고, 다른 한 사람은 뒤 창문으로 들어와서 제 옷을 벗기고 저의 상태를 살피며 계속 말을 걸었습니다. 저는 죽지 않게 해달라고 빌었습니다. 충격이 심장까지 전해져서 박동이 불규칙해졌습니다. 소방대원들은 차의 지붕을 뜯어냈는데도 저를 빼낼 수 없었습니다. 그래서 다시 차의 뒷부분과 제 의자 뒷부분을 뜯어냈는데, 저는 이미 골반뼈가 부러진 상태였기 때문에 너무나 고통스러웠습니다. 제가 산소호흡기와 머리 보호대를 끼고 꼼짝없이 갇혀있다는 사실과, 사람들이 둘러선 채 제 위로 보호막을 치고 창문을 깨는 상황이 갑자기 너무 힘들었어요. 결국 포기하고 싶은 마음이 간절했습니다. 구급대원이 위에 서있던 소방대원을 향해 지금 당장 저를 꺼내야 한다고 말하는 것이 보였습니다. 그다음 저는 머리를 왼쪽으로 돌리고 눈을 감았습니다. 구급대원이 말을 걸며 제 얼굴을 만졌는데, 그것도 너무 아득하게 느껴져서 저는 그냥 가만히 있었습니다. 이제 죽을 준비가 되었으니 누가 나를 데리고 가줄 거냐고 마음속으로 물어보았습니다. 이제는 남편과 딸에 대한 걱정도 두려움도 없어지고, 그냥 저 자신만 중요해졌습니다. 아무것도 중요하지 않고, 그저 마음 깊이 '고향으로 돌아간다'는 생각만 남았습니다. 누군가가 저를 데리러 온다고 느껴져서 깊은 안도감이 찾아왔습니다.

다음 순간 지금 생각해도 정말 놀랍고, 그러나 달리 표현할 길이 없는 일이 일어났습니다. 세상에서 가장 따뜻한 사랑이 저를 감싼 것 같았고, 부드럽고 충만한 품에 안기는 것 같았습니다…. 그 느낌이 어찌나 아름다운지, 지금도 생각만 하면 눈물이 납니다. 그렇게 밖에는 표현할 길이 없는 느낌입니다. 그런데 어느 순간 저는 다시 깨어났습니다. 차 밖에 들려 나와 들것에 실린 다음부터는 모든 것이 뒤죽박죽이었습니다. 오한, 소음, 통증으로 혼란스러웠고, 어떤 남자가 자기는 응급실 의사라며, 병원에서 저를 다시 만날 거라고 말하는 소리가 들렸습니다. 지독한 통증이 느껴졌지만 그다지 중요하지 않았습니다. 이 세상에 속하지 않은 어떤 것으로부터 깊은 사랑을 느꼈다는 것밖에 생각나지 않았습니다.

저는 아직도 육체적·정신적으로 사고에서 완전히 회복되지 않았습니다. 그러나 힘든 치유 과정을 거치면서 한 번도 그날의 경험을 잊은 적이 없습니다. 저는 기운을 차리자마자 신부님을 불러달라고 했어요. 제가 눈물을 멈추지 못하자 의사가 약물을 처방해주었습니다. 외상 후 스트레스 장애를 겪었고, 지금도 증상이 남아있습니다. 하지만 신부님과의 대화에서 큰 도움을 받았습니다. 다시 걸을 수 있게 된 다음에는 신앙을 갖게 되었고, 1년 후에는 영세를 받고 가톨릭 신자가 되었습니다. 아직도 제가 경험한 것이 무엇인지 잘 모르겠습니다. 우리 신부님은 모르핀 때문이었을 것이라고 농담을 하기도 합니다! 저는 '맹신도'는 아니지만… 우리가 죽으면 무언가 놀랍고 따스한 것이 우리를 기다리고 있다고 생각합니다. 저는 죽음의 고통에 시달릴 거라고 생각했지만, 어디에선가 무언가가 나타나 제가 가장 필요로 하는 순간 제 어깨를 감싸주었습니다. 저를 보호하는 천사였을 수도 있고, 돌아가신 가족이었을 수도 있습니다. 아니면 고난을 당했을 때 인간의 몸이 스스로를 위로하는 놀라운 기능을 가지고 있는 것일 수도 있습니다. 저는 가능성들을 모두 열어두려고 합니다.

이상하게 제 몸에 정전기가 너무 많아졌습니다. 자동차 문이나 옷가게의 옷걸이 등을 만질 때면 손이 찌릿합니다. 이에 대해 한 번도 생각해본 적이 없었는데, 선생님 기사에 이런 내용이 있는 것을 보고

이 사건과 연결시켜보게 되었습니다. 제 경험이 선생님의 글에 나오는 다른 분들의 사례와 비교할 만한 것은 아닐지 모르겠습니다. 그러나 저 자신과 제 삶에 매우 중대한 영향을 미쳤고, 특히 죽음이 두려움의 대상이 아니라는 것을 알게 해주었습니다. 물론 어떻게 죽느냐는 아직도 중요한 문제입니다! 잠자는 중에 죽으면 좋겠어요. 다시 차에 짓눌리기는 싫으니까요. 선생님의 연구에 행운이 있기를 바랍니다.

5년 후 셰리가 다시 연락을 했다. 이때는 셰리가 자신의 경험을 더 잘 이해하고 있었다. 나는 주변으로부터 어떤 도움을 더 받고 싶으냐고 물어보았다.

몇 년간 다양한 수술을 받았고 몸이 다시 좋아졌습니다. 그동안 8년 전 사고 현장에서 구조될 때의 일을 한 번도 잊은 적이 없습니다.
외상 후 장애도 모두 사라졌습니다. 그러나 새로운 시선으로 그날 일을 회고하는 지금도, 모든 일이 아직 선명하게 기억납니다. 두려움과 걱정을 몰아내고 온몸에 전해져 오던, 말로 표현할 수 없이 아름다운 그 무언가 때문에 지금도 눈물이 납니다. 남편과 딸에 대한 미련도 버리고 아름다운 그 무언가와 함께 가고 싶을 정도였습니다. 말로 표현할 수 없는 사랑이 저를 감싸는 듯한 느낌이었습니다. 그리고 갑작스런 충격과 함께 춥고 끔찍한 현실로 돌아왔을 때의 극명한 대조란, 절대로 잊을 수 없는 것입니다.
우리는 대부분 죽음에 대한, 미지의 것에 대한 두려움을 가지고 있습니다. 그런 점에서 임사체험은 제게 매우 긍정적인 효과를 가져왔습니다. 처음에는 사람들이 비웃거나 좋게 보지 않을까봐 이야기하기 어려웠어요. 물론 사고가 났을 때의 고통을 다시 겪고 싶지는 않습니다. 그래서 지금도 어떻게 죽을 것인가에 대해서는 두려움이 있지만, 죽음 자체는, 만약 제가 경험한 것이 죽음이라면, 실제로 참 아름다운 것이라고 생각하게 되었습니다. 저는 죽고 나면 가족들이 너무 그리울 것 같아서 죽음이 항상 두려웠습니다. 그리고 제가 활달한 편이라 가족들에게 저의 빈자리가 너무 클 것 같았습니다. 하지만 실제로 그때 무언가가 저를 따뜻하게 감쌌을 때, 그것이 나를 어디로 이끌든 함께 가고 싶다고 생각했고, 삶에 대한 애착은 모두 사라졌습니다. 절대적인 평안과 일체감이었습니다. 도무지 어떤 말로 그것을 설명할 수 있는지 모르겠고, 제 능력으로는 더 이상 표현할 수 없습니다.

제가 경험한 것이 무엇인지 항상 궁금했습니다. 사람들 말로는 그때 아주 심각한 상황까지 갔다고 하더군요. 제가 기억하기에도 어느 순간 구급대원이 소방관에게 "지금 당장 꺼내야 해요!"라고 다급하게 말하던 것을 들었습니다. 그때 저는 주변에서 저에게 요구하는 모든 것들을 포기하고 죽을 준비까지 했던 것 같습니다.

우리 가족들은 제가 종교적인 경험을 한 줄 알고 신부님을 모셔왔습니다. 신부님은 제 경험이 선물이니 귀하게 간직하라고 하셨습니다. 제 생각에는 굳이 종교적인 건 아니고, 사랑과 평안으로 하나가 된 느낌이라고 할까요. 하지만 어찌 됐든, 그것이 무엇이었는지는 풀리지 않고 설명할 수 없는 의문으로 남아있었습니다.

사실 선생님 덕분에 그때의 느낌이 무엇인지 알게 되었습니다. 그것이 임사체험이라고 설명해주고, 부인하거나 비웃거나 의심하지 않고 인정해줄 때에 환자는 비로소 이해하지 못하던 것을 이해하게 된다고 생각합니다.

이러한 지식이 의료진을 양성하는 과정에 기본적으로 포함되어야 한다고 생각합니다. 선생님의 책을 교재로 사용해도 좋을 것 같습니다. 병원에서 상처 치료법이 담긴 책자를 구비하는 것처럼, 임사체험에 관한 연락처나 관련 서적 정보 등이 담긴 책자를 제작해 병실이나 안내 데스크에 비치하면 어떨까 합니다. 임사체험은 평범한 저에게도 일어난 일이니, 다른 사람에게도 일어날 수 있다고 생각합니다. 저도 진작에 그것이 이상한 현상이 아니고 자연스러운 일이라는 것을 알았다면 좋았을 것입니다. 우리에게 영혼이 있기에, 그래서 죽으면 영혼이 육체를 떠난다는 사실을 안다면 정말 큰 도움이 될 것입니다. 영혼이 어디로 가는지에 대한 책도 쓰시면 좋겠네요! 선생님, 제 경험이 임사체험이란 것을 알려주시고 이렇게 속내를 털어놓을 기회도 주셔서 감사합니다.

환자들에게 유익한 점

질병 말기, 죽음에 대한 두려움: 언제, 어떻게 죽음을 이야기할 것인가?

의학의 발달로 새로운 기술들이 지속적으로 개발되고 있다. 또 과거에는 치료가 불가능했던 많은 질병들이 이제는 성공적으로 치료되고 있다. 어떤 질병에 걸렸는데, 만약 그것을 치료할 수 있는 의학적 기술이 개발되어있다면 행운이다. 나는 훌륭한 병원에서, 뛰어난 의료진들과 함께 중환자실에서 일한 것에 대해 늘 자랑스럽게 생각한다. 심각한 질병을 이겨내고 완치되는 환자들을 볼 때는 간호사로서 아주 큰 보람을 느낀다. 실제로 많은 환자들이 그렇게 회복되고 있다. 하지만 온갖 노력에도 불구하고 끝내 치유되지 못한 채 며칠, 몇 주, 또는 몇 달씩 삶과 죽음의 기로에서 헤매는 환자들도 있다.

환자가 삶의 마지막 단계를 향할 때 어떤 치료를 할 것인가는 결정하기가 매우 어렵다. 중환자실에 들어오는 환자들은 이미 위급한 상황에 처해있다. 중환자실에 도착할 때 이미 의식불명인 경우가 많고, 이런 경우 치료에 대한 결정은 주로 의사가 한다. 바쁜 일상을 사는 사람들 중 자신의 임종을 준비하는 사람들은 거의 없다. 그럴 이유가 없기 때문이다. 예기치 못했던 상황이 발생하고서야 죽음을 전혀 준비하지 못했다는 것을 알게 되는 경우가 허다하다. 어떤 이들은 불치병 진단을 받고서도 죽음에 대해 생각하기를 거부하기도 한다.

우리 사회는 죽음을 무시하거나 못 본 척한다. 죽음이 뻔히 예상되는 순간에라도 죽음에 대한 이야기를 꺼내는 것은 금기 사항이다. 그 환자가 죽음에 대해 먼저 말을 꺼내지 않는 이상, 죽음을 먼저 이야기하는 것은 부적절하다. 죽어가는 환자에게 무슨 말을 해야 할지 몰라서 당혹스러워하는 간호사들이 많다. 죽음에 관해 이야기를 하기에 적절한 시간은 언제일까? 환자들은 죽음에 대해 이야기하기를 원할까? 불치병이라는 진단을 처음 받았을 때, 어떻게 하면 환자가 그 상황을 받아들이도록 도울 수 있을까? 아무리 주변에서 도와주고 싶어할지라도 환자가 듣고 싶지 않아 하거나 그냥 혼자 있고 싶어할 수도 있다.

중환자실에서 일한 경력이 많은 나에게도 어떻게 대처해야 할지 모르는 상황이 찾아오곤 한다. 중환자실은 상황이 급박하게 전개되고 새로운 상황들이 한 번에 쏟아지기 때문이다. 매일 새로 배울 것이 생긴다. 많은 사람들 앞에서 공개 강의를 한 바로 이틀 후에 벌어진 일이다. 나는 이 일로 너무나 가슴이 아팠지만, 또 많은 것을 배우기도 했다. 강의 중에 나는 임사체험 사례를 들려줌으로써 불치병에 걸린 사람들을 도울 수 있다고 언급했는데, 바로 그날에 이 말이 실제로 증명되었다.

오전 6시 30분, 중환자실에 도착해보니 고도高度 중환자실 쪽에 불이 켜져있었다. 그 시각에 환자들은 대부분 잠을 자고 있어야 하기 때문에 좋은 징조가 아니었다. 나는 근무복으로 갈아입고 내 담당을 확인했다. 나는 그날 고도 중환자실에 있는 환자 2명을 담당해야 했다. 문을 열고 들어서자 여기저기 의료기기들이 즐비했고, 의사 2명과 간호사들은 피에 젖은 살균수건에 파묻힌 환자의 몸에 정맥주사선을 꽂기 위해 바쁘게 움직이고 있었다. 의사들이 성공적으로 정맥주사선을 삽입하는 동안 전날 밤부터 근무했던 간호사가 환자 2명을 나에게 인계해주었다.

나는 그중 한 환자에게 간단히 인사를 한 뒤 더 위급한 환자에게 황급히 다가갔다. '시안'이라는 이름의 환자였다. 나는 침대 옆에 가서 수건을 치우고 인사를 했다. 환자의 얼굴에는 땀이 비 오듯했고, 혈압은 잡히지 않을 정도로 낮아서 손목에 맥박이 거의 느껴지지 않았다.

시안 옆에서 사용했던 기기들을 치우고 있는데, 당직 외과 전문의가 의료진들을 대동하고 다가왔다. 그는 시안의 상태를 확인하더니 수술이 필요할지도 모르겠다고 했다. 나는 바로 방문자실로 가서 시안의 남편과 아들, 두 딸에게 내 소개를 하고 상황을 설명해주었다. 10분 후에는 그날 오전에 수술을 담당했던 의사가 자신의 의료팀을 대동하고 나타났다. 그는 침대 옆에서 큰소리로 환자의 기록을 요구했지만, 기록은 그곳에 없었다. 마침 그때 방사선 촬영기사가 시안의 엑스레이를 찍기 위해 들어왔다.

시안을 살펴본 중환자실 담당 의사의 지시로 나는 환자에게 혈압 유지용 약물을 투여했다. 나는 시안을 수술실로 옮기기 위해 장비들을 준비했다. 그리고 어쩔 줄 모르는 시안에게 수술이 끝나면 산소호흡기를 사용해야 할지 모르며, 입을 통해 폐에 관을 주입해야 하니 당분간 말을 할 수 없을 것이라고 설명해주었다. 나는 수술에 필요한 서류 작업을 끝내고 수술 채비에 들어갔다.

외과 전문의가 돌아와서 내 어깨를 쿡쿡 찌르더니 시안의 침대 곁에 있는 사람들이 남편과 자식들이냐고 물었다. 그는 칸막이를 돌아 시안에게 다가갔다. 의사는 시안의 손을 잡고 부드럽지만 권위 있는 목소리로(큰소리로!) CT 스캔을 확인한 결과 수술을 견디지 못할 것이라는 판단이 내려졌고, 수술실로 들어가지 않아도 된다고 했다. 자신으로서는 더 할 수 있는 것이 없다며 말이다.

시안은 이 소식에 상심하여 목 놓아 울기 시작했고, 가족들도 마찬가지였다. 그들은 서로를 껴안고 울었다. 의사는 방을 나갔고, 나는 그들을 위로할 길 없이 그저 남아있었다. 망연자실할 수밖에 없었다. 가족들은 슬픔을 못 이겨 뛰쳐나갔다. 아들은 고래고래 소리를 지르며 화를 냈다. 나는 시안과 함께 칸막이를 둘러친 곳에 남아 그녀의 손을 잡았다. 하지만 2가지 이유 때문에 아무 말도 할 수 없었다. 첫째, 무슨 말을 해야 할지 몰랐다. 둘째, 무슨 말을 할지 알았더라도 목이 메고 눈물이 고여 아무 말도 할 수 없었다. 병실 전체에 무거운 침묵이 흘렀다. 금방 일어난 일을 다 들었을 다른 환자들도 일체 입을 닫고 있었다. 전화기 벨이 침묵을 뚫고 울렸다. 동료 간호사가 칸막이 너머로 얼굴을 내밀고 통화 내용을 전달해주었다. 그녀도 울고 있었다.

시안은 "내가 죽는다, 내가 죽어!"라며 계속 소리를 질렀다. 나는 시안에게 죽음이 두렵냐고, 죽을 때 어떤 일이 일어나는지 혹시 알고 있냐고 물었다. 그녀는 죽음에 대해 생각해본 적이 없으며, 단지 두렵다고 했다. 내가 강의 중에 했던 말이 마음 한편에 맴돌았다. 시안에게 지금 죽음에 대한 이야기를 꺼내는 것이 적절할까? 과거에도 환자에게 내 연구 내용에 대해 말한 적은 있었지만, 그때는 환자와 친분 관계를 형성하고 난 후였기 때문에 적절한 시기가 언제인지를 알았다. 이번에는 방금 전에 만난 환자였고, 또 환자로서 들을 수 있는 최악의 소식을 막 접한 뒤였다. 하지만 문자 그대로 죽음을 눈앞에 둔 상황이었고, 빠져나갈 길이 없었다.

나는 임사체험에 대한 이야기를 들려줌으로써 죽음을 앞둔 사람들의 두려움을 완화시킬 수 있다고 강의에서 주장했다. 그러나 이런 이야기는 그냥 이론으로 놔둔 채 그냥 거기서 대화를 멈추고 방을 나오는 것이 더 쉬운 일이었다. 더 길게 이야기하지 않고 다른 할 일을 찾아서 그곳에서 나올 수도 있었다. 하지만 괴로워하는 시안을 못 본 체할 수 없었다. 그녀가 죽음을 받아들이도록 도와주어야 했다. 나는 굳게 마음을 먹고 시안에게 죽음과 관련하여 구체적으로 무엇이 가장 두려우냐고 물어보았다. 그녀는 모른다고 했다. 생각해본 적은 없지만 단지 죽고 싶지 않으며, 너무 두렵다고 했다. 나는 잠시 죽었다가 살아난 사람들을 많이 만나보았다고 말했다. 나는 그들이 너무나 아름다운 경험을 하고 돌아왔다고 들었는데, 혹시 나중에 원하면 그것에 대해 더 자세하게 설명해주겠다고 말했다. 선택은 시안에게 달렸지만, 내 얘기를 들으면 시안은 물론 가족들에게도 도움이 될 것이라고 재차 강조했다.

다른 의사와 전문 간호사들이 와서 시안을 살펴보았고, 통증을 느끼지 않도록 조치를 취해주었다. 슬퍼서 정신이 없었던 가족들도 의료진의 충분한 설명을 듣고 시안의 침대 곁으로 와서 앉았다. 그들은 모두 손을 잡고 울음을 참아가며 대화를 나눴다.

결론만 이야기하면 그날 오후 2시경 시안의 상태는 훨씬 호전되었다. 오전에 봤을 때만 해도 불과 1~2시간밖에 못 살 듯했는데, 비록 짧은 시간이긴 했지만 약물의 효과로 차도가 좀 보였다. 시안은 파자마를 입고 침대에 앉았고, 얼굴에 흐르던 땀도 그쳤다. 혈압도 회복되어 얼굴에 혈색이 조금 돌았다. 가족과 친구들이 둘러앉은 가운데 시안은 자신이 아직 죽을 준비가 되지 않았으며, 손자를 데리고 디즈니랜드에도 가고 싶고, 그 외에 하고 싶은 게 많다고 말했다. 만약 내가 곧 죽는다는 말을 들었다면 나는 무슨 생각을 하고 무엇을 했을까 생각해보게 되었다.

시안은 나에게 연구에 대해 이야기해달라고 했다. 시안은 친구들과 다른 가족들은 내보내고, 남편과 아들 그리고 두 딸만 남아있게 하였다. 우리 할아버지는 물론 내가 예전에 돌봤던 환자들과의 경험을 통해서 이런 이야기를 들려주는 것이 그들에게 위로가 된다는 것을 알고 있었지만, 정작 환자와 죽음에 대한 이야기를 하려니 마음이 불편했다. 나는 의자를 당겨 앉은 다음, 중환자실에서는 워낙 죽음이 일반적이기 때문에 죽음에 대해 관심을 가지게 되었다고 이야기를 시작했다. 내가 '임사체험'이라고 불리는 현상에 대해 조사하고 연구해보았는데, 이러한 현상을 경험한 사람들 중 대부분은 죽음을 더 이상 두려워하지 않는다고, 오히려 죽음을 좋고 놀라운 일로 생각한다고 말했다. 나는 임사체험의 다양한 요소들을 설명하고, 그 과정에서 체험자들 모두 통증이 사라지는 경험을 했다고 이야기해주었다. 나는 지금 설명하는 것이 지금 당장 와닿지 않을 수도 있지만, 나중에 죽음이 다가오면 시안도 모든 것을 이해하고 그 과정을 받아들일 거라고 덧붙였다. 나는 또 환자가 죽음의 시간을 통제할 수 있는 능력은 생각보다 훨씬 더 크다고 강조하였다. 우리는 한동안 이야기를 나눈 후 묻고 답하는 시간을 가졌다. 그리고 환자와 가족들이 함께 시간을 보내도록 나는 자리를 비켜주었다.

다음 날 나는 시안의 담당 간호사에게서 그녀가 중환자실로 돌아갔다는 소식을 전해들었다. 통증도 줄어서 침대에 앉아 차도 마시고 가족들과 이야기도 나누었다고 했다. 시안은 이런 상황에 내몰렸을 때 오히려 자칫하면 전하지 못하고 떠났을 말들을 가족들에게 모두 다 전할 수 있었다. 임사체험을 아는 것이 죽음을 앞둔 사람에게 얼마나 효과적인가를 묻는다면 나는 이렇게 답할 수 있다. 내가 그날 근무를 시작할 때 본 시안과 8시간 후 근무를 마칠 때의 시안은 전혀 다른 사람이었다. 시안은 훨씬 더 침착해졌고, 시안과 가족들 모두 내 설명에 대해 고마워했다. 만약 내가 임사체험에 대한 연구를 하지 않았더라면 그 상황에 어떻게 대처했을지 전혀 알 수 없다.

시안의 경우, 임사체험에 대해 들은 것이 도움이 되었고, 적어도 두려움으로부터 마음을 돌릴 수 있었다. 내 연구 과정이 막바지에 이르렀을 즈음 내 할아버지가 돌아가셨다. 할아버지와 나는 죽음에 대한 긴 대화를 나누었는데, 할아버지는 환자들이 어떤 증언을 했는지 자주 물으셨다. 할아버지는 매우 조용하고 말이 없는 분이었지만, 당신의 죽음이 다가오자 내 연구에 대해 더 알고 싶어하셨다. 할아버지는 집에서 모든 가족이 지켜보는 가운데 아주 짧은 시간 안에 평화롭게 돌아가셨다.

이런 일은 흔히 일어나는 일이다. 임사체험에 대한 지식이 환자에게 유익하다는 사실을 의료 종사자들이 인식한다면, 가장 상처받기 쉽고 두려움에 떨 환자들에게 큰 도움이 될 것이다.

임종 시 안정제와 약물치료

모든 사람에게 죽음은 한 번뿐이고, 모든 환자의 죽음은 다르다. 평안한 죽음도 있지만, 심한 정신적 고통이 따르는 죽음도 있다. 죽음이 닥쳐오면 불안해하며 공격적이 되기도 한다. 어떤 이는 살면서 저질렀던 일에 대한 해결되지 않은 죄의식이나 두려움 때문에 고통스러워한다. 자신의 두려움과 걱정에 대해 한 번도 다른 사람과 대화를 나눌 기회가 없었다는 것은 참으로 불행한 일이다. 환자들의 육체적 문제뿐 아니라 정신적 문제도 인식한다면, 그들이 죽음을 평안하게 받아들이도록 진통제 사용을 줄인다든가 하는 식으로 도움을 줄 수 있을 것이다.

내 연구 결과를 분석하면서 발견한 한 가지는, 환자에게 처방하는 진통제와 안정제 약물이 임사체험을 억제한다는 것이었다. 다른 연구자들도 이 사실을 밝힌 바 있다.[25] 이본 케이슨[26]은 크리스티나의 사례를 인용하였다. 크리스티나는 죽음의 위협을 받는 상황은 아니었다. 하지만 아들을 출산하는 중 임사체험과 유사한 영적 체험을 했는데, 모르핀이 투약되는 즉시 체험이 중단되었다. 둘째 아들을 출산할 때는 더 강력한 체험을 했는데, 역시 안정제 투약과 함께 체험이 멈췄다.

내 연구를 진행하고 다른 사례들을 조사하면서, 임종하는 환자들에게 약물을 투여하는 것이 자연스러운 죽음을 방해하는 것이 아닌가 하고 우려하게 되었다. 그러한 약물의 사용을 억제해야 한다고 장하려는 것은 아니다. 다만 환자가 임종이 가까워졌다며 불안해한다고 해서 안정제를 과다 투여해서는 안 된다는 것이다. 환각 상태와 영적 체험을 구분하기가 쉽지 않을 수 있다. 환자가 영적 체험을 하는 중에 스스로 위험한 행동을 할 때 또는 환자가 요구할 때만 약물을 투여해야 한다.[27] 환자가 편안한 상태에 있다면, 굳이 안정제를 사용하거나 투여량을 증가시킬 필요가 없다. 어떤 환자는 육체적 통증은 줄이기를 원하지만 의식은 깨어있어 마지막 순간을 가족과 함께 즐기고 영적 체험의 과정을 인지하고자 한다.[28] 로머가 보고한 사례에서 한 환자는 다음과 같이 말했다.

"다른 사람들처럼 저도 육체적 고통이 두렵습니다. 하지만 임사체험을 하고 난 다음부터는 내가 죽을 때 깨어있도록 기도합니다."[29]

환자가 임종 환상을 보는 것이 관찰된다면, 간호사는 이 사실을 환자기록에 적어서 다른 간호사들과 공유하고 다음 담당자에게 넘겨주어야 한다. 실제로 많은 호스피스 시설에서 이런 일들이 빈번하게 일어난다.

안정제를 전혀 필요로 하지 않는 환자들도 있다.[30] 만약 육체적 통증이 심해지면 환자가 맑은 정신으로 깨어있을 수 있는 한도 내에서만 약물을 사용해야 한다. 한 호스피스 의사는 딸과 대화를 나누고 싶어하는 여성 환자가 마지막 순간을 의미 있게 보내도록 진통 완화 약물을 적절하게 사용했다. 처음에는 몸이 약물에 적응하느라 졸기도 했지만, 며칠 후 이 환자는 평소의 의식 상태로 돌아왔다. 딸은 어머니의 원래 모습을 다시 볼 수 있어 몹시 기뻐했다.[31]

내 외할아버지도 상태가 급속도로 악화되면서 몸의 통증이 심해졌고 진통제를 맞기 시작했다. 외할아버지는 집에서 투병하고 계셨는데, 나는 진통 완화 전문 의료팀에 진통제 처방에서 미다졸람을 제외해달라고 요구했다(내 연구에서 미다졸람이 다양한 착란 증상에 관여하는 것으로 나타났다). 그들도 외할아버지의 상태가 더욱 악화되면 다시 사용하는 것을 생각해본다는 조건으로 동의하였다. 그날 밤에 어머니가 프랑스에서 오셨다. 그래서 외할아버지는 딸을 만나 무척 기뻐하셨다. 두 분은 잠시 대화를 나누셨다. 잠시 후 야간 방문을 하는 간호사들이 왔는데, 처음 보는 간호사들이었다. 외할아버지가 몇 시간 전에 진통제를 복용했기에, 간호사들이 외할아버지를 옮길 때도 통증으로 앓는 소리를 약간 내셨을 뿐이었다. 잠시 후 외할아버지는 다시 조용해지셨다. 간호사들이 외할아버지를 진정시키기 위해 약물을 투여했다고 말하고 떠났는데, 내가 방에 들어가 기록을 보니 미다졸람이 투여되어있었다. 나는 화가 났다. 외할아버지의 상태가 좋았기 때문에 간호사들에게 미다졸람을 사용하지 말라고 말할 필요성조차 느끼지 못했었다. 의식을 잃은 외할아버지는 딸과의 대화도 끝내지 못한 채 다음 날 돌아가셨다. 딸에게 마지막으로 남기고 싶어하셨을지도 모르는 말을 끝내 하지 못하셨다.

죽음을 충분히 인식하고 있는 환자라면 '죽음계획서', 또는 자신의 상태가 악화될 때 무의미한 연명 치료를 거부하는 '사전의료의향서 Advanced Decision to Refuse Treatment, ADRT'를 작성할 수 있다. 물론 환자들의 질환이 진행됨에 따라 환자들의 의사가 급격하게 바뀔 수도 있다.[32] 회복이 가능한 질병이라면, 중환자실에서 치료를 받는 것이 가장 좋다. 하지만 전반적인 상황을 고려했을 때 회복 가능성이 희박하다면, '죽음계획서'나 '사전의료의향서'를 남김으로써 자신의 죽음을 남의 손에 맡기는 대신 스스로 통제할 수 있다.[33]

자살과 임사체험

임사체험이 환자들에게 도움이 된다는 사실은 이미 알려진 바 있고, 또한 효과적으로 활용되고 있다.[34] 모순적으로 들리겠지만 임사체험은 수차례 자살 시도를 한 사람들을 치료하기 위해 이용되기도 하며,[35] 매우 긍정적인 치료 효과를 보였다.[36] 죽음 후 평화와 기쁨과 사랑이 가득하며 사랑하는 가족들이 기다리고 있다는 증언이 자살을 더 부추길 것도 같다. 하지만 실제로는 반대의 효과가 있는 것으로 나타났다. 브루스 그레이슨은 여러 차례 자살을 시도한 사람이 임사체험을 하고 나서 다시는 자살을 시도하지 않는 것을 발견하였다. 임사체험을 통해 삶의 가치를 새롭게 인식하고, 삶의 목적도 깨달았기 때문이다.[37] 그들은 자살이 선택 사항이 아니라는 사실을 깨달았다.[38] 임사체험이 그들에게 삶에 대한 목적의식을 불어넣어준 것이다. 또한 현재의 문제가 유체이탈을 하고 난 후에도 자신들에게서 떠나지 않는다는 사실을 깨달았으며, 자살은 탈출구가 아님을, 해도 소용없음을 알게 되었다.[39] 심리치료사 J. M. 맥도나[40]도 환자들에게 임사체험 사례를 들려주었을 때 자살에 대한 생각과 의지가 감소되는 현상을 발견하였다. 그는 환자들에게 임사체험 웹사이트를 참조하여 스스로 공부하도록 권하기도 했다.

엥겔베르트 윙클러는 임사체험의 사례를 엮어 《서양의 죽음과 임종 *Occidental Book of Death and Dying*》이라는 책을 만들었다.[41] 윙클러는 아버지의 죽음으로 심각한 자살 성향이 생긴 소년을 치료하기 위해 이러한 사례를 신중히 사용했다. 이 소년을 비롯한 여러 심각한 환자들에게서 매우 성공적인 결과를 거둔 윙클러는, 임사체험 사례야말로 '매우 유용한 치유의 도구'라고 말했다. 그리고 이를 죽음과 임종에 대처하기 위한 '최첨단의' 자료로 사용할 것을 권장하였다. 과거에는 이러한 자료들이 여러 문화권에서 사용되었지만, 지금 우리 사회에서는 찾아볼 수 없다.

슬픔 치유

사랑하는 사람을 떠나보낸 데 따른 슬픔을 이기기란 쉽지 않으며, 때때로 심각한 후유증을 남기기도 한다. 상실감을 극복하지 못한 나머지 알코올 중독이나 자기 방치와 같은 생활 습관을 갖게 되고, 이로 인해 병을 얻어 중환자실로 들어온 환자들도 본 적이 있다. 사랑하는 사람의 죽음을 슬퍼하는 사람들이 임사체험 사례를 읽으면 도움이 되기 때문에, 많은 치유 상담자들은 임사체험에 대한 글을 읽도록 권한다. 개인적으로 임사체험에 대한 연구를 함으로써 나 역시 가족을 잃은 슬픔을 이겨낼 수 있었다. 아픔과 슬픔을 없애지는 못하지만, 그러한 감정을 완화하는 데는 도움이 되었다. 친구들에게 임사체험에 관한 책을 읽으라고 권고하였는데, 친구들도 도움을 받았다고 했다.

또한 죽음 이후의 커뮤니케이션ADC이 가능하다는 사실을 인정함으로써 애도의 과정이 가속화되기도 한다. 이러한 현상을 경험한 사람들은 자신들이 실제로 고인과 교류를 하였다고 확신하며, 이를 통해 세상을 보는 관점에 큰 변화를 겪고 삶과 죽음의 새로운 의미를 발견하게 되었다. 그들은 삶에 대한 관점이 새로워지면서 감정적 상처가 치유되자 마음의 평안을 되찾았다.[42]

심리학자 앨런 보트킨은 외상 후 스트레스 장애 환자를 치료하기 위해 죽음 이후의 커뮤니케이션을 유도하는 기술IADC을 개발하였다. 이를 통해 일부 환자들은 죽은 이와 커뮤니케이션을 나눈 것으로 보고되었다. 죽은 이와의 미해결 과제들을 이 치료를 통해 해결하고, 긍정적인 심적 상태를 회복한 환자도 있었다. 많은 경우 장애를 극복하고 살아가게 되었고, 더 이상의 치료가 필요하지 않게 되었다.[43] 이 기법은 여러 사례에서 자가 치유를 유도하는 것으로 나타났다.

많은 사람들이 이 치료법을 매우 독특하고 비과학적인 것으로 받아들여 받아들이지 않으려고도 한다. 하지만 여러 사례를 통해 효율성이 인정된 바 있고, 과정상 어떤 일이 일어나더라도 치유에 효과가 있으므로,

마음이 열려있는 환자들에게 이러한 치료법이 널리 제공된다면 큰 효과를 기대할 수 있을 것이다.

파생 효과

공감 능력의 확대

임사체험을 직접 하지 않은 사람도 다른 사람들의 사례를 읽음으로써 마음의 평안과 희망을 얻는다는 조사 결과가 있다. 이처럼 임사체험에 관한 자료는 그 자체로 강력한 영향력을 미친다는 사실이 오랫동안 알려져왔다. 임사체험을 인정하고 그러한 사례에 귀 기울인 사람들에게 임사체험은 '좋은 바이러스' 역할을 한다. 그리고 실제로 체험을 한 사람들이 보여주는 삶의 변화를 그들도 보여주었다.[44] 임사체험이 전반적으로 우리에게 전하는 교훈은, 우리는 서로 연결되어있으며, 그러니 내가 대접받고 싶은 것처럼 타인을 대접해야 한다는 것이다. 임사체험자들 중 대부분은 자신에게 타인에 대한 연민과 사랑, 인내, 배려가 더 많이 생겼음을 알게 되었다.

수년간 학부생들에게 임사체험에 대해 가르치던 케네스 링 교수는, 자신의 강의가 학생들에게 긍정적인 영향력을 강력하게 미치는 것을 발견하였다. 링 교수는 '오메가 프로젝트'를 통해서 임사체험을 공부한(하지만 실제로 임사체험을 하지는 않은) 학생들이 실제로 임사체험을 한 사람들이 보여준 것과 같은(강도는 약하지만) 변화를 보여주었다고 밝혔다.[45] 이들은 자기 자신에게 만족하고, 삶에 감사하며, 더 너그러운 마음을 갖게 되었다. 그리고 영적인 일과 환경에 더욱 많은 관심을 가졌으며, 물질주의적인 성향이 줄어들었다. 교과 과정을 마친 후 실시되었던 비공식 조사에서, 96퍼센트의 학생이 임사체험의 실재성을 확신한 것으로 나타났다. 그리고 61퍼센트가 영혼에 관심을 갖게 되었으며, 68퍼센트가 삶에 목적이 있음을 인식했다. 다음 학기에 했던 같은 조사에서도 거의 유사한 결과가 나타났다.

링 교수는 "임사체험에 관심이 있거나 관심을 갖게 된 개인에게 그 주제와 관련한 자료를 제시하는 것만으로도 임사체험의 유익성이 전달된다"라고 말했다.[46]

브루스 그레이슨[47]은 임사체험을 한 집단과, 실제로 임사체험은 하지 않았지만 IANDS와 같은 단체에 가입할 만큼 많은 관심을 보이는 사람들을 비교해보았다. 그레이슨이 특별히 관심을 둔 항목은 자아실현, 이타심, 영성, 그리고 세속적인 성공이었다. 두 집단 모두 자아실현, 이타심, 영성을 중요한 삶의 가치로 인식했으며, 통계상의 차이도 나타나지 않았다. 두 집단 모두 성공에 대해서는 크게 중요하게 생각하지 않았으며, 특히 체험자 집단은 확연하게 낮은 수치를 보였다.

사회학 교수인 찰스 플린[48]은 '러브 프로젝트'를 시도하였다. 임사체험자의 인터뷰 내용이 담긴 영상을 수업 중에 보여주고, 학생들에게 모르는 사람에게 가서 사랑하는 마음에서 우러난 행동을 보여줄 것을 요구하였다. 그 결과 학생들에게서 개인적 성장 증진, 타인에 대한 배려심 증가, 가치관의 변화 등을 발견하였다. 또한 자신에 대해 이해하고, 자존감, 자부심, 삶의 목적과 가치를 깨닫게 되는 것도 발견할 수 있었다.

어린이 임사체험자들을 장기적으로 추적·관찰한 결과, 멜빈 모스[49]는 그들이 신체적 · 정신적 · 영적으로 안정적이고, 타인과의 교감 능력이 뛰어난 것을 발견하였다. 또한 학교 성적도 우수하고, 건강한 식생활을 할 뿐 아니라, 약물이나 알코올에 중독된 사람은 1명도 없었다.

심정지 체험자를 대상으로 한 연구[50]에서 임사체험자들은 이타적인 성향을 많이 가지게 된 것으로 나타났다. 임사체험자 집단이 비체험 집단에 비해 타인에 대한 사랑을 많이 표현했고, 상대를 이해하고 경청하고 인내하는 자세를 보였다. 그리고 남을 돕고자 하는 마음도 더 강한 것으로 나타났다.

임사체험 환자를 돌본 간호사들 역시 영성에 대한 관심이 많아졌다. 또한 개인적인 삶이나 직업적인 부분에서도 긍정적인 효과를 많이 경험한 것으로 드러났다. 환자를 대하는 태도가 달라지고, 이해심이 많아졌으며, 환자의 필요에 더욱 민감하게 반응하는 것으로 나타났다. 또 그들은 환자나 가족 들과 임사체험 혹은 죽음에 대해 더욱 편안하게 대화를 나누게 되었다고 느꼈다.[51]

임사체험에 대해 열린 마음을 가진 사람에게만 이러한 효과가 전달되는 것은 아니었다. 닐 그로스먼은 자신의 세미나에 참석했던 한 대학원생이 '열성적인 물질론자'였는데, 임사체험에 대한 강의를 듣고 나서 자신의 신념에 대해 다시 생각하게 되었더라고 보고했다.

임사체험자가 자신의 진솔한 경험을 바로 눈앞에서 이야기하는 것을 들으니 훨씬 심오하게 전달되었다. 여러 편의 연구 자료를 읽는 것

보다 심리적으로 더 설득력이 있었다.[52]

로밍거도 비슷한 말을 하였다.[53] "책으로 읽기만 했지, 직접 임사체험에 대해 들어본 적은 없었다. 그런데 들어보니 사실이었다. 그냥 이야기가 아니고 누군가가 실제로 겪은 일이었다."

개인의 건강과 웰빙

임사체험 이후 가장 강력하게 나타나는 현상은 자기 자신에 대한 사랑과 너그러움이다. 이것은 궁극적으로 타인에게 반사된다. 다큐멘터리 영화 〈아이 엠*I AM*〉[54]에서 버클리 대학의 심리학과 교수인 대처 켈트너는 이렇게 강조한다. 다윈의 《인간의 유래*Descent of Man*》에 '사랑'이라는 단어는 95번 나오는 반면, '적자생존'은 단 2번밖에 나오지 않는다. 다윈은 힘도 세지 않고 날쌔지도 않았던, 날카로운 이빨을 가지지도 않았던 인간이 생존하면서 진화를 거듭할 수 있었던 것은, 타인과 협력하고 교감할 수 있는 능력 때문이라고 말한다. 다윈은 인간의 연민이 자연계에서 발견되는 가장 강한 본능으로 우리의 DNA 안에 들어있으며, 이것 때문에 타인에게 선한 행동을 하도록 우리가 진화됐다고 생각했다.

불행하게도 오늘날 이러한 측면은 무시되고 있다. 그보다도 "강자가 생존한다"는 사고방식에 길들여진 우리들은, 각자 분리된 개체가 되었다. 스스로를 분리된 존재로 인식하며, 이기적인 행동을 취하고, 다른 사람보다 나의 필요를 먼저 채운다. 딘 라딘이 말하듯[55] 우리가 모두 연결되었음을 이해한다면 타인을 대하는 방식은 아주 달라질 것이다. 임사체험자들은 자신의 행동이 남에게 미치는 영향을 제삼자의 관점으로 다시 체험하는 인생회고를 통해 이러한 사실을 다시 한 번 확인할 수 있었다. 그들은 자신의 행동이 타인에게 어떤 좋고 나쁜 영향을 미쳤는지 실제로 알 수 있었다. 인류의 상호연결성을 몸소 체험함으로써 임사체험자들의 심리는 재설정되는 것 같았다. 임사체험 이전에 신념 체계로 굳어진 잘못된 인식들이 제거되었다. 따라서 그들은 임사체험 이후에 새로운 행동 방식을 취득하였다. 이렇듯 우리가 하나의 연결된 공동체라는 사실을 인식하는 것이, 인류라는 종의 생존을 위해서뿐만 아니라 지구의 생존을 위해서도 바람직하다.

임사체험이나 사후의 현상들이 보여주는 상호연결성의 원리를 아인슈타인도 발견했다. 그는 이것을 '먼 곳에서 오는 기이한 작용'이라고 불렀다. 1935년 아인슈타인과 그의 동료들인 로젠과 포돌스키는 전자 실험에 대한 결과를 발표하였다.[56] 그들은 함께 붙어있던 두 전자를 멀리 떼어 놓았을 때 한쪽 전자의 회전이 멈추면 정확히 같은 순간에 다른 쪽에 있던 전자도 회전을 멈춘다는 사실을 발견하였다. 시간 차가 발생하는 것이 정상인데 왜 이런 결과가 나타나는지 아직 설명할 방법이 없다. 우리는 지금 이 현상을 가리켜 '양자얽힘 현상'이라고 부르는데, 이것은 우리가 아주 근원적인 차원에서 서로 연결되어있음을 의미한다. 임사체험자들이 증언하고 세상의 지혜로운 전통이 말해주듯이, 우리는 분리된 개체가 아니라 위대한 전체의 한 일원으로서 상호 연결되어있다.

이러한 생각은 타인과의 관계는 물론 우리 건강에도 긍정적 효과를 발휘한다. 사람은 사랑을 경험하면 면역 글로불린A의 양이 눈에 띄게 증가하는데, 이것은 음식에 있는 병원균에 대항하는 신체의 첫 방어선이라 할 수 있다.[57] 또한 목적의식과 소속감이 강하고 타인과의 연대감이 강한 사람일수록 스트레스를 잘 견디고, 질병에 걸릴 확률이 적으며, 오래 산다는 통계가 있다.[58] 임사체험을 한 사람들이 체험 후 가장 강하게 깨닫게 되는 것 중 하나가 바로 모든 사람들이 연결되어있다는 사실이다.

모두가 연결되어있다는 느낌과 책임감(그것이 사람, 애완동물, 지구에 대한 것이든 무엇이든)이 우리를 개인으로부터 끌어내 하나의 큰 세상으로 묶는다. 다른 사람과 소통하고 유대감을 가지려는 성향은 우리 건강에 꼭 필요한 것인 듯 보인다.[59]

임사체험자들에게서 보이는 또 다른 변화는 자원봉사를 하거나 다른 사람을 돕고자 한다는 것인데, 역시 이러한 행위도 건강 상태를 양호하게 하는 것으로 밝혀졌다.[60] 연민, 친절, 사랑과 같은 성품이 얼마나 우리 건강에 좋은 영향을 미치는지에 대한 이 분야 전문가들의 연구 자료가 아주 많다. 건강에 관한 이런 자료를 읽기를 원한다면 데이비드 해밀턴의 연구를 참조하기 바란다.[61] 그러므로 임사체험을 하는 것 혹은 그에 대해 아는 것은 사람을 건강히 오래 살게 한다.

임사체험은 에이브러햄 매슬로우가 표현하듯이 '완벽한 몰입' 상태와 아주 비슷하며[62] 신비스러운 경험이다. 신비한 경험을 한 사람들은 어려운 상황에 잘 적응하고, 정신 건강도 좋은 것으로 나타났다.[63] 신비스럽거나 종교적인 경험을 하고 나면 행동의 변화가 따르고, 그로 인해 삶의 의미와 목적의식을 찾게 된다.[64] 임사체험이나 신비로운 경험을 한 사람들 중에는 명상이나 기도를 시작하는 경우가 많다. 이러한 행동은 질병을 예방하고 몸을 건강하게 한다.[65] 심장질환 환자의 재활 치료 중에는 명상이 적지 않은 부분을 차지하는데, 이는 혈압을 낮추는 데 큰 효과가 있다. 현대 소비사회 속 개인은 재정적 욕구와 물질에 대한 집착도 크다. 그래서 그러한 삶을 유지하기 위해 노동시간을 늘리면서 무거운 압박감 속에서 스트레스를 받으며 산다. 삶의 영적 측면을 인정하고 명상이나 기도와 같은 행위에 동참한다면 물질주의적 가치관으로부터 벗어날 수 있다. 그렇게 된다면 사람을 사랑할 수 있는 능력을 키움은 물론 신체적·정신적 건강도 얻을 수 있다.

임사체험을 한 사람들이 보여주는 또 하나의 특징은 환경 문제에 민감해진다는 것이다. 산업화가 대두되면서 인류는 단기적 이익을 얻기 위해 자연을 훼손하고 있다. 한 보고에 따르면 임사체험자들은 자연에 대한 애정이 더 많아지고, 자연과 인간이 하나로 연결되어있다는 의식을 갖게 되었다고 한다. 이것은 환경주의자인 제임스 러브록이 주장한 가이아 이론Gaia Hypothesis과 같은 맥락이다. 가이아 이론의 내용은 지구상의 모든 생물체와 지구 환경을 구성하는 모든 무생물체가 긴밀하게 연결된 하나의 복합적 유기체이며, 지구의 생명체가 살아갈 수 있는 조건을 스스로 유지하고 있다는 것이다.[66] 실제로 옛 원주민들은 이러한 상호연결성을 이해했고, 지구와 땅에 대한 무한한 존경심을 가지고 살았다. 만약 더 많은 사람들이 이것을 이해한다면 지금과 같이 자연이 파괴되지는 않을 것이며, 좀 더 균형 잡힌 미래를 추구할 수 있을 것이다. 이런 사실을 생각하면 우리에게는 지구를 위한 의식의 변화라는 숙제가 남겨진 셈이다.

임사체험과 인간의 의식에 대한 연구가 이루어지면서 의식에 대한 이해도 바뀌고 있다. 역설적이게도, 과학 기술이 개발된 덕분에 오늘날 우리는 인간에 대한 새로운 이해를 갖게 되었다. 분명한 것은 우리의 과학이 다음 단계로 진화하고 있으며, 이로써 우리는 삶에 대한 정신적·육체적 측면이 모두 포함된 새로운 이해를 얻게 될 것이라는 사실이다.

임사체험을 부인하는 대신 이에 대해 열린 마음을 갖는 것이 무엇보다 중요하다. 임사체험과 임종 경험에 대한 개인적 견해가 어떠하든, 임사체험은 임종하는 사람과 그 가족들을 도울 수 있다는 점과 중요한 의미가 있다는 점을 인정해야 한다. 그러므로 사회 전체가 이 현상에 대해 더 많은 관심을 보여야 한다. 특히 의료직 종사자를 위한 교육 과정에 이 내용을 반영하는 것이 필수적이다. 그럴 때 우리 모두가, 죽음에 이르는 체험을 하지 않고서도, 임사체험의 혜택을 누릴 수 있다.

10. 맺는말

임사체험은 실은 죽음이 아니라 삶에 관한 것이다. 임사체험은 이러한 초월적인 경험을 해보지 않은 사람들이 사랑하며 살게 함으로써, 빛과 같은 역할을 하도록 격려하는 것이다.

- 찰스 플린[1]

지금은 신나는 시대다. 어떤 부문의 연구라도 흥미진진할 수 있다. 인류는 앞으로 다가올 수천 년을 향해 진화의 도약을 하려는 지점에 서 있다. 이 책은 지난 20년간 죽음의 의미를 찾기 위해 노력한 결과이며, 삶의 중요한 지혜를 찾아가는 과정이다. 나는 모든 해답을 알고 있다고 말하려는 것이 아니다. 오히려 나의 연구는 해답보다 더 많은 질문을 던졌다. 나는 이 연구를 계기로 전혀 알지 못했던 부분에 눈을 뜨게 되었다. 예전에는 관심도 없었고, 가르쳐주는 이도 없었다. 학교에서나 간호사 훈련 과정 중에도 죽음을 논한 적은 한 번도 없었다.

가끔 신문에서 이례적인 죽음에 대한 글을 읽어본 적은 있었다. 불가사의한 이야기처럼 꾸며낸 티가 역력하다고 생각했다. 나는 그것을 불가능하고 불가해한 내용으로 치부했다. 그러나 죽어가는 환자들을 직접 간호하면서 그들의 증언을 직접 들어볼 수 있었다. 그리고 오늘날의 과학적 신념, 즉 인간의 의식이 뇌가 살아있는 동안 얻어진 결과라는 믿음을 고수하는 한 이런 이야기들은 신비주의적으로 들릴 수밖에 없다는 것이 명백해졌다.

나는 수년간 중환자실 간호사로 근무하면서 수천 명의 환자가 죽는 것을 보았다. 각 환자는 주로 각각 다른 의사팀, 즉 마취과, 정형외과, 일반외과, 내과, 신장내과 등에서 온 전문의들의 주도 아래 치료를 받는다. 그러므로 이러한 부서의 의사들이 서로 협력하여 환자에 대한 치료과정을 결정한다. 언젠가 한 환자가 임종을 앞두고 있었는데, 담당 외과 의사가 환자를 살피려고 왔다. 그러더니 몇 분이 채 지나지 않아 이 의사와 그의 팀은 수술복을 입고 마스크와 장갑까지 끼고서 나타났다. 의사는 환자를 개복하고 손가락으로 배 속을 찔러보며 갑자기 환자의 상태가 악화된 이유를 찾고자 하였다. 우리는 의료직 종사자로서 가끔 전체적인 그림을 보지 못하는 경우가 있다. 우리는 가끔 환자를 한 사람의 인간으로, 기다리는 가족이 있는 한 어머니로 보지 못하는 경우가 있다. 어머니의 상태가 어떤지 애가 타는 심정으로 기다리고 있는 환자 가족이 있다는 사실을 망각할 때가 있다. 물론 생명을 연장할 외과적인 치료 방법을 찾아낼 수도 있을 것이다. 그러나 전반적인 그림을 보지 못하고, 환자가 임종을 맞이하고 있다는 사실을 이해하지 못할 때가 있다. 그 환자는 의식을 잃은 채 혈압을 유지하기 위한 강력한 약을 투여받았으며, 최고치의 산소 공급도 받고 있었다. 어디까지 해보아야 우리가 인간의 한계를 인정할까? 32년 전 함페가 죽음에 대한 회피를 지적한 바 있지만, 이제는 그 정도가 훨씬 더 심해졌다. "병원에서, 특히 중환자실에서는 더욱, 죽음과 임종을 주제로 한 대화를 절대 피하는 것이 예의다. 병원은 그런 일들을 회피하기가 가장 어려운 곳인데 말이다."[2]

의학의 발달로 예전보다 죽고 사는 구분이 불분명해졌다. 대부분의 환자들은 생명 연장을 위한 온갖 기계에 연결된 채 약물로 혼수상태에 빠져 죽음을 맞는다. 그래서 죽음의 자연스러운 과정을 경험할 기회를 갖지 못한다. 환자는 자신의 죽음의 방식을 두고 어떠한 통제권도 갖지 못한다. 오늘날 죽음이란 병원의 한 구석진 방에서 전적으로 의료진의 통제 아래 일어나는 비밀스럽고 당혹스러운 사건이다. 환자가 병원에서 사망할 경우, 환자의 가족들을 기억해야 한다. 그들은 첨단 의학 환경 안에서 역할을 잃어버리고, 다양한 치료 장비와 약물주입기구 때문에 환자에게 다가가지도 못한 채 방치되기 일쑤다. 사랑하는 가족을 잃은 슬픔은 삶에 큰 영향을 남기기 때문에, 환자의 회복을 위하여 최선을 다하였다는 사실을 주지시키고 그들을 위로해주어야 한다.

내가 중환자실 임종 환자들을 보살피는 데 도움이 될 만한 교육 과정이 있는지 알아보기 시작한 지 20년이 지났다. 그리고 나는 아직도 그런 과정이 생기기를 기다리고 있다. 임사체험에 대해 가르치는 몇몇 교육 과정이 생겼다는 사실을 보면 어느 정도 발전이 있었다고 볼 수는 있다. 하지만 아직도 죽음에 관한 일반적인 교육은 거의 시행되지 않고 있으며, 의과대학에 부속된 대규모 병원도 임종 환자를 보살피기 위한 준비는 거의 하지 않거나 아예 하지 않고 있다. 중환자실 간호사들을 위한 기초 교육 과정에 죽음과 관련된 내용은 전혀 다루어지지 않고 있는데,

바로 여기에서 많은 간호사들이 업무상 힘들어하는 부분이 발생한다. 그래서 이러한 어려움을 해소하기 위한 교육 과정을 내가 직접 고안하기에 이르렀다.

오늘날 병원은 더욱 바빠지고 더 확장되었으며, 우리는 더 오래 살게 되었다. 하지만 이러한 환경에서도 죽어가는 환자들을 더 잘 이해하기 위한 방법은 개발되지 않고 있다. 나이를 막론하고 우리는 삶의 마지막 몇 주 혹은 몇 달을 기계에 의존하면서 보낸다. 환자의 마지막 시간 동안 가족들은 병원의 면회 시간 수칙을 따르느라 환자를 자유롭게 만나지도 못한다.

중환자실에는 항상 죽어가는 환자들이 있고, 어떤 경우에는 호스피스 시설에 입원하는 것이 더 나았을 환자들도 있다. 그러므로 모든 병원에서는 환자들의 영적인 측면에도 관심을 갖고서, 단지 육체에 그치는 것이 아닌 전반적 치료를 제공해야 한다.[3] 의료직 종사자들은 환자들의 육체뿐만 아니라 영적인 측면도 보살필 수 있는 특수한 위치에 있으며, 환자가 임종할 때 환자의 영적인 필요를 충족시켜주는 것은 너무나 중요하다. 나는 간호사를 영적인 측면에서 최상위에 있는 직업 중의 하나라고 생각하며, 임종하는 사람 곁에 함께 있을 수 있다는 것을 최고의 특권으로 여긴다.

죽음은 패배가 아니라 '받아들여져야 하는' 것이다. 죽어가는 사람을 돌보는 일은 누군가의 생명을 구하는 일처럼 가치 있는 일로서 우리 사회에서 인식되어야 한다. 우리 사회는 물질을 존중하고 죽음을 거부하는 사회다. 죽음을 생각하기 시작할 때 우리는 비로소 어떻게 살아갈 것인가를 생각할 수 있다. 임상적으로 사망하였던 사람이 임사체험을 통해 삶과 인생이 변화되고, 나아가 의학적 치료의 필요성이 사라지는 것을 경험한다. 이러한 사례들을 통해 우리는 지혜를 얻을 수 있을 것이다. 나는 이 책이 미래의 환자와 가족들에게 도움이 되었으면 한다. 특히 '우리 모두 언젠가는 죽는다'는 사실을 생각해봄으로써 삶의 가치를 다시 점검하기를 바란다. 임사체험과 이에 대한 연구가 우리의 삶에 어떤 혜택을 주는지 더 넓은 시각으로 보게 되기를 바란다.

'나도 죽는다'는 사실을 깨닫게 되면 삶에 큰 변화가 생긴다. 죽음의 위협 앞에서는 예전에는 한 번도 생각해보지 않았던 일들이 갑자기 가장 중요한 일이 되기도 하고, 종종 내가 삶의 중심이었던 과거에서 벗어나 남을 돕는 일이 더 중요해지기도 한다. 불치병 진단을 받고 삶의 비극을 접하게 된 34세 줄리엣 보이드의 삶이 그 예이다. 줄리엣은 엄마가 누구인지 기억도 하지 못할 2살배기 딸을 두고 세상을 떠나야 할 상황에 처했다. 줄리엣은 딸이 나중에 커서 엄마가 어떤 사람이었는지 알려주고 싶어서 자신이 했던 일과 딸에게 들려줄 말들을 기록하기 시작했다. 다행히 나중에 줄리엣의 질병이 오진이었던 것으로 밝혀졌지만, 줄리엣이 겪어야 했던 감정적 고뇌는 너무나 심오했다. 그래서 줄리엣은 불치병을 가진 다른 사람들을 돕는 삶을 살기로 하였다. 줄리엣은 불치병을 앓는 사람들이 자신의 삶을 가족들에게 남기는 일을 돕는 서비스를 시작했다.

제8장에서 다룬 것처럼 모든 문화권에는 〈사자의 서〉와 같은 책자가 있다. 그래서 죽는 사람에게는 죽음을 준비하게 하고, 죽지 않는 사람들

에게는 어떻게 살 것인지를 가르쳐주었다. 기술은 급속도로 진보했지만, 그와 동반한 영적 성장은 없었다. 그래서 현대 사회는 어떻게 죽음을 이해하고 받아들일지 몰라 길을 잃고 말았다. 우리에게도 〈사자의 서〉가 필요하다.

우리 삶의 영적인 부분은 지적인 부분과 나란히 성장하지 못하였다. 그런 이유로 의료적 차원에서는 선진화된 기술력을 갖추었지만, 죽음을 다루는 방법을 몰라서 죽음을 고립시키고 말았다. 죽음에 대한 부정은 병원에만 국한된 것이 아니라 사실은 우리 모두에게 내재해있다. 사랑하는 사람이 죽기를 바라는 사람은 없겠지만, 슬프게도 모두가 죽는 것이 삶이다. 죽음이란 절대로 준비할 수 없는 것이지만, 준비해두면 도움이 된다. 나 역시 죽음에 대해 오랫동안 연구했지만, 그것이 가족을 잃은 슬픔과 상실감을 없애지는 못했다. 하지만 그들의 죽음을 준비함으로써 많은 도움을 받을 수 있었다.

그래서 임사체험을 연구하는 것이 중요하다. 내가 만난 임사체험자들은 죽음이 나쁜 것이라고 생각하지 않았다. 단지 남겨질 사람들 때문에 슬플 뿐이었다. 나도 경험해보아서 알지만, 사랑하는 가족이 세상을 떠나면 마음의 상처가 오래가고 어떤 때는 낫지 않는 상처가 되기도 한다. 하지만 임사체험자들이 전하는 희망의 메시지는 이 상처를 빨리 낫게 돕고, 그래서 슬픔 치유법으로 아주 유용하게 사용될 수 있다. 임사체험을 한 쥴스 라이온스는 이렇게 말한다.

정말 '죽음'이란 건 없어요. 사람들은 죽음을 '끝'이라고 보지만 사실은 일종의 변화에 불과해요. 옷을 갈아입거나 자동차를 바꾸거나 혹은 이사를 가는 것처럼요. 사람들이 가지고 있는 죽음에 대한 두려움을 없애주고 싶어요. 우리가 말하는 죽음이란 실은 해방되는 것이고, 또 길고 아름다운 여정으로 들어가는 것이거든요.

사랑하는 사람이 영원히 어디론가 가버린 것처럼 슬퍼하는 사람들을 보면 마음이 아픕니다. 우리가 잃었다고 생각하는 사랑하는 사람이 실제로는 온전히 살아있고, 사실 우리가 생각하는 것보다 훨씬 더 가까이에 있다는 사실을 알려주고 싶어요.

의료 기술에 힘입어 치명적인 질병에서 회복되는 사람들이 많아질수록 임사체험자도 증가할 것이다. 환각이나 기능이 손상된 뇌의 작용일 뿐이라는 검증되지 않은 이론으로 그들을 제쳐놓지 말고, 긍정적으로 인정하고 반응해야 한다. 체험자들이 자신의 경험에 대해 의논할 수 있는 대상을 적극적으로 찾기를 바란다. 모든 사람이, 특히 의료계에 종사하는 사람들이 개인적인 시각을 떠나 임사체험자를 인정하고 이해하며, 적절한 도움과 정보를 제공하는 길잡이 역할을 해주기를 바란다.

연구 중에 알게 된, 깊은 임사체험을 하였던 2명의 체험자는 죽음이 전혀 두렵지 않다고 했다. 그들은 "죽음이란 두려워할 게 아닙니다"라고 강력히 주장했다. 내가 한 연구에서는 물론 여타 다른 임사체험 관련 연구[4]에서 증명된 바로는, 뇌 기능이 멈추었거나 제대로 작동하지 않는 상황에서 그들은 정확하고 선명하며 의식이 깨어있는 경험을 했다고 증언했다. 이것은 가십거리로 무시될 만한 그런 사례들이 아니다. 환자의 치료 기록과 간호사 기록, 환자의 증언과 그 경험이 발생한 현장에 있던 의료진의 증언 등이 완벽하게 문서화된 사례들이다. 한 가지 덧붙이자면, 전향적 연구를 통해 밝혀진 내용들과 과거 문헌에 소개되었던 일화적 사례들은 매우 높은 일관성을 보여주고 있다.

나의 연구 내용을 간단하게 요약하자면, 임사체험은 모든 상황에서 발생 가능하지만, 심정지 상태에서 가장 빈번하게 일어난다. 이는 죽음에 근접할수록 임사체험의 확률이 높아진다는 점을 시사한다. 유체이탈을 경험한 한 환자는 자신이 의식을 잃은 상황에서 행해진 의사와 간호사, 물리치료사의 행동을 정확하게 묘사하였다. 반면 임사체험을 하지 않은 다른 환자들은 자신들이 의식을 잃었을 때 어떻게 회생되었는지 전혀 설명하지 못했고, 일부 추측을 시도한 환자들은 회생 과정과 사용된 기기를 정확하게 묘사하지 못하였다. 임사체험은 잘 표면화되지 않는 현상으로, 15명의 체험자 중 자발적으로 보고한 환자는 2명에 불과했다. 이 두 환자는 모두 깊은 임사체험을 경험하였으며, 다른 사람들과 자신들의 경험을 공유하고 싶어할 정도로 매우 큰 영향을 받았다. 나머지 13명의 환자들은 의식을 잃었던 동안의 일에 대해 뭔가 기억나는 일이 없었냐고 내가 묻지 않았다면 자신들의 경험을 말하지 않았을 것이다. 또한 임사체험을 한 환자가 3명 더 있었지만, 이들은 곧 사망하였다. 이렇게 임사체험을 했지만 그것을 증언할 수 있을 정도의 건강 상태를 회복하지 못하고 사망하는 환자도 있을 수 있다. 내 연구에 의하면 물질론적 가설들은 설명되지 않았다. 특히 약물은 임사체험을 조장하기는커녕 오히려 방해했다. 이미 고인이 된 것을 모르고 있던 죽은 친척을 만난 사례(19번 환자), 감각기관을 통하지 않고 지식을 습득한 사례(11번, 295번 환자), 선천적 기형이 순간적으로 치유된 사례(10번 환자) 등은 어떠한 생리학적, 심리학적 혹은 문화적 이유로도 설명되지 않았다.

임사체험의 표면적 현상만 보고 이를 환각 증상으로 치부할 수도 있다. 하지만 임사체험의 복합성을 고려하거나, 그것을 증언하는 사람들을 실제로 만나 보면 그렇게 생각할 수 없을 것이다. 임사체험자는 방대한 심리학적·사회학적 변화를 겪을 뿐 아니라, 전기장이라든가 순간적 치유와 같은 신체적 변화를 겪기도 한다. 임사체험에 대한 연구가 시작된 지 30년이 지났지만 이 현상을 전체적으로 설명할 수 있는 어떠한 가설도 현 과학적 패러다임 안에는 존재하지 않는다. 병원에서의 제반 연구를 통해 산소 결핍, 과탄산혈증, 약물 등과 같은 가설들이 근거가 없다는 사실이 밝혀진 이상, 이제는 인간의 의식을 다른 각도에서 탐험하는 수밖에 없다.

안타깝게도 대부분의 사람들은 정신과 뇌를 동일시한다. 임사체험에 뇌의 특정 부위가 관여한다면 몰라도, 뇌와 임사체험이 서로 인과관계를 가지고 있다고 생각하는 것은 유감스럽다.[5] 이런 오해가 있는 한 임사체험은 절대로 설명될 수 없다. 하지만 육체가 아니라 의식이 먼저이며, 뇌가 의식을 창조하는 것이 아니라 이미 존재하는 의식을 뇌가 우리에게 전달해주는 것이라는 가능성을 고려할 때, 의식을 훨씬 더 쉽게 이해할 수 있다. 현재 우리는 임사체험을 불가사의하고 초자연적인 현상으로 보고 있지만, 이러한 새로운 관점으로 보면 전혀 초자연적이지 않고 오히려 매우 자연적인 현상으로 이해할 수 있다.

임사체험에 대한 과거의 연구 자료를 종합적으로 볼 때, 의식이 뇌의 산물이라는 전제는 이제 낡은 개념이다. 하지만 불행하게도 뇌에 의해서 의식이 창조된다는 생각이 우리들의 현 신념 체계에 너무나 빈틈없이 스며들어있다. 그리고 그러한 생각을 위협하는 어떤 반대 진영의 제안은 즉각 배제되고 일축된다. 크리스 카터가 적절하게 요약한 것처럼 "만약 과학이 무조건적으로 받아들여지는 형이상학적인 신념에 몰두한다면, 그래서 기존의 형이상학적 통념과 위배되는 증거를 배척한다면, 과학은 더 이상 객관적인 발견의 과정이 될 수 없다."[6] 하지만 나는 여기에서 그 말이 옳다고 주장하고 싶은 것이 아니라, 임사체험을 잘 이해함으로써 어떤 혜택을 우리가 누릴 수 있을까에 중점을 두고 싶다.

제9장에서 임사체험을 인정하고 수용함으로써 얻게 되는 이점에 대해 거론했다. 임사체험의 활용이 자살을 방지하는 데 효과적이며, 상실로 인한 슬픔을 치유하는 데 도움이 된다는 사실을 살펴보았다. 임사체험을 한 후 많은 사람들이 환경 문제에 더욱 관심을 가졌으며, 지구를 보전하는 문제가 그들에게 매우 중요한 사안이 되었다. 많은 임사체험자들이 이타적인 성향을 가지게 되었다. 체험자들 중 대부분이 타인에 대한 연민과 사랑의 감정을 더 많이 느끼게 되었는데, 이로 인해 건강이 좋아지는 결과가 나타났다. 치유의 능력이 나타나거나 명백한 순간적 치유를 경험한 사례도 있었다. 만약 그 메커니즘을 이해하기만 한다면 우리 모두 그러한 혜택을 누릴 수 있을 것이다.

임사체험을 대수롭지 않은 것으로 무시하거나 '훼손된 뇌의 일탈 현상' 정도로 일축한다면 그러한 효과와 혜택을 놓치게 된다. 이 치유의 능력을 과학적으로 연구하고 더 잘 이해한다면, 비외과적 치료 기술로 개발함으로써 기존의 주류 의학과 더불어 질병을 치료하는 데 사용할 수 있다. 그러나 이러한 가능성을 무시하고 부인한다면, 의료 기술의 진화를 거부함으로써 다음 세대가 건강한 삶을 추구할 기회를 박탈하는 셈이다. 임사체험이 주는 교훈을 활용하면 더욱 건강하게 오래 살 수 있고, 결과적으로 병원에 갈 필요성이 줄어든다. 이상주의나 비현실적인 생각이라고 할지도 모르지만, 관심을 갖고 연구해보지 않는 한 절대 알 수 없다.

과학의 힘 덕분에 오늘날 우리는 여기까지 진화해왔다. 과학적 절차는 정확하고 엄격하며, 반복된 실험과 측정을 통해 진보한다. 과학이 없었던들 오늘날 우리는 이곳에 도달하지 못했을 것이며, 현대 기술은 존재하지 않았고, 인간의 기대 수명도 지금의 것에 못 미쳤을 것이다. 하지만 불행히도 과학은 실체가 있는 것에만 그 범위가 국한되며, 측정되지 않는 것은 실재하지 않는 것으로 간주한다. 과학의 발전으로 육체와 정신 사이에는 커다란 간극이 생기고 말았다. 측정되지 않지만 모든 인류가 실재한다고 동의하는 것이 있으니, 그것이 바로 사랑이다.

내가 관심을 가지는 것이 바로 이 부분이다. 우리가 어떻게 오늘날의 세계관을 가지게 되었는지 되돌아보았을 때, 역사적으로 과학은 변화를 거듭해왔으며, 항상 특정한 사실이 발견된 후에 다음 단계로 발전해왔다.

종교가 한때는 지배적인 세계관이었지만 과학 혁명에 의해 대체되었다. 아이작 뉴턴이나 갈릴레오와 같은 과학 지지자들은 우리로 하여금 "우주는 일종의 거대한 시계이며, 인간은 그 부품에 불과하다"는 생각을 갖게 했다. 삶의 영적인 측면은 모두 교회의 영역으로 전가되었고, 과학은 물질의 영역을 맡았다. 기술의 발달은 우리 모두에게 내재해있던 영적 본성이 파괴되는 결과를 낳았다. 인간의 영적인 필요가 인정되지 않고 무시당하자 인간 정신의 근원에서 일어나는 현상들을 우리는 이해할 수 없게 되었다.

과학적 사실이라고 받아들여지던 것들이 나중에 오류로 밝혀지기도 했다. 1500년대까지 지구가 평평하다는 것이 과학적 사실이었고, 4세기까지 지구가 우주의 중심이라고 믿어졌다. 우리는 의식이 뇌에 의해 창조된다고 믿어왔지만, 지난 몇십 년 사이에 그것에 대한 의문이 제기되고 있다. 나를 포함하여 많은 연구자들이 의식이 뇌에 의해 만들어지는 것이 아니라 '뇌는 의식 전달의 매개체'라고 믿는다. 하지만 이것은 오늘날 세계가 가지고 있는 생각과 반대되는 대담한 주장이며, 뇌의 기능을 통해 의식이 만들어진다고 믿는 진영에서는 그들의 믿음을 맹렬히 방어하고 있다.

독자들과 나누고 싶은 것이 하나 더 있다. 과학은 우리가 에너지로 이루어져있다고 말한다. 그리고 에너지는 생성되지도 소멸되지도 않는다고 한다. 그렇다면 우리의 육체가 죽으면 그 에너지는 어떻게 되는가?

지금 우리가 당연시하는 것이 한때는 터무니없는 것이었듯이, 새로운 사실이 발견될 때마다 과학은 변화한다. 전구가 처음 발명되었을 때 사람들이 보인 반응이다.

˙대서양 건너 친구들이나 좋아할 물건이다. 하지만 현실적이고 과학적인 사람들이 관심을 가질 만한 것은 아니다. 영국 의회 위원회, 1878.

▾ 이렇게 황당한 발명품은 과학으로서 가치가 없다. 과학의 진정한 발
전에 대한 장난으로 비난받아 마땅하다. 윌리엄 시멘스, 1880.[7]

의료 분야에서 제기된 다음과 같은 주장은 현재 너무나 터무니없는
것으로 받아들여지고 있다.

▾ 수술 중 고통을 없앤다는 것은 어불성설이다. 그런 방법을 찾는다는
것 자체가 부조리하다. 수술에 있어서 칼과 고통은 환자의 의식 속에
영원히 함께 기억될 두 단어다. 알프레드 벨포우(프랑스 의사), 1839.
▾ 세균에 대한 루이스 파스퇴르의 이론은 말도 안 되는 허구다. 피에르
파쉐(영국 의사, 툴루즈의 생리학 교수), 1872.
▾ 현명하고 인간적인 의사라면 사람의 배와 가슴 그리고 머리는 절대
건들지 않을 것이다. 존 에릭 에릭센(영국 의사, 빅토리아 여왕 지정 외과의), 1873.[8]

임사체험은 과거에는 과학적 가치가 없는 것이었다. 하지만 오늘날에
는 이러한 현상에 대해 신중히 고려하는 사람들이 많아졌고, 과학적 연
구가 필요한 분야라는 인식이 대두되었다. 그리고 우리는 삶과 죽음의
의미에 대한 지식이 확대될 찰나에 지금 서있다. 이러한 현상이 일어난
다는 것은 부인할 수 없는 사실이지만, 단지 그것을 어떻게 설명해야 할
지 모를 뿐이다. 그것을 무시할 이유도 없다. 우리의 삶과 의료 체계에
영적인 면을 수용해야 할 증거도 너무나 많다. 이제 이러한 증거들에 대
해 관심을 기울이고, 그것들을 효율적으로 사용할 때가 왔다.

임사체험은 분명 실재하는 현상이다. 그리고 실제로 임사체험을 경험한 사람뿐 아니라, 그것에 대해 알고 있는 모든 사람들의 삶을 바꾸는 강력한 효과를 발휘한다. 다시 쥴스 라이온스의 글을 인용해보자.

임사체험을 하고 나서 저는 여러 면에서 깨어날 수 있었고 달라졌습니다. 우리 중 아무도 이 지구 상에 '우연히' 태어난 사람은 없다는 사실, 우리가 '집'으로 돌아가기 전에 일생 동안 해야 할 일이 있으며, 어떤 목적이 있다는 사실을 확실히 알게 되었습니다.

세상을 바라보면 사람들은 점점 더 무언가를 '얻기' 위해 살아가는 것 같습니다. 삶을 사는 영혼의 (유일한) 목적은 바로 '주기' 위한 것인데 말이지요.

과학의 발달과 함께 의료 기술이 좋아지면서 많은 사람들이 치명적인 질병으로부터 회복되고 있다. 그 결과 임사체험률도 증가하고 있다. 그런데도 정작 사람들은 현재의 과학적 사고 체계 속에 갇혀 삶의 영적인 측면을 이해하지 못하고, 이러한 현상을 부인하기까지 한다는 점은 역설적이다. 하지만 그 과학은, 크리스마스 날 안타깝게 죽은 2살짜리 남자아이의 부모와 할머니, 할아버지, 형제들에게 아무런 도움이 되지 못했다. 휴가지에서 치명적인 바이러스에 감염된 후 2년 만에 죽은 한 여성의 남편과 아들들에게도 아무런 도움이 되지 못했다. 몇 주 동안 질병으로 고생하다 죽은 여성과 65년간 배우자로 살아온 남편에게도 아무런 도움이 되지 못했다. 이들은 내가 지난 세월 동안 간호사로 일하면서 만난 여러 비극적인 사례들의 극히 일부분에 불과하다.

과학은 측정 가능하고 실험을 재현할 수 있을 때 잘 작동한다. 하지만 영적인 삶에 대해서는 이렇게 과학을 적용하는 것이 불가능하다. 병리학자가 부검을 한다고 해서 신체 중 어느 부분에 깃든 생각이나 감정 혹은 그 사람의 기억을 발견할 수는 없다. 우리 모두 생각과 감정, 기억을 가지고 있지만, 그것을 과학적으로 측정할 수는 없다. 그렇다고 해서 그것들이 우리의 삶에 중요하지 않은 것은 아니다. 나는 내가 153.67센티미터라는 것을 확실히 안다(0.67센티미터를 절대 빠뜨리면 안 된다!). 이것이 사실인 것은 과학적으로 측정 가능하기 때문이다. 하지만 내가 남편을 아주 많이 사랑하는 것을 과학적으로 측정하거나 확인할 길은 없다. 하지만 사랑이 존재한다는 것은 누구도 부인할 수 없다.

임사체험에 대한 과거의 연구는, 이 현상의 물리적 요인을 증명하는 데 열중한 나머지, 그로부터 얻어지는 영적인 지혜의 중요성에 대해 간과하였다. 이러한 경험을 병리학적으로만 보지 말고, 이것이 삶에 대해 무엇을 가르치고 있는가에 주목해야 할 때이다.

안타깝게도 영성은 종교와 동일한 것으로 오해되어왔다. 종교를 가지지 않고서도 영적일 수 있다. 영적 요구는 우리 모두에게 내재해있다. 스스로 무신론자라거나 혹은 영적인 일에 전혀 관심이 없는 과학자라며 강하게 부인하더라도, 우리는 삶에 의미를 부여하는 각기 다른 영적인 욕구를 가지고 있다. 어떤 경우에는 죽음에 임박해서야 이러한 영적 필요가 눈에 보이기도 한다. 나는 많은 환자들이 죽음이 임박한 상황에서 영적 두려움에 휩싸이는 것을 봤다. 자신에게 일어나는 일을 무서워하는 사람도 있었고, 사랑하는 사람을 떠나는 것이나 소유한 물질을 잃는 것을 두려워하는 사람들도 있었다. 미지의 것에 대한 막연한 두려움도 있었고, 삶에 대한 통제를 상실하는 것에 대한 두려움도 있었다. 살아있는 동안 삶의 영적인 부분을 미리 고려해둔다면 나중에 죽음 앞에 섰을 때 못다 한 말도, 못다 한 일도 없을 것이다. 아울러 죽음 너머에 공포가 기다리고 있지 않음도 알기에 마음이 편안할 것이다.

삶의 영적인 측면에 관심을 두면 다른 사람을 향한 관심도 커진다. 대부분의 임사체험자들은 임사체험을 통해 완전한 영적 변화를 겪은 후 이러한 변화를 뚜렷하게 경험했다. 의미 있는 삶을 살기 위해서는 육체적·영적 삶의 균형이 필수적이다. 요약하자면 과학과 영성은 함께 가야 한다. 전자는 검증을, 후자는 이해를 추구하며, 두 가지 모두 인간에게 아주 중요하다. 하지만 과학이 영성을 홀대하였기에 대부분의 사람들은 심각하게 불균형한 세상에서 살고 있다. 이타주의, 사랑, 연민, 감사(모두 임사체험의 결과들이다)가 우리를 건강하게 만들고 지속적으로 진화해나가도록 도와준다.

임사체험은 영적으로 매우 빠르게 변화하는 계기가 된다. 체험자들은 전혀 예기치 않은 순간에 문자 그대로 죽음과 마주쳤다. 그 일로 자신들의 존재의 근간이 흔들리고, 지금까지 적용해온 삶과는 다른 방식의 삶을 살아가게 되었다. 우리도 그들의 영적 경험으로부터 지혜를 얻어 우리 자신의 영적 개발을 도모할 수 있다. 임사체험을 통해 사람들에게 나타나는 영적인 변화는 인류의 진화와 지구 전체에 도움을 주는 이로운 것이다. 우리는 지금도 진화하며 살고 있다. 지구적 차원에서 볼 때 사람들이 영적으로 새로워지면 함께 살고 있는 이웃과 동물, 식물 들과도 함께 살아가는 길을 모색하게 될 것이고, 그러면 지구의 생존에 필수적인 균형을 이룰 수 있을 것이다.

우리는 죽음이 끔찍하고 슬프고 두려운 일이라고 믿어왔다. 하지만 일시적인 죽음을 경험해본 임사체험자들 중 대부분은 죽음이 아름답고 편안한 것이라고 증언한다. 어떻게 사느냐에 따라 우리 모두가 바라는 평화와 조화를 누릴 수 있다. 우리는 너무나 많은 시간을 과거에 집착하거나 미래를 기다리는 일에 사용하며 현재의 삶을 잃어버리곤 한다. 과학과 영성을 균형 있게 회복하여 삶의 만족도를 높일 수 있다. 그리고 무엇보다 어제는 과거이고 내일은 오지 않을지도 모른다는 사실을 기억하면서 현재를 사는 것이 중요하다.

임사체험자들의 이야기를 들으면 어떻게 살아야 하는지 깨닫게 된다. 대부분의 체험자들은 사람들이 자기를 믿지 않거나 정신적으로 불안정한 사람으로 볼까봐 자신의 경험을 밝히기를 주저한다. 하지만 그들이 경험을 통해 얻은 지혜는 우리에게 큰 가르침이 된다. 죽음을 무시하지 말고 생각해보기를 바란다. 불치병 진단을 받았다고 가정해보자. 만약 오늘이 혹은 이번 주가 당신 삶의 마지막이라면 지금 뭔가 다른 일을 하고 있지 않겠는가? 삶을 당연하게 여기지 말고 어떻게 살 것인지 의식하며 살아야 한다. 삶을 의식하면 궁극적으로 현재를 살게 된다.

지난 수년간 나에게 연락해온 사람들의 숫자를 보면 이러한 임사체험이 일반적인 것이 분명하다. 이 책을 읽는 독자들 중 대부분도 이러한 경험을 했거나 혹은 경험한 사람을 알고 있을 가능성이 높다. 많은 사람들이 그것에 대해 말을 하지 않을 뿐이다. 나에게 사례를 보내준 사람들은 자신들의 이야기를 비웃지 않고 인정해주었다며 매우 고마워했다. 어떤 사례는 전체적인 내용을 모두 다 듣는 데 몇 달씩 걸렸으며(10년이 걸린 사례도 있다), 어떤 체험자들은 몇 번이나 만나고 이메일과 전화로 오랜 대화를 나눈 다음에야 마음을 터놓고 자신들의 경험을 털어놓았다. 그들은 분명 사람들의 이목을 끌려는 사람들이 아니었으며, 이미 보았듯이 많은 이들이 신분을 노출하기를 꺼려한다. 체험자를 텔레비전이나 라디오에 출연시킬 수 있도록 도와달라는 방송계의 부탁을 받은 적이 있지만, 체험자들 중 대부분이 딱 잘라 거절했다. 어떤 이들은 임사체험에 대해 누구에게도 이야기하기를 거부했다. 이제는 임사체험이 자신들의 삶을 송두리째 바꿔 놓을 만큼 강력한 경험이었기 때문이다. 이제는 임사체험이 실재하는 현상이라는 사실을 인정하고, 체험자들에게 마땅한 대접을 해야 한다.

체험자들 중에는 자신들의 생각과 행동이 타인에게 어떤 영향력을 미치는지 깨닫고, 그때부터 아주 급격한 행동의 변화를 보인 이들도 많았다. 이것을 발견하고 나는 더 많은 사람들이 이렇게 깨닫는다면 이 세상이 살기 좋은 곳이 되리라는 희망을 가지게 되었다. 이제까지의 연구 결과들을 보면 임사체험에 대해 아는 것만으로도 삶이 변화되는 경향이 있으며, 임사체험을 직접 하지 않아도, 정도의 차이는 있지만, 체험자들과 같은 긍정적인 변화를 보이는 것을 알 수 있다. 만약 모든 사람이 임사체험을 하고, 그로 인해 이 책에서 소개한 것과 같은 심오한 변화들이 그들 삶에 나타났다고 가정해보자. 모든 사람이 인생관을 바꾸고 서로를 상호 연결된 존재로, 고귀한 사람으로 바라보며, 모두 같은 의식의 기초를 공유한다고 상상해보자. 모든 사람이 자기 자신의 이익보다 타인의 필요를 더 우선적으로 생각한다고 상상해보자. 세상이 얼마나 달라지겠는가?

제3장에서 임사체험 사례를 소개한 크리스틴 스튜어트가 말한다.

> 만약 모든 사람이 임사체험을 한다면 더 이상 전쟁도 없고, 굶거나 폭력에 희생되는 사람도 없을 것이며, 탐욕이란 과거의 일이 될 것이라고 믿는다.

쥴스 라이온스도 말한다.

> 오늘 밤 지구 상의 모든 사람들이 임사체험을 한다면, 그래서 이 세상 너머에 가본다면, 내일 아침, 이 지구 상에서 우리는 아주 다른 세상을 시작할 수 있을 것이다.

임사체험을 통해 모든 것이 상호 연결되어있다는 사실을 깨닫는 경우가 많다. 그리고 인생회고를 통해서 우리가 타인에게 한 행동은 궁극적으로 우리 자신에게 한 행동이라는 사실을 확인하게 된다. 이것은 각 종교와 영적 전통의 중심에 있는 '황금률'과 맞닿아있다. "너 자신에게 하듯 남에게 하라." 이것은 듣기 좋은 뉴에이지의 슬로건이 아니다. 귀 기울여 이해하면 존경과 사랑, 평화를 가져오는 심오한 영적 진리다. 임사체험자들은 우리가 인생을 의식하고 살아가면 자신의 죽음에 대비할 수 있을 뿐만 아니라 다른 사람을 존중하고 그로써 인생의 의미를 찾는, 일거양득의 효과를 거둘 수 있다고 말해준다. 물론 우리가 그들의 지혜를 우리 것으로 삼을 것인가는 전적으로 우리에게 달렸다. 당신은 무엇을 선택하겠는가?

후 기

인생에서 가장 중요한 것은 어떻게 사랑을 베풀고 받는 법을 배우는 일이다.

－ 모리 슈와르츠[1]

이런…. 동료가 도움을 요청하는 소리가 들렸다. 아니나 다를까 심정지 비상벨이 귀를 찔렀다. 하던 일을 멈추고 주변을 살피니 중환자실에서 가서 도와줄 수 있는 사람은 나밖에 없다는 사실을 깨달았다. 옆 동료에게 내 담당 환자를 부탁하고 칸막이가 어지럽게 둘러쳐진 침대를 향해 천천히 걸어갔다. 이미 여러 명의 의료진이 임종을 맞이하는 수척한 환자를 둘러싸고 있었다. 간호사들은 각각 맡은 대로 공기 주입식 매트리스에서 공기를 빼고, 심폐 소생을 하고, 기도를 확보하고, 제세동기를 가져오고, 약물을 주입하였다. 각자 탁월한 기술과 노련함으로 자신이 맡은 역할을 연속적으로 그리고 완벽하게 수행했다. 30여 분간 이 장면은 계속되었고, 심장박동은 이제 매우 불규칙하면서도 빠르게 모니터에 잡혔다. 하지만 심장박출량은 나타나지 않았다. 환자가 회생할 가능성은 거의 없어 보였다.

환자의 몸 위로 제세동기의 선과 빈 약물통들이 널려있어서 환자의 손을 잡아주기는커녕 손 자체를 볼 수 없었다. 혹시라도 도움이 될까 하여 나는 마음속으로 환자에게 위로의 말을 건넸다. 젊은 간호사와 의사가 번갈아가며 가슴 압박을 했다(몇 분 하다보면 정말 힘든 일이라고 생각하게 된다). 이미 너무 많은 사람이 모여 있고, 나까지 연약한 86세 할머니의 가슴을 압박할 필요가 없을 것 같아서 나는 한 발자국 가만히 물러서 있었다. 나까지 손바닥 밑으로 갈비뼈가 부러져 으드득 소리를 내는 것을 느낄 필요가 없었다. 입가로 구토물이 흘러내리는 것을 볼 필요가 없었다. 차갑고 축축한 데다 종이처럼 얇은 환자의 피부를 만지거나 의료진의 손놀림에 따라 위아래로 들썩거리는 몸, 허공을 바라보는 환자의 텅 빈 눈을 볼 필요도 없었다. 폐에서 올라오는 분비물을 빨아들이기 위해 산소호흡기로 연결된 튜브를 잠시 빼자, 피와 분비물이 튀어 올라 의료진들 위로 쏟아졌고, 환자의 얼굴에도 흘러내려 이미 구토물로 흥건한 머리카락을 타고 내렸다. 내 도움이 필요 없는 것을 다행으로 생각하며 나는 조용히 커튼 뒤로 물러선 다음 아무도 모르게 걸어 나왔다.

"이제 40분 경과했고, 그만해도 될 것 같은데, 모두 동의합니까?" 의사가 말하자 모두들 하고 있던 일을 멈췄다. 심폐소생술을 멈추자마자 모니터에 큰 폭으로 불규칙하게 널뛰던 심장박동 리듬도 서서히 느려지기 시작했디. 심장박출량도 영점에 멈췄다. 모니터 곡선이 이제 평평한 직선이 되었다. 심장이 수축 운동을 완전히 정지했다. 간호사가 모니터를 끄고, 의사는 환자를 확인한 후 호흡기를 껐다. 의료진은 수술복과 장갑을 벗고 손을 씻은 다음 환자를 떠났고, 나머지 간호사들은 아수라장이 된 현장을 정리하였다. 환자 가족들에게 비보를 알리고 사랑하는 어머니이자 할머니, 자매였던 고인을 마지막으로 볼 수 있도록 가족들을 데리고 들어왔다.

내가 최근에 목격한 장면이다. 사망일 이틀 전 호흡이 나빠지기 시작하면서 이 환자는 중환자실 중에서도 특히 주의를 요하는 환자들의 구역으로 들어왔다. 이 환자가 들어왔을 때는 내가 담당이었고, 비외과적 산소요법으로 치료할 계획이었다. 환자는 무척 쇠약했고, 두려움에 떨고 있었다. 더군다나 산소호흡기를 끼고 숨을 헐떡이고 있었기 때문에 말을 할 수 없었다. 1시간 정도 후 호흡이 조금 좋아진 다음에는 짧은 문장을 말할 수 있게 되었다. 그리고 2시간이 지난 후에는 몸이 요구하는 산소량이 감소하여 말을 할 수 있었다. 할머니는 죽기를 바란다고 했다. 작년에 할아버지가 죽은 뒤 혼자 살아왔으며, 이제 남편 곁으로 가고 싶다고 했다. 가족들을 사랑하고, 또 가족들이 자신을 위해 해준 모든 일에 감사한다고 했다. 그래도 이제는 너무 늙어 죽을 때가 되었다는 것을 알고 있고, 병원에도 더 이상 있고 싶지 않다고 했다. 나는 몇 시간만 더 산소 치료를 받으면 상태가 훨씬 더 좋아져서 다음 날 일반 병실로 옮길 수 있다고 위로했다. 하지만 안타깝게도 그 환자는 그날 밤 상태가 악화되어 의식을 잃었고, 삽관술과 산소 공급을 받아야 했다.

세월이 흘러 나의 시각에도 많은 변화가 생겼다. 한때 의롭다고 생각했던 일이, 이제는 잔인한 일이 되었다. 때로는 호스피스 시설과 중환자실이 차이가 없을 때도 있다. 내가 간호사 공부를 하던 시절만 해도 예후가 좋지 않은 환자가 중환자실에 들어오는 경우는 거의 없었다. 21년이 지난 지금은 중환자실에 들어오지 않는 환자가 거의 없다. 내가 연구를 통해 말하고자 했던 것은, 회복 가능성이 없는 것이 분명한 환자는 병원에서 수모를 당하며 임종할 필요가 없다는 것이다. 그것이 환자의 바람에 반하는 것일 때는 특히 그렇다. 그러나 내 생각만 그렇다고 되는 일은 아니고, 사회 전체적인 인식의 변화가 있어야 가능한 일이다.

연구에서 나타난 것처럼 환자의 80퍼센트 이상이 심폐 소생 동안 아무것도 기억하지 못했다는 사실은 다행스러운 일이다. 어떤 기억을 가지고 깨어났을 경우 대부분이 평화롭고 평안한 임사체험의 기억이었다. 회생되는 동안 고통을 느꼈다고 한 사람은 아무도 없었으며, 의식을 회복한 후에 가슴 부분에 통증이 있었다는 경우가 일부 있었다. 하지만 고통스러운 임사체험을 한 환자들도 몇 명 있다. 이러한 사례에 관해서도 의료직 종사자들이 여러 자료를 통해 지식을 쌓아서 환자들이 심리적으로 잘 회복할 수 있도록 대응해주기를 바란다.

책의 서두에서 소개했던 임종 환자와 만나지 않았더라면 나 역시 별다른 생각 없이 살았을 것이며, 우리 사회의 집단의식에 편승하여 별다른 문제의식도 느끼지 못했을 것이다. 독자들 중에도 이런 문제에 대해한 번도 생각해본 적이 없는 사람들도 있으리라 본다. 젊고 건강할 때는 죽음이 나와 상관이 없는 문제이다. 하지만 만약 어느 날, 내가 만난 수많은 환자들처럼, 아침에 출근하기 위해 집을 나섰다가 직장까지 안전하게 도착하지 못한다면 어쩔 것인가? 타고 가던 버스나 자동차가 사고가 날 수도 있고, 길을 걷다가 차에 치일 수도 있다. 그럴 때 당신은 삶을 잘 살았다고 만족할 수 있을까? '했더라면 좋았을 걸' 하고 생각할 일은 없을까? 더 하고 싶은 일이나 말은 없을까? 죽음의 시간이 올 때까지 이런 일들을 하지 않은 채 놔두지 말기 바란다. 환자들이 내게 가르쳐준 지혜는 현재의 삶을 살라는 것이다. 나는 환자들이 가족들에게 자기 몸이 좋아지면 함께 휴가를 가자고 말하는 것을 수도 없이 들었다. 그리고 대부분 이런 약속들은 지켜지지 못한다. 우리가 갖지 못한 것을 가지려고 바쁘게 사는 동안 이미 갖고 있는 것들을 돌아보지 못하는 경우가 많다. 수천 명의 환자들이 죽는 것을 보았지만, 그중 단 한 명도 "좀 더 일을 많이 할 걸" 하고 후회하는 것을 본 적이 없다.

서두에서 말한 환자를 통해 나의 삶은 완전히 변화되었다. 이에 대해 더 '파고들' 수밖에 없었다. 죽음에 대해 더 알고 싶었다. 임사체험에 대해 알고 난 후로는 그것에 대해 더 공부하는 것 외에 돌아갈 길이 없었다. 한때 스스로 합리적이라고 생각했기에 회의적이었던 나의 자세가 지금은 오히려 비이성적으로 보인다. 그때 나는 임사체험에 대한 고정관념을 가지고 있었고, 지식도 없었으며, 다른 가능성들에 대한 열린 마음도 없었다. 임사체험과 관련한 복합적인 사실을 알게 되면서부터 전체적인 그림을 보기 시작했고, 고정관념의 틀을 벗었으며, 이전에 가졌던 내 생각이 오류이자 오해였다는 것을 인정하였다. 나 역시 집단의식의 덫에 묶여 끌려다녔다는 사실을 깨달았다.

서두에서 말한 환자와 만난 후 지독한 우울증을 겪었지만, 내가 다른 사람들을 위해 할 수 있는 긍정적인 일이 무엇인지 발견하였다. 그로 인해 나의 세계관이 달라지고, 가치관도 완전히 달라졌다. 간호사가 되겠다는 의욕과 포부가 왕성했었는데, 갑자기 그것도 의미를 잃었다. 박사 과정을 밟은 것은 자격을 갖추기 위해서가 아니라 죽음과 임종 그리고 임사체험에 대해 알기 위해서였다. 연구를 시작하기에 앞서 폴 배드햄 교수와 논의를 했을 때 나는 두 번이나 박사 학위 제의를 거절했다. 사실 나는 박사 학위를 받고 나서도 (정식 간호사 중 가장 급여가 낮은) 5급 간호사로 계속 일했다. 환자들과 함께하는 것이 중요했지, 직위나 돈은 더 이상 나에게 유혹이 되지 못했다. 임사체험을 연구하면서 내 삶에 의미가 생겼고, 삶에 대해 많은 것을 배웠다. 내 삶은 풍요로워졌다. 이것에 대해 언제나 감사할 따름이다. 이 책을 읽은 독자들 가운데 임사체험에 관한 지식으로 내가 그랬던 것처럼 좋은 영향을 받고 행복을 누리는 이가 있다면, 이 세상은 더 좋은 곳이 되리라 본다. 사랑과 평화 그리고 사람에 대한 존중이 넘치는 세상이 될 수 있다는 희망을 나는 가져본다.

죽음 앞에서 우리 모두 평화와 기쁨, 무조건적인 사랑을 경험한다면 얼마나 좋을까? 이것은 죽음 앞에 섰을 때만 경험할 수 있다. 사실 우리가 직접 경험해볼 때까지는 그 이후에 무슨 일이 일어날지 모른다. 하지만 죽음 앞에서 한평생 잘 살았다고 말할 수 있다면 그것으로 족하다. 임사체험자들이 정말로 천국에 갔다 온 것이냐는 질문을 강의 중에 받곤 한다. 내가 지금까지 깨달은 것은, 천국은 하나의 장소가 아니라는 사실이다. 그것은 마음의 상태이며, 우리 모두의 안에 있다. 그 안으로 들어가 천국을 찾아야 한다. 이 책으로 말미암아 모든 독자가 죽음이라는 신비에 대한 개인적인 탐구를 시작하기를 바라며, 그래서 나처럼 만족스럽고 풍요롭고 행복한 삶을 살기를 바란다. 그러면 우리 모두 이 땅위에서 천국을 맛볼 수 있을 것이다.

주 註

들어가는 말

1. Morrie Schwartz in Albom, M. 2003, pp. 81, 83.
2. Sartori, P. 2008.

1. 임사체험

1. Dossey, L. 2011, p. 62.
2. Nahm, M. 2009a.
3. Zaleski, C. 1987.
4. Evans-Wenz, W. Y. 1960.
5. Drolma, D. 1995; Cuevas, B. J. 2003, 2008.
6. Sabom, M. 1982, 1998.
7. Morse et al 1989, Morse, M. 1990.
8. Holden, J. 1988, 1989.
9. Lawrence, M. 1995, 1998.
10. Rawlings, M. 1979, 1993.
11. Van Lommel et al 2001.
12. Schwaninger et al 2002.
13. Greyson, B. 2003.
14. Parnia et al 2001.
15. Moorjani, A. 2012.

16. Alexander, E. 2013.

17. Ring, K. and Cooper, S. 1999.

18. Kellehear, A. 1993.

19. Ring, K. 1980, p. 67.

20. Hampe, J. 1979, pp. 65 – 91; Greyson, B. 1993, pp. 390 – 9; Lundahl, C. R. 1993, pp. 63 – 76; Amatuzio, J. 2004, p. 186; Atwater, P. M. H. 1999, p. 64.

21. Atwater, P. M. H. 1999, p. 64.

22. Bush, N. E. 1994; Ellwood, G. F. 2001; Grey, M. 1987; Greyson, B. and Bush, N. 1992; Rawlings, M. 1979, 1993; Rommer, B. 2000; Storm, H. 2000; Rominger, R. A. 2009.

23. Sartori, P. 2008, p. 365.

24. Zaleski, C. 1987.

25. Jakobsen, M. D. 1999.

26. Rawlings, M. 1979, 1993.

27. Grey, M. 1987, p. 72.

28. Greyson, B. and Bush, N. 1992.

29. Rommer, B. 2000, pp. 87 – 96.

30. Parnia, S., comment made at Consciousness Research Group Meeting, Fetzer Institute, Kalamazoo, Michigan, 2007.

31. Ring, K. 1994.

32. Greyson, B. and Bush, N. 1992, p. 100; Ring, K. 1984, p. 8; Storm, H. 2000, pp. 29 – 30; Bonenfant, R. J. 2004.

33. Bonenfant, R. J. 2004.

34. http://www.drrajivparti.us/my-near-death-experience.

35. Zaleski, C. 1987, pp. 45 – 52.

36. Rommer, B. 2000, pp. 97 – 193.

37. Grey, M. 1987, p. 110.

38. Bush, N. 2012.

39. Bache, C. 2000, pp. 95 – 124.

40. Rosen, D. H. 1975, pp. 289 – 94; Ring, K. 1980, pp. 118 – 24, 199; Fenwick, P. and Fenwick, E. 1996, pp. 280 – 3.

41. Garfield, C. cited in Lundahl, C. R. 1982.

42. Lindley, J., Bryan, S. and Conley, B. 1981.

43. Grey, M. 1987, p. 72.

44. Atwater, P. M. H. 1992.

45. Rommer, B. 2000, pp. 24‑5.

2. 임사체험이 삶에 미치는 영향

1. 2011년 3월 23일 ABC뉴스 인터뷰(http://abcnews.go.com/WNT/Video/elizabeth-taylor-death-experience-13201786)

2. Atwater, P. M. H. 1988; Dougherty, C. M. 1990; Greyson, B. 1992, 1992‑93, 1996, 1997; Greyson, B. and Bush, N. 1992; Groth-Marnat, G. and Summers, R. 1998; Kellehear, A. 1990; Musgrave, C. 1997; White, P. R. 1997.

3. Grosso, M. 1981.

4. Bush, N. 1991; Christian, S. R. 2006; Stout et al 2006, p. 56.

5. Stout et al 2006.

6. Stout et al 2006.

7. Wren-Lewis, J. 2004.

8. Christian, S. R. 2006.

9. Kircher, P. 1995; Atwater, P. M. H. 1999.

10. Van Lommel, P. 2010; Morris, L. and Knafl, K. 2003.

11. Fracasso, C., Friedman, H. and Young, M. 2010, p. 275.

12. Atwater, P. M. H. 1999, p. 41.

13. Kircher, P. 1995, pp. 16, 21.

14. Storm, H. 2000.

15. Van Lommel, P. 2010.

16. Matthews, C. 2009.

17. Atwater, P. M. H. 1994; Morse, M. and Perry, P. 1993; Ring, K. 1992; Ring, K. and Valarino, E. 1998.

18. Nouri, F. M. and Holden, J. 2008.

19. 켄 에버트의 웹사이트(www.kenebert.com)에 책 소개가 나와있으며, 책의

일부 내용을 읽을 수 있다.

20. Kason, Y. 2000, p. 112.

21. Sutherland, C. 1992, 1995a.

22. Morse, M. and Perry, P. 1993, pp. 142 – 144. See also the case of Janet, pp. 138 – 9.

23. Dossey, L. 2011.

3. 어린이의 임사체험

1. Bush, N. E. 1983; Sutherland, C. 1995a, p. 11.

2. Bush, N. E. 1983; Serdahely, W. 1991.

3. Morse et al 1985, 1986; Morse, M. and Perry, P. 1990.

4. Morse, M. and Perry, P. 1990; Sutherland, C. 1995a, pp. 11, 186.

5. Atwater, P. M. H. 1999, p. 42.

6. Atwater, P. M. H. 1999, p. 43.

7. Morse, M. and Perry, P. 1990.

8. Lerma, J. 2009, pp. 189 – 220.

9. Bush, N. E. 1993; Sutherland, C. 1995a.

10. Sutherland, C. 1995a, p. 11.

11. Atwater, P. M. H. 1999, p. 63.

12. Morse et al 1985, 1986.

13. Atwater, P. M. H. 1999, p. 64; Sutherland, C. 1995a, pp. 27 – 30.

14. Serdahely, W. 1990.

15. Sutherland, C. 1995a, p. 188.

16. Stout et al 2006.

17. Sutherland, C. 1995a, p. 13.

18. Herzog, D. and Herrin, J. 1985.

19. Atwater, P. M. H. 1999.

20. Sutherland, C. 1995a, p. 20.

21. Atwater, P. M. H. 1999, p. 81.

22. Atwater, P. M. H. 1999, p. 65.

23. Sutherland, C. 1995a.

24. Atwater, P. M. H. 1999, p. 109.

25. Atwater, P. M. H. 1999, p. 93.

26. Morse, M. and Perry, P. 2000, pp. 2, 12.

27. Atwater, P. M. H. 1999, p. 108.

28. Sutherland, C. 1995a, p. 38.

29. Atwater, P. M. H. 1999, p. 116.

30. Hoffman, E. 1992, pp. 47, 69, 99, 133.

31. Atwater, P. M. H. 1999, pp. 68 - 128.

32. Atwater, P. M. H. 1999, p. 113.

33. Atwater, P. M. H. 1999, p. 118.

4. 임사체험의 문화적 다양성

1. Gallup, G. and Proctor, W. 1984, p. 12.

2. Perera et al 2005.

3. Knoblauch et al 2001.

4. Thrum, T. 1907; Pommaret, F. 1989; Kellehear, A. 2001.

5. Drolma, D. 1995; Kellehear, A. 2001.

6. Murphy, T. 2001.

7. Zaleski, C. 1987.

8. Osis, K. and Haraldsson, E. 1977.

9. Pasricha, S. and Stevenson, I. 1986.

10. Pasricha, S. 2008.

11. Murphy, T. 2001.

12. Murphy, T. 2001, p. 173.

13. Pommaret, F. 1989; Epstein, L. 1982; Carr, C. 1993; Sogyal, R. 1995; Drolma, D. 1995; Bailey, L. 2001; David-Neel, A. 1997; Cuevas, B. J. 2008.

14. Morse, M. and Perry, P. 1993, p. 127; Tachibana, T. 1994.

15. Iwasaka, M. and Toelken, B. 1994, p. xv; Yanagita, K. 1975, pp. 68 - 9.

16. Corazza, O. 2008.

17. Hadfield, P. 1991.

18. Becker, C. 1981.

19. Becker, C. 1984.

20. Vaughan, L. 1920, pp. 42 – 6.

21. Gomez-Jeria, J. S. 2006.

22. Zhi-ying, F. and Jian-xun, L. 1992.

23. Warner, L. 1937; Berndt, R. and Berndt, C. 1989 cited in Kellehear, A. 2008.

24. King, M. 1985; Kellehear, A. 2008.

25. Green, J. T. 1984.

26. Counts, D. 1983.

27. In Morse, M. and Perry, P. 1993, pp. 120 – 4.

28. McClenon, J. 2006.

29. Bockie, S. 1993 in McClenon 2006, pp. 25 – 8.

30. Keable, R. 1921 in McClenon 2006, pp. 30 – 2.

31. Hallowell, A. I. 1967/1940; Barrett, S. M. 1970/1906; Schoolcraft, H. R. 1975/1825; Barbour, P. L. 1983; Kalweit, H. 1988 cited in Wade 2003.

32. Talayesva, D. 1942 cited in Green, J. T. 2008.

33. Neihardt, J. G. 1932/1995.

34. Wade, J. 2003.

35. Thrum, T. 1907 cited in Kellehear, A. 2001.

36. Gomez-Jeria, J. S. 1993.

37. Kreps, J. I. 2009.

38. Nahm, M. and Nicolay, J. 2010; Fracasso et al 2010a.

39. Nahm, M. and Nicolay, J. 2010, p. 258.

40. Nahm, M. and Nicolay, J. 2010, p. 257.

41. Blackmore, S. 1993a.

42. Kellehear, A. 1993.

43. Jung, C. G. 1996/1959.

5. 임종체험과 사후 커뮤니케이션

1. Gurney, E., Myers, F. W. H. and Podmore, F. 1886.
2. Osis, K. and Haraldsson, E. 1977.
3. Cooke, A. 1968; Hoffman, E. 1992; Lerma, J. 2009.
4. Morse, M. and Perry, P. 1994; Brayne, S. 2010; Fenwick, P. and Fenwick, E. 2008.
5. Brayne et al 2006; Brayne et al 2008; Fenwick et al 2009.
6. Brayne et al 2006, pp. 4, 5.
7. Callanan, M. and Kelley, P. 1992, pp. 11 – 27; Sanders, M. A. 2007, pp. 24 – 35.
8. Fenwick et al 2009, p. 6.
9. Brayne et al 2006, p. 7.
10. Brayne et al 2006; Brayne et al 2008; Fenwick et al 2009.
11. Brayne et al 2008.
12. Brayne, S. and Fenwick, P. 2008.
13. Alvarado, C. 2006a, 2006b.
14. Osis, K. and Haraldsson, E. 1977; Nahm, M. 2009b; Nahm, M. and Greyson, B. 2009; Moody, R. A. and Perry, P. 2010.
15. Swaddling, M. 2006.
16. Kircher, P. 1995, p. 140; Fenwick, P. and Fenwick, E. 1996a; Howarth, G. and Kellehear, A. 2001; Kason, Y. 2000; Moody, R. A. 1999; Moody, R. A. and Perry, P. 2010; Van Lommel, P. 2010.
17. Kason, Y. 2000, p. 86.
18. Osis, K. and Haraldsson, E. 1977; Kircher, P. 1995, p. 71; Nahm, M. and Greyson, B. 2009; Nahm, M. 2009b; Moody, R. A. and Perry, P. 2010, pp. 15, 29.
19. Nahm, M. 2009b.
20. Kircher, P. 1995, p. 139.
21. Lerma, J. 2009, p. 101.
22. Lerma, J. 2009, p. 163.
23. Kircher, P. M. 1995, p. 140.
24. Guggenheim, B. and Guggenheim, J. 1996; Devers, E. 1997; LaGrand, L.

E. 1997; Houck, J. A. 2005.

25. Rees, W. D. 1971.

26. Moody, R. 1992, 1993.

27. Botkin, A. L. 2000;

28. Rees, W. D. 1971.

29. Kircher, P. 1995; Betty, L. S. 2006.

30. Fenwick et al 2009; Van Lommel, P. 2010.

31. Aries, P. 1981.

6. 임사체험에 대한 생리학적·정신분석학적 해석

1. Planck, M. 1948.

2. Henderson, Y. and Haggard, H. W. 1927; McFarland, R. A. 1932; Whinnery, J. 1990, 1997.

3. Christensen at al 1990; Marshall et al 2001.

4. Van Lommel, P. 2004b.

5. Whinnery, J. 1997.

6. Fenwick, E. and Fenwick, P. 1996a, p. 309.

7. Blackmore, S. 1993, pp. 67 – 93; Woerlee, G. 2003, 2004, pp. 207 – 15.

8. Woerlee, G. 2004, pp. 207 – 15.

9. Kellehear, A. 1993.

10. Meduna, C. 1950.

11. Grof, S. and Halifax, J. 1977; Masters, R. and Houston, J. 2000/1966; Saunders et al 2000; Jansen, K. 2001.

12. Masters, R. and Houston, J. 2000/1966, p. 127.

13. Corazza, O. 2008.

14. Greyson, B. 1983a.

15. Strassman, R. 2001.

16. Strassman, R. 2001, pp. 224 – 5.

17. Eadie, B. 1992.

18. Brinkley, D. and Perry, P. 1994.

19. Sotelo et al 1995.

20. Kellehear, A. 1996.

21. Jansen, K. 1997a; Fenwick, P. and Fenwick, E. 1996a, pp. 315 - 17.

22. Oyama et al 1980.

23. Oyama et al 1980; Halifax, J. in Varela, F. J. 1997, p. 201.

24. Fenwick, P. and Fenwick, E. 1996a, pp. 315 - 17.

25. D'Aquili, E. and Newberg, A. 1999; Marsh, M. 2010, pp. 170 - 86.

26. Chalmers, D. 1995.

27. Badham, P. and Badham, L. 1984.

28. Mitchell, E. D. 1974; Morris et al 1978; Osis, K. 1972; Rogo, S. 1978.

29. Tart, C. 1968, 1998; Mitchell, E. D. 1974.

30. Osis, K. 1972.

31. Lukianowicz, N. 1958.

32. Gabbard, G. O. and Twemlow, S. W. 1984.

33. Lhermitte, J. 1939, 1951; Damas Mora et al 1980.

34. Dewhurst, K. and Beard, A. W. 1970; Gloor et al 1982; Devinsky et al 1989; Saver, J. L. and Rabin, J. 1997.

35. Devinsky et al 1989.

36. Ruttan, L. and Persinger, M. A. 1990; Healy, F. and Persinger, M. A. 1996; Persinger, M. A. 2003.

37. Adams, J. and Rutkin, B. 1970.

38. Rodin, E. 1989.

39. Fenwick, P. 1997.

40. Persinger, M. A. and Healey, F. 2002.

41. Granqvist et al 2004; 본 실험에 대한 전반적인 평가는 Beauregard, M. and O' Leary, D. 2007 참조.

42. Penfield, W. 1955, 1975; Penfield, W. and Perrot, P. 1963; Gloor et al 1982; Blanke et al 2002, 2004.

43. Penfield, W. 1955, 1975; Penfield, W. and Perrot, P. 1963; Gloor et al 1982.

44. Blanke et al 2002, 2004.

45. Holden, J., Long, J. and McClurg, J. 2006.

46. Blanke et al 2002.

47. Clark, K. 1984; Sabom, M. 1982, 1998; Cook, E., Greyson, B. and Stevenson, I. 1998; Kelly, E., Greyson, B. and Stevenson, I. 1999 – 2000; van Lommel et al 2001; Sartori, P., Badham, P. and Fenwick, P. 2006; Sartori, P. 2008.

48. Holden, J. 1998, 1989; Holden, J. and Joesten, L. 1990; Lawrence, M. 1995, 1998.

49. Parnia et al 2001.

50. Sartori, P., Badham, P. and Fenwick, P. 2006, Sartori, P. 2008.

51. AWARE(AWAreness during REsuscitation)는 인간의식프로젝트에서 처음으로 시작한 연구로, 의사·과학자 등 여러 분야의 전문가들이 임상적 사망 시의 의식과 뇌의 관계를 밝히기 위해 합작한 국제적 연구 프로젝트이다.

52. Mavromatis, A. 1987.

53. Muldoon, S. 1965; Green, C. 1967, 1968; Muldoon, S. and Carrington, H. 1974; Monroe, R. 1974.

54. Gabbard, G. O. and Twemlow, S. W. 1984.

55. Tart, C. 1968; Twemlow, S. W. 1977.

56. Nelson et al 2006; Nelson et al 2007.

57. Long, J. and Holden, J. 2007.

58. Nelson et al 2006.

59. Butler, R. N. 1963.

60. Olson, M. and Dulaney, P. 1993.

61. Heim, A. 1892.

62. Stevenson, I. and Cook, E. 1995.

63. Spiegel, D. and Cardena, E. 1991.

64. Putnam, F. W. 1991.

65. Spencer, M. 1996, p. 152.

66. Greyson, B. 2000.

67. Gabbard, G. O. and Twemlow, S. W. 1984, pp. 46 – 7.

68. Noyes, R. and Slymen, D. 1979, p. 319.

69. Gabbard, G. O. and Twemlow, S. W. 1984, pp. 56 – 8.

70. Noyes, R. and Kletti, R. 1977.

71. Woodrow, P. 2000; Milner, Q. J. and Gunning, K. E. 2000; Shelly, M.

P. 1993; Mundigler et al 2002; McInroy, A. and Edwards, S. 2002; Christensen, A. J. 2002.

72. Roberts, B. and Chaboyer, W. 2004; Sartori, P. 2008, pp. 465 – 501.

73. Augustine, K. 2007a, 2007b, 2007c.

74. Augustine, K. 2007, p. 91.

75. Greyson, B. 2007, p. 130.

76. Athapilly, G. K., Greyson, B. and Stevenson, I. 2006; Long, J. and Long, J. 2003.

7. 임사체험에 대한 5년간의 연구

1. Sartori, P. 2008.

2. Holden, J. 1988, 1989; Holden, J. and Joesten, L. 1990.

3. Lawrence, M. 1995, 1998.

4. Sartori, P., Badham, P. and Fenwick, P. 2006.

5. Gurney, E., Myers, F. W. H. and Podmore, F. 1886; Morse, M. and Perry, P. 1994; Moody, R. and Perry, P. 2010.

6. Lukianowicz, N. 1958.

7. Sabom, M. 1982.

8. Blackmore, S. 1993, pp. 119 – 20.

9. Ring, K. 1984, p. 42.

10. Osis, K. and Haraldsson, E. 1977; Ring, K. 1980, pp. 211 – 12; Sabom, M. 1982; Grey, M. 1987, pp. 90, 175; Greyson, B. 1982, 2000b; Atwater, P. M. H. 1994; Rommer, R. A. 2000, p. 22; Greyson, B., Holden, J. and Mounsey, J. P. 2006, p. 95.

11. Sartori, P. 2008.

12. Greyson, B. 2007.

13. Oyama et al 1980.

14. Ehrenwald, J. 1974, 1978; Noyes, R. and Kletti, R. 1976; Noyes et al 1977; Owens, J., Cook, E. and Stevenson, I. 1990.

15. Van Lommel et al 2001; Schwaninger et al 2002.

16. Van Lommel et al 2001; Parnia et al 2001; Greyson, B. 2003;

Schwaninger et al 2002.

17. 이 부분은 내 연구의 간략한 개요에 불과하며, 연구의 전반적인 의미를 전달하기에는 부족하다. 보다 자세한 정보는 연구 전체가 수록된 책을 참조하기 바란다.

8. 죽음에 대한 인식의 변화

1. Grof, S. 1994.
2. Wallis Budge, E. A. 2008.
3. Evans Wenz, W. Y. 1960.
4. Christensen, A. J. 2003.
5. Aries, P. 1981, 1994.
6. Sogyal, R. 1995, p. 7.
7. Ballard, P. 1996, pp. 7 - 28.
8. Kessler, D. 1997, pp. 152 - 62.
9. Longaker, C. 1997, pp. 45 - 59; Van Lommel, P. 2010, p. 354.
10. Grof, S. 1994, p. 7.

9. 임사체험에 대한 이해와 인식

1. Kellman, R. 2004, p. 50.
2. Funning, B. 2010.
3. Sartori, P. 2010a, 2010b.
4. Morris, L. and Knafl, K. 2003.
5. Lipton, B. 2005; Hamilton, D. 2008.
6. Lipton, B. 2005; Hamilton, D. 2008.
7. Hamilton, D. 2008.
8. Fracasso, C., Friedman, H. and Young, M. S. 2010, p. 279.
9. Fracasso, C., Friedman, H. and Young, M. S. 2010, p. 275.
10. Moore, L. H. 1994.
11. Kason, Y. 2000, pp. 73 - 4.
12. Orne, R. M. 1986.
13. Bucher et al 1997; Hayes, E. R. and Orne, R. M. 1990.

14. Morris, L. and Knafl, K. 2003.

15. Ring, K. 1995; Rominger, R. A. 2009.

16. Sheeler, R. D. 2005.

17. Van Lommel, P. 2010, p. 45.

18. Morris, L. and Knafl, K. 2003, p. 164; Sartori, P. 2008, pp. 294 – 6.

19. Morris, L. and Knafl, K. 2003, p. 154.

20. LaGrand, L. E. 2005.

21. Morris, L. and Knafl, K. 2003, p. 165.

22. Morris, L. and Knafl, K. 2003.

23. Storm, H. 2000; Bonenfant, R. J. 2004.

24. Stout et al 2006.

25. Osis, K. and Haraldsson, E. 1977; Grey, M. 1987, pp. 90, 175; Greyson, B. 1982, 2000b; Atwater, P. M. H. 1994; Morse, M. and Perry, P. 1993, p. 19; Ring, K. 1980, pp. 211 – 12, 1995; Rommer, B. 2000, p. 22; Greyson, B., Holden, J. and Mounsey, J. P. 2006, p. 95.

26. Kason, Y. 2000 pp. 60 – 1.

27. Arslanian-Engoren, C. and Scott, L. D. 2003.

28. Longaker, C. 1997, p. 19.

29. Rommer, B. 2000 p. 172.

30. Lerma, J. 2009, p. 216.

31. Kircher, P. 1995, p. 130.

32. Finlay, I. 1996, p. 78.

33. Kircher, P. 1995, p. 134.

34. Schenk, P. 2006; Winkler, E. 1996, 2003.

35. Greyson, B. 1981, 1984, 1992 – 93.

36. McDonagh, J. M. 1979, 2004.

37. Kelly et al 2007.

38. Kircher, P. 1995, p. 127.

39. Greyson, B. 1984; Kason, Y. 2000, pp. 74 – 6.

40. McDonagh, J. M. 1979, 2004.

41. Winkler, E. 1996.

42. LaGrand, L. E. 2005.

43. Botkin, A. L. 2000; Botkin, A. L. with Hogan, R. C. 2005.

44. Ring, K. and Valarino, E. 1998, pp. 200 – 15.

45. Ring, K. 1992; Ring, K. and Valarino, E. 1998, p. 202.

46. Ring, K. and Valarino, E. 1998, p. 208.

47. Greyson, B. 1983b.

48. Flynn, C. 1986, pp. 120 – 49.

49. Morse, M. and Perry, P. 2000, pp. 2, 12.

50. Schwaninger et al 2002.

51. Morris, L. and Knafl, K. 2003.

52. Grossman, N. 2010, p. 225.

53. Rominger, R. A. 2009, p. 21.

54. I AM 2011, Flying Eye Productions, directed by Tom Shadyac.

55. I AM 2011, Flying Eye Productions, directed by Tom Shadyac.

56. Einstein, A., Podolsky, B. and Rosen, N. 1935, pp. 777 – 80.

57. McClelland, D. C. and Kirshnit, C. 1988; Rein, G., McCraty, R. M. and Atkinson, M. 1995.

58. Pelletier, K. R. 1994.

59. Ornstein, R. and Sobel, D. 1987.

60. Luks, A. 1991.

61. Hamilton, D. 2010.

62. Maslow, A. 1964.

63. Maslow, A. 1954; Hood, R. 1976, 1979; Hay, D. 1982.

64. Hardy, A. 1979.

65. Nataraja, S. 2008.

66. Lovelock, J. 1995.

10. 맺는말

1. Flynn, C. 1986, p. 7.

2. Hampe, J. 1979, p. 24.

3. Sartori, P. 2010a, 2010b, 2010c.

4. Sabom, M. 1998; Parnia et al 2001; van Lommel et al 2001; Schwaninger

et al 2002; Greyson, B. 2003.

5. Marsh, M. 2010; Nelson et al 2006, 2007.

6. Carter, C. 2010 p. 237.

7. http://en.wikiquote.org/wiki/Incorrect_predictions#Light_bulb.

8. http://en.wikiquote.org/wiki/Incorrect_predictions#Light_bulb.

후기

1. Morrie Schwartz in Albom, M. 2003, p. 52.

참조

Adams, J. and Rutkin, B. (1970). 'Visual Responses to Subcortical Stimulation in the Visual and Limbic System'. *Confinia Neurologica*, vol. 32, pp. 158–64.

Albom, M. (2003). *Tuesdays with Morrie*. London: Time Warner Paperbacks. First published 1997.

Alexander, E. (2013). *Proof of Heaven: A Neurosurgeon's Journey into the Afterlife*. London: Piatkus.

Alvarado, C. S. (2006a). 'Neglected Near-Death Phenomena'. *Journal of Near-Death Studies*, vol. 24, no. 3, spring, pp. 131–51.

Alvarado, C. S. (2006b). 'Letters'. *Journal of Near-Death Studies*, vol. 25, no. 2, winter, pp. 129–31.

Amatuzio, J. (2004). *Forever Ours: Real Stories of Immortality and Living from a Forensic Pathologist*. Novato, CA: New World Library.

Aries, P. (1981). *At the Hour of Death*. Middlesex, England: Penguin Books.

Aries, P. (1994). *Western Attitudes to Death from the Middle Ages to Present*. Southampton: Itchen Printers Ltd. First published 1974 by Johns Hopkins University Press.

Arslanian-Engoren, C. and Scott, L. D. (2003). 'The Lived Experience of Survivors of Prolonged Mechanical Ventilation: A Phenomenological Study'. *Heart and Lung*, vol. 32, pp. 328–34.

Athapilly, G. K., Greyson, B. and Stevenson, I. (2006). 'Do Prevailing Society Models Influence Reports of Near-Death Experiences: A Comparison of

Accounts Reported Before and After 1975'. *Journal of Nervous and Mental Disease*, vol. 194, no. 3, pp. 218 – 33.

Atwater, P. M. H. (1988). *Coming Back to Life: The After Effects of the Near-Death Experience*. New York: Dodd, Mead.

Atwater, P. M. H. (1992). 'Is There a Hell? Surprising Observations About the Near-Death Experience'. *Journal of Near-Death Studies*, vol. 10, no. 3, pp. 149 – 60.

Atwater, P. M. H. (1994) *Beyond the Light: Near-Death Experiences – The Full Story*. London: Thorsons.

Atwater, P. M. H. (1999). *Children of the New Millennium: Children's Near-Death Experiences and the Evolution of Humankind*. New York: Three Rivers Press.

Augustine, K. (2007a). 'Does Paranormal Perception Occur in Near-Death Experiences?' *Journal of Near-Death Studies*, vol. 25, no. 4, summer, pp. 203 – 36.

Augustine, K. (2007b). 'Near-Death Experiences with Hallucinatory Features'. *Journal of Near-Death Studies*, vol. 26, no. 1, fall, pp. 3 – 32.

Augustine, K. (2007c). 'Psychophysiological and Cultural Correlates Under – mining a Survivalist Interpretation of Near-Death Experiences'. *Journal of Near-Death Studies*, vol. 26, no. 2, winter, pp. 89 – 126.

Bache, C. (2000) *Dark Night, Early Dawn*. Albany, NY: State University of New York Press.

Badham, P. and Badham, L. (1984). *Immortality or Extinction?* London: SPCK. Second edition. First published 1982.

Bailey, L. (2001). 'A "Little Death": The Near-Death Experience and Tibetan Delogs'. *Journal of Near-Death Studies*, vol. 19, no. 3, spring, pp. 139 – 59.

Ballard, P. (1996). 'Intimations of Mortality: Some Sociological Considera – tions'. *In Facing Death*, Badham, P. and Ballard, P. (eds), Cardiff: University of Wales Press.

Barbour, P. L. (ed.) (1983). The Complete Works of Captain John Smith (1580 – 1631) in Three Volumes. Vol. II: The Generall Historie of Virginia, the Somer Isles, and New England with the Names of the Adventurers and their Adventures. Chapel Hill, NC: University of North Carolina Press.

Original work published 1623.

Barrett, S. M. (ed.) (1970). *Geronimo: His own Story*. New York: Dutton. Original published in New York by Duffield in 1906.

Barrett, W. F. (1926). *Death Bed Visions*. London: Methuen.

Beauregard, M. and O'Leary, D. (2007). *The Spiritual Brain: A Neuroscientist's Case for the Existence of the Soul*. New York: Harper Collins Publishers.

Becker, C. (1981). 'The Centrality of Near-Death Experiences in Chinese Pure Land Buddhism'. *Anabiosis – The Journal for Near-Death Studies*. vol. 1, pp. 154 – 71.

Becker, C. (1984). 'The Pure Land Revisited: Sino-Japanese Meditations and Near-Death Experiences of the Next World'. *Journal of Near-Death Studies*, vol. 4, no. 1, pp. 51 – 68.

Berndt, R. and Berndt, C. (1989). *The Speaking Land: Myth and Story in Aboriginal Australia*. Harmondsworth: Penguin.

Betty, L. S. (2006) 'Are They Hallucinations or Are They Real? The Spirituality of Deathbed and Near-Death Visions'. *Omega*, vol. 53, pp. 37 – 49.

Blackmore, S. J. (1993). *Dying to Live*. London: Grafton.

Blanke, O., Ortigue, S., Landis, T. and Seeck, M. (2002). 'Stimulating Illusory Own-Body Perceptions'. *Nature*, vol. 419, September, p. 269.

Blanke, O., Landis, T., Spinelli, L. and Seeck, M. (2004). 'Out-of-Body Experi-ence and Autoscopy of Neurological Origin'. *Brain*, vol. 127, pp. 243 – 58.

Bockie, S. (1993). *Death and the Invisible Powers: The World of Kongo Belief*. Bloomington, IN: Indiana University Press.

Bonenfant, R. J. (2004). 'A Comparative Study of Near-Death Experience and Non-Near-Death Experience Outcomes in 56 Survivors of Clinical Death'. *Journal of Near-Death Studies*, vol. 22, no. 3, spring, pp. 155 – 78.

Botkin, A. L. (2000). 'The Induction of After-Death Communications Utilizing Eye-Movement Desensitization and Reprocessing: A New Discovery'. *Journal of Near-Death Studies*, vol. 18, no. 3, spring. pp. 181 – 209.

Botkin, A. L. with Hogan, R. C. (2005). *Induced After Death Communication: A New Therapy for Healing Grief and Trauma*. Charlottesville, VA: Hampton Roads Publishing Company Inc.

Brayne, S. (2010). *The D Word*. London and New York: Continuum Publishing

Corporation.

Brayne, S. and Fenwick, P. (2008). 'The Case for Training to Deal with End of Life Experiences'. *European Journal of Palliative Care*, vol. 15, no. 3, pp. 118 – 20.

Brayne, S. et al (2006) 'Deathbed Phenomena and Their Effect on a Palliative Care Team: A Pilot Study'. *American Journal of Hospice and Palliative Medicine*, vol. 23, no. 1, pp. 17 – 24.

Brayne, S. et al (2008) 'End-of-Life Experiences and the Dying Process in a Gloucestershire Nursing Home as Reported by Nurses and Care Assistants'. *American Journal of Palliative Care*, vol. 25, no. 3, pp. 195 – 206.

Brinkley, D. and Perry, P. (1994). *Saved by the Light*. London: Piatkus.

Bucher, L., Wimbush, F. B., Hardie, T. and Hayes, E. R. (1997). 'Near-Death Experiences: Critical Care Nurses Attitudes and Interventions'. *Dimensions of Critical Care Nursing*, vol. 16, no. 4, pp. 194 – 201.

Bush, N. E. (1983). 'The Near Death Experience in Children: Shades of the Prison-House Reopening'. *Anabiosis: The Journal of Near-Death Studies*, vol. 3, pp. 177 – 93.

Bush, N. E. (1991). 'Is Ten Years a Life Review?' *Journal of Near-Death Studies*, vol. 10, no. 1, fall, pp. 5 – 9.

Bush, N. E. (1994). 'The Paradox of Jonah: Response to "Solving the Riddle of Frightening Near-Death Experiences"'. *Journal of Near-Death Studies*, vol. 13, no. 1, fall, pp. 47 – 54.

Bush, N. E. (2012). *Dancing Past the Dark: Distressing Near-Death Experiences*. Durham, NC: International Association of Near-Death Studies.

Butler, R. N. (1963). 'The Life Review: An Interpretation of Reminiscence in the Aged'. *Psychiatry*, vol. 26, pp. 65 – 76.

Callanan, M. and Kelley, P. (1992). *Final Gifts: Understanding and Helping the Dying*. London: Hodder & Stoughton.

Calvey, T. N. and Williams, N. E. (1998). *Principles and Practice of Pharmacology for Anaesthetists*. London: Blackwell Science. Third edition. First published 1982.

Carr, C. (1993). 'Death and Near-Death: A Comparison of Tibetan and Euro-American Experiences'. *Journal of Transpersonal Psychology*, vol. 25, pp. 59 – 110.

Carter, C. (2010). *Science and the Near-Death Experience: How Consciousness Survives*

Death. Vermont, Canada: Inner Traditions.

Chalmers, D. (1995). 'Facing Up to the Problem of Consciousness'. *Journal of Consciousness Studies*, vol. 2, no. 3, pp. 200–19.

Christensen, A. J. (2003). *Popol Vuh: The Sacred Book of the Maya*. Hants, NY: O Books.

Christensen, M. (2002). 'The Physiological Effects of Noise: Considerations for Intensive Care'. *Nursing in Critical Care*, vol. 7, no. 6, pp. 300–5.

Christensen, S. F., Stadeager, C. and Siemkowicz, E. (1990). 'Estimation of Cerebral Blood Flow During Cardiopulmonary Resuscitation in Humans'. *Resuscitation*, vol. 19, pp. 115–23.

Christian, S. R. (2006). 'Marital Satisfaction and Stability Following a Near-Death Experience of One of the Marital Partners'. *Dissertation Abstracts International Section A: Humanities and Social Sciences*, vol. 66, (11-A), 3925.

Cooke, A. (1968). *Out of the Mouth of Babes: Extra-Sensory Perception in Children*. Cambridge and London: James Clarke & Co. Ltd.

Corazza, O. (2008). *Near-Death Experiences: Exploring the Mind–Body Connection*. London and New York: Routledge.

Counts, D. (1983). 'Near-Death and Out-of-Body Experiences in a Melanesian Society'. *Anabiosis – Journal of Near-Death Studies*, vol. 3, pp. 115–35.

Cuevas, B. J. (2003). *The Hidden History of the Tibetan Book of the Dead*. Oxford: Oxford University Press.

Cuevas, B. J. (2008). *Travels in the Netherworld*. Oxford: Oxford University Press.

Damas Mora, J., Jenner, F. and Eacott, S. (1980). 'On Heatoscopy or the Phenomenon of the Double: Case Presentation and Review of the Literature'. *British Journal of Medical Psychology*, vol. 53, pp. 75–83.

d'Aquili, E. and Newberg, A. (1999). *The Mystical Mind*. Minneapolis: Fortress Press.

David-Neel, A. (1997). *Magic and Mystery in Tibet*. London: Thorsons. Originally published in Britain by Souvenir Press Ltd in 1967.

Devers, E. (1997). *Goodbye Again: Experiences with Departed Loved Ones*. Kansas City, MO: Andrews and McMeel.

Devinsky, O., Feldmann, E., Burrowes, K. and Bromfield, E. (1989). 'Autoscopic

Phenomena with Seizures'. *Archives of Neurology*, vol. 46, October, pp. 1080 – 8.

Dewhurst, K. and Beard, A. W. (1970). 'Sudden Religious Conversions in Temporal Lobe Epilepsy'. *British Journal of Psychiatry*, vol. 117, pp. 497 – 507.

Dossey, L. (2011). 'Dying to Heal: A Neglected Aspect of NDEs'. *Explore*, vol. 7, no. 2, March/April, pp. 59 – 62.

Dougherty, C. M. (1990). 'The Near-Death Experience as a Major Life Transition'. *Holistic Nursing Practice*, vol. 4, no. 3, pp. 84 – 90.

Drolma, Delog Dawa (1995). *Delog: Journey to Realms Beyond Death*. Junction City, CA: Padma Publishing.

Eadie, B. (1992). *Embraced by the Light*. New York, Toronto, London, Sydney and Auckland: Gold Leaf Press.

Edgar, E. (1996). 'Death in Our Understanding of Life'. In *Facing Death*, Badham, P. and Ballard, P. (eds), Cardiff: University of Wales Press.

Ehrenwald, J. (1974). 'Out-of-the-Body Experiences and the Denial of Death'. *Journal of Nervous and Mental Disease*, vol. 159, no. 4, pp. 227 – 33.

Ehrenwald, J. (1978). *The ESP Experience: A Psychiatric Validation*. New York: Basic Books.

Einstein, A., Podolsky, B. and Rosen, N. (1935). 'Can Quantum-Mechanical Description of Physical Reality Be Considered Complete?', *Physical Review*, vol. 47, pp. 777 – 80.

Ellwood, G. F. (2001). *The Uttermost Deep: The Challenge of Near-Death Experiences*. New York: Lantern Books.

Epstein, L. (1982). 'On the History and Psychology of the "Das-Log"'. *Tibet Journal*, vol. 7, pp. 20 – 85.

Evans-Wentz, W. Y. (1960). *The Tibetan Book of the Dead*. London: Oxford University Press. First published in 1927.

Fenwick, E. and Fenwick, P. (1996a). *The Truth in the Light*. London: Headline.

Fenwick, P. (1997). 'Is the Near-Death Experience Only N-Methyl-D-Aspartate Blocking? *Journal of Near-Death Studies*, vol. 16, no. 1, fall, pp. 43 – 53.

Fenwick, P. and Fenwick, E. (2008). *The Art of Dying*. London and New York: Continuum International Publishing Group.

Fenwick, P. et al (2009). 'Comfort for the Dying: Five Year Retrospective and One Year Prospective Studies of End of Life Experiences'. *Archives of Gerontology and Geriatrics*, vol. 51, no. 2, pp. 173 – 80.

Finlay, I. (1996). 'Ethical Decision Making in Palliative Care'. In *Facing Death*, Badham, P. and Ballard, P. (eds), Cardiff: University of Wales Press.

Flynn, C. P. (1986). *After the Beyond: Human Transformation and the Near- Death Experience*. Englewood Cliffs, NJ: Prentice-Hall.

Fracasso, C., Aleyasin, S. A., Friedman, H. and Young, M. S. (2010a). 'Near-Death Experiences Among a Sample of Iranian Muslims'. *Journal of Near-Death Studies*, vol. 29, no. 1, fall, pp. 265 – 72.

Fracasso, C., Friedman, H. and Young, M. S. (2010b). 'Psychologists' Knowledge of and Attitudes about Near-Death Experiences: Changes over Time and Relationship to Transpersonal Self-Concept'. *Journal of Near-Death Studies*, vol. 29, no. 1, fall, pp. 273 – 81.

Funning, B. (2010). 'Spirituality'. *RCN Bulletin*, 19 May, p. 5.

Gabbard, G. O. and Twemlow, S. W. (1984). *With the Eyes of the Mind: An Empirical Analysis of Out-of-Body States*. New York: Praeger.

Gallup, G. and Proctor, W. (1984). *Adventures in Immortality*. London: Corgi Books.

Gliksman, M. D. and Kellehear, A. (1990). 'Near-Death Experiences and the Measurement of Blood Gases'. *Journal of Near-Death Studies*, vol. 9, no. 1, fall, pp. 41 – 4.

Gloor, P., Olivier, A., Quesney, L. F., Andermann, F. and Horowitz, S. (1982). 'The Role of the Limbic System in Experiential Phenomena of Temporal Lobe Epilepsy'. *Annals of Neurology*, vol. 12, no. 2, August, pp. 129 – 44.

Gomez-Jeria, J. S. (2006). 'The Near-Death Experience in Pu Songling's *Strange Tales from the Liaozhai Studio*'. *Journal of Near-Death Studies*, vol. 25, no. 2, winter, pp. 113 – 20.

Granqvist, P., Fredrikson, M., Larhammar, D., Larsson, M. and Valind, S. (2004). 'Sensed Presence and Mystical Experiences are Predicted by Suggestibility, Not by the Application of Transcranial Weak Complex Magnetic Fields'. *Neuroscience Letters*, doi: 10.1016/j.neulet.2004.10.057.

Green, C. (1967). 'Ecsomatic Experiences and Related Phenomena'. *Journal of the Society for Psychical Research*, vol. 44, pp. 111 – 30.

Green, C. (1968). *Out-of-Body Experiences*. London: Hamish Hamilton.

Green, J. T. (1984). 'Near-Death Experiences in a Chamorro Culture'. *Vital Signs*, vol. 4, nos 1 – 2, pp. 6 – 7.

Green, J. T. (2008). 'The Death Journey of a Hopi Indian: A Case Study'. *Journal of Near-Death Studies*, vol. 26, no. 4, summer, pp. 283 – 93.

Grey, M. (1985). *Return From Death*. London: Arkana.

Grey, M. (1987). *Return From Death: An Explanation of the Near-Death Experience*. London and New York: Arkana.

Greyson, B. (1981). 'Near-Death Experiences and Attempted Suicide'. *Suicide and Life-Threatening Behaviour*, vol. 2, pp. 10 – 16.

Greyson, B. (1983a). 'The Near-Death Experience Scale: Construction, Reliability and Validity'. *Journal of Nervous and Mental Disease*, vol. 171, pp. 369 – 75.

Greyson, B. (1983b). 'Near-Death Experiences and Personal Values'. *American Journal of Psychiatry*, vol. 140, no. 5, pp. 618 – 20.

Greyson, B. (1992). 'Reduced Death Threat in Near-Death Experiencers'. *Death Studies*, vol. 16, pp. 535 – 46.

Greyson, B. (1992 – 93). 'Near-Death Experiences and Antisuicidal Attitudes'. *Omega, Journal of Death and Dying*, vol. 26, pp. 81 – 9.

Greyson, B. (1993) 'Varieties of Near-Death Experiences'. *Psychiatry*, vol. 56, November, pp. 390 – 9.

Greyson, B. (1996). 'The Near-Death Experience as a Transpersonal Crisis'. In *Textbook of Transpersonal Psychiatry and Psychology*, Scotton B. W., Chinen, A. B. and Battista, J. R. (eds), New York: Basic Books.

Greyson, B. (1997). 'The Near-Death Experience as a Focus of Clinical Atten – tion'. *Journal of Nervous and Mental Disease*, vol. 185, May, pp. 327 – 34.

Greyson, B. (2000). 'Dissociation in People Who Have Near-Death Experiences: Out of Their Bodies or Out of Their Minds?' *Lancet*, 355, pp. 460 – 3.

Greyson, B. (2003). 'Incidence and Correlates of Near-Death Experiences in a Cardiac Care Unit'. *General Hospital Psychiatry*, vol. 25, pp. 269 – 76.

Greyson, B. (2007). 'Commentary of Psychophysiological and Cultural Correlates Undermining a Survivalist Interpretation of Near-Death

Experiences'. *Journal of Near-Death Studies*, vol. 26, no. 2, winter, pp. 127–45.

Greyson, B. and Bush N. E. (1992). 'Distressing Near-Death Experiences'. *Psychiatry: Interpersonal and Biological Processes*, vol. 55, no. 1, pp. 95–10.

Greyson, B., Holden, J. M. and Mounsey J. P. (2006). 'Failure to Elicit Near-Death Experiences in Induced Cardiac Arrest'. *Journal of Near-Death Studies*, vol. 25, no. 2, winter, pp. 85–98.

Grof, S. (1994). *Books of the Dead: Manuals for Living and Dying*. London: Thames and Hudson.

Grof, S. and Halifax, J. (1977). *The Human Encounter with Death*. New York: E. P. Dutton.

Grossman, N. (2010). 'Book Review'. *Journal of Near-Death Studies*, vol. 28, no. 4, summer, pp. 211–32.

Grosso, M. (1981). 'Toward an Explanation of Near-Death Phenomena'. *Anabiosis: The Journal of Near-Death Studies*, vol. 1, pp. 3–25.

Groth-Marnat, G. and Summers, R. (1998). 'Altered Beliefs, Attitudes and Behaviours Following Near-Death Experiences'. *Journal of Humanistic Psychology*, vol. 38, no. 3, pp. 110–25.

Guggenheim, B. and Guggenheim, J. (1996). *Hello from Heaven! A New Field of Research Confirms that Life and Love are Eternal*. New York: Bantam.

Gurney, E., Myers, F. W. H. and Podmore, F. (1886). *Phantasms of the Living*. London: Trubner and Co.

Hadfield, P. (1991). 'Japanese Find Death a Depressing Experience'. *New Scientist*, vol. 132, no. 1797, p. 11.

Hallowell, A. I. (1967). 'Spirits of the Dead in Salteaux Life and Thought'. In *Culture and Experience*, A. I. Hallowell, New York: Shocken. Originally published in 1940 in *Journal of the Royal Anthropological Institute*, vol. 70, pp. 29–51.

Hamilton, D. (2008). *How Your Mind Can Heal Your Body*. Australia, Canada, Hong Kong, India, South Africa, United Kingdom, United States: Hay House.

Hamilton, D. (2010). *Why Kindness is Good for You*. Australia, Canada, Hong Kong, India, South Africa, United Kingdom, United States: Hay House.

Hampe, J. C. (1979). *To Die is Gain: The Experience of One's Own Death*. London: Darton, Longman and Todd.

Hardy, Sir A. (1979). *The Spiritual Nature of Man*. Oxford: Clarendon Press.

Hay, D. (1982). *Exploring Inner Space: Is God Still Possible in the Twentieth Century?* Middlesex: Penguin Books.

Hayes, E. R. and Orne, R. M. (1990). 'A Study of the Relationship Between Knowledge and Attitudes of Nurses in Practice Related to Near-Death Experience'. *Loss, Grief and Care*, vol. 4, nos 1 – 2, pp. 71 – 80.

Healy, F. and Persinger, M. A. (1996). 'Enhanced Hypnotic Induction Profile and the Sense of a Presence Following Application of Burst Firing Magnetic Fields Over Right Temporoparietal Lobes: A Replication'. *International Journal of Neuroscience*, vol. 87, pp. 201 – 7.

Heim, A. (1892). 'Notizen uber den Tod durch Absturz'. *Jarbuch des Sweizer Alpenclub*, vol. 27, pp. 327 – 37. Translated as 'The Experience of Dying from Falls' by Noyes, R. and Kletti, R. (1972). Omega, vol. 3, pp. 45 – 52.

Hemingway, A. (2008). *Practicing Conscious Living and Dying*. Winchester, UK and Washington, DC: O Books.

Henderson, Y. and Haggard, H. W. (1927). *Noxious Gases and the Principles of Respiration Influencing their Action*. New York: American Chemical Society.

Herzog, D. and Herrin, J. (1985). 'Near-Death Experiences in the Very Young'. *Critical Care Medicine*, vol. 13, no. 12, pp. 1074 – 5.

Hoffman, E. (1992). *Visions of Innocence: Spiritual and Inspirational Experiences of Childhood*. London: Shambhala Publications Inc.

Holden, J. M. (1988). 'Visual Perception During Naturalistic Near-Death Out-of-Body Experiences'. *Journal of Near-Death Studies*, vol. 7, no. 2, winter, pp. 107 – 20.

Holden, J. M. (1989). 'Unexpected Findings in a Study of Visual Perception During the Naturalistic Near-Death Out-of-Body Experience'. *Journal of Near-Death Studies*, vol. 7, no. 3, spring, pp. 55 – 163.

Holden, J. M. and Joesten, L. (1990). 'Near-Death Veridicality Research in the Hospital Setting: Problems and Promise'. *Journal of Near-Death Studies*, vol. 9, no. 1, fall, pp. 45 – 54.

Holden, J. M., Long, J. and McClurg, J. (2006). 'Out-of-Body Experiences: All in the Brain?' *Journal of Near-Death Studies*, vol. 25, no. 2, winter, pp. 99 – 107.

Hood, R. (1976). 'Conceptual Criticisms of Regressive Explanations of

Mysticism'. *Review of Religious Research*, vol. 17, pp. 179-88.

Hood, R. W. (1979). 'Personality Correlates of the Report of Mystical Experience'. *Psychological Reports*, vol. 44, no. 3, pp. 804-6.

Houck, J. A. (2005). 'The Universal, Multiple, and Exclusive Experiences of After-Death Communication'. *Journal of Near-Death Studies*, vol. 24, no. 2, winter, pp. 117-27.

Howarth, G. and Kellehear, A. (2001). 'Shared-Death and Related Illness Experiences: Steps on an Unscheduled Journey'. *Journal of Near-Death Studies*, vol. 20, no. 2, winter, pp. 71-86.

Hyslop, J. H. (1908). *Psychical Research and the Resurrection*. Chareleston, SC: Bibliobazaar. Reprinted 2008.

Irwin, H. J. (1993). 'The Near-Death Experience as a Dissociative Phenomenon: An Empirical Assessment'. *Journal of Near-Death Studies*, vol. 12, no. 2, pp. 95-103.

Iwasaka, M. and Toelken, B. (1994). *Ghosts and the Japanese*. Logan, UT: Utah State University Press.

Jakobsen, M. D. (1999). *Negative Spiritual Experiences: Encounters with Evil*. Lampeter, Wales: Religious Experience Research Centre. Occasional paper.

Jansen, K. L. R. (1997a). 'The Ketamine Model of the Near-Death Experience: A Central Role for the NMDA Receptor'. *Journal of Near-Death Studies*, vol. 16, no. 1, fall, pp. 3-26.

Jansen, K. (2001). *Ketamine: Dreams and Realities*. Florida: Multidisciplinary Association for Psychedelic Studies (MAPS).

Jung, C. G. (1996). *The Archetypes and the Collective Unconscious*. London: Routledge. Second edition. First published in England in 1959.

Kalweit, H. (1988). *Dreamtime and Inner Space*: The World of the Shaman, trans. W. Wunsche. Boston, MA: Shambhala.

Kason, Y. (2000). *Farther Shores: Exploring How Near-Death, Kundalini and Mystical Experiences Can Transform our Ordinary Lives*. Ontario: Harper Collins Publishers Ltd.

Keable, R. (1921). 'A People of Dreams'. *Hibbert Journal*, vol. 19, pp. 522-31.

Kellehear, A. (1990). 'The Near-Death Experience as a Status Passage'. *Social Science and Medicine*, vol. 31, pp. 933-99.

Kellehear, A. (1993). 'Culture, Biology and the Near Death Experience'. *Journal of Nervous and Mental Disease*, vol. 181, no. 3, pp. 148 – 56.

Kellehear, A. (1996). *Experiences Near Death*. New York: Oxford University Press.

Kellehear, A. (2001). 'An Hawaiian Near-Death Experience'. *Journal of Near-Death Studies*, vol. 20, no. 1, fall, pp. 31 – 5.

Kellehear, A. (2008). 'Census of Non-Western Near-Death Experiences to 2005: Overview of the Current Data'. *Journal of Near-Death Studies*, vol. 26, no. 4, summer, pp. 249 – 65.

Kellman, R. (2004). *Matrix Healing*. London, Toronto, Sydney, Auckland and Johannesburg: Bantam Books.

Kelly, E. F., Williams Kelly, E., Crabtree, A., Gauld, A., Grosso, M. and Greyson, B. (2007). *Irreducible Mind: Toward a Psychology for the 21st Century*. Lanham, MD, and Plymouth, UK: Rowman & Littlefield Publishers Inc.

Kessler, D. (1997). *The Rights of the Dying*. London: Vermillion.

King, M. (1985). *Being Pakeha*: An Encounter with New Zealand and the Maori Renaissance. Auckland: Hodder and Stoughton.

Kircher, P. M., (1995). *Love is the Link: A Hospice Doctor Shares her Experience of Near-Death and Dying*. New York: Larson Publications.

Knoblauch, H., Schmied, I. and Schnettler, B. (2001). 'Different Kinds of Near-Death Experience: A Report on a Survey of Near-Death Experiences in Germany'. *Journal of Near-Death Studies*, vol. 20, no. 1, fall, pp. 15 – 29.

Kreps, J. I. (2009). 'The Search for Muslim Near-Death Experiences'. *Journal of Near-Death Studies*, vol. 28, no. 4, summer, pp. 67 – 86.

Kuhn, T. (1996). The Structure of Scientific Revolutions. Chicago, IL: University of Chicago Press. Third edition.

LaGrand, L. E. (1997). *After-Death Communication: Final Farewells*. St Paul, MN: Llewellyn.

LaGrand, L. E. (2005). 'The Nature and Therapeutic Implications of the Extraordinary Experiences of the Bereaved'. *Journal of Near-Death Studies*, vol. 24, no. 1, fall, pp. 3 – 20.

Lawrence, M. (1995). 'The Unconscious Experience'. *American Journal of Critical Care*, vol. 4, no. 3, pp. 227 – 32.

Lawrence, M. (1998). *In a World of their Own: Experiencing Unconsciousness*. Westport, CO and London: Bergin and Garvey.

Lerma, J. (2009). *Learning from the Light*. Pompton Plains, NJ: Career Press.

Lhermitte, J. (1939). 'Les Phenomenes Heautoscopiques, les Hallucinations Speculaire et Autoscopies'. In *L'Image de Notre Corps*, Lhermitte, J., Paris: L' Harmattan.

Lhermitte, J. (1951). 'Les Phenomenes Heautoscopiques, les Hallucinations Speculaire'. In *Les Hallucinations. Clinique et Physiopathologie*, Lhermitte, J., Paris: G. Doin.

Lindley, J., Bryan, S. and Conley, B. (1981). 'Near-Death Experiences in a Pacific Northwest American Population: The Evergreen Study'. *Anabiosis – The Journal for Near-Death Studies*, vol. 1, no. 2, winter, pp. 104 – 24.

Lipton, B. (2005). *The Biology of Belief*. Llandeilo: Cygnus Books.

Long, J. and Holden, J. (2007). 'Does the Arousal System Contribute to Near-Death Experiences? A Summary and Response'. *Journal of Near-Death Studies*, vol. 25, no. 3, spring, pp. 135 – 69.

Long, J. P. and Long, J. A. (2003). 'A Comparison of Near-Death Experiences Occurring Before and After 1975: Results from an Internet Survey'. *Journal of Near-Death Studies*, vol. 22, no. 1, fall, pp. 21 – 32.

Longaker, C. (1997). *Facing Death and Finding Hope*. London: Arrow Books.

Lukianowicz, N. (1958). 'Autoscopic Phenomena'. *A.M.A. Archives of Neurology and Psychiatry*, vol. 80, pp. 199 – 220.

Luks, A. (1991). *The Healing Power of Doing Good: The Health and Spiritual Benefits of Helping Others*. New York: Ballantine.

Lundahl, C. R. (1993). 'A Nonscience Forerunner to Modern Near-Death Studies in America'. *Omega*, vol. 28, pp. 63 – 76.

Marsh, M. (2010). *Out-of-Body and Near-Death Experiences: Brain State Phenomena or Glimpses of Immortality*. Oxford and New York: Oxford University Press.

Marshall, R. S., Lazar, R. M., Spellman, J. P. et al (2001). 'Recovery of Brain Function During Induced Cerebral Hypoperfusion'. *Brain*, vol. 124, pp. 1208 – 17.

Maslow, A. (1954). *Motivation and Personality*. New York: Harper & Row.

Maslow, A. (1964). *Religions, Values and Peak Experiences*. Columbus, OH: Ohio

State University Press.

Masters, R. and Houston, J. (2000). *The Varieties of Psychedelic Experience: The Classic Guide to the Effects of LSD on the Human Psyche*. Rochester, VT: Park Street Press. First published in 1966.

Matthews, C. (2009). 'Addressing the Need of Near-Death Experience Survivors to Find The Soul's Mission in Life.' Masters of Transpersonal Arts. Virginia Beach, VA: Atlantic University.

Mavromatis, A. (1987). *Hypnagogia*. New York: Routledge & Kegan Paul.

McClelland, D. C. and Kirshnit, C. (1988). 'The Effect of Motivational Arousal through Films on Salivary Immunoglobulin A'. *Psychology and Health*, vol. 2, no. 1, pp. 31 – 52.

McClenon, J. (2006). 'Kongo Near-Death Experiences: Cross-Cultural Patterns'. *Journal of Near-Death Studies*, vol. 25, no. 1, fall, pp. 21 – 34.

McDonagh, J. M. (1979) 'Bibliotherapy with Suicidal Patients.' Paper presented at the 87th Annual Convention of the American Psychological Association, New York.

McDonagh, J. M. (2004) 'Introducing Near-Death Research Findings into Psychotherapy'. *Journal of Near-Death Studies*, vol. 22, no. 4, summer, pp. 269 – 73.

McInroy, A. and Edwards, S. (2002). 'Preventing Sensory Alteration: A Practical Approach'. *Nursing in Critical Care*, vol. 7, no. 5, pp. 247 – 54.

McFarland, R. A. (1932). 'The Psychological Effects of Oxygen Deprivation (Anoxaemia) on Human Behaviour'. *Archives of Psychology*, Columbia University, vol. 145, pp. 1 – 135.

Meduna, L. J. (1950). 'The Effect of Carbon Dioxide upon the Functions of the Brain'. In *Carbon Dioxide Therapy*, Meduna, L. J. , Springfield, IL: Charles C. Thomas.

Milner, Q. J. and Gunning, K. E. (2000). 'Sedation in the Intensive Care Unit'. *British Journal of Intensive Care*, vol. 10, pp. 12 – 17.

Mitchell, E. D. (1974). *Psychic Exploration*. New York: Putnam.

Monroe, R. (1974). *Journeys Out of the Body*. London: Corgi Books.

Moody, R. A., Jnr. (1975). *Life After Life*. New York: Mockingbird/Bantam Books.

Moody, R. A. (1992). 'Family Reunions: Visionary Encounters with the Departed in a Modern-day Psychomanteum'. *Journal of Near-Death Studies*, vol. 11, no. 2, winter, pp. 83 – 121.

Moody, R. A. (1999). *The Last Laugh: A New Philosophy of Near-Death Experiences, Apparitions, and the Paranormal.* Charlottesville, VA: Hampton Roads Publishing Company Inc.

Moody, R. and Perry, P. (1995). *Reunions: Visionary Encounters with Departed Loved Ones.* London: Warner Books. First published in the United States by Villard Books in 1993.

Moody, R. A. with Perry, P. (2010). *Glimpses of Eternity: Investigation into Shared Death Experiences.* London, Sydney, Auckland and Johannesburg: Rider Books.

Moore, L. H. (1994). 'An Assessment of Physicians' Knowledge of and Attitudes Toward the Near-Death Experience'. *Journal of Near-Death Studies*, vol. 13, no. 2, winter, pp. 91 – 102.

Moorjani, A. (2012). *Dying to be Me: My Journey from Cancer, to Near-Death to True Healing.* London: Hay House.

Morris, L. L. and Knafl, K. (2003). 'The Nature and Meaning of the Near-Death Experience for Patients and Critical Care Nurses'. *Journal of Near-Death Studies*, vol. 21, no. 3, spring, pp. 139 – 67.

Morris, R. L., Harary, S. B., Janis, J., Hartwell, J. and Roll, W. G. (1978). 'Studies in Communication During Out-of-Body Experiences'. *Journal of the American Society for Psychical Research*, vol. 72, pp. 1 – 22.

Morse, M. with Perry, P. (1990). *Closer to the Light: Learning from Children's Near-Death Experiences.* New York: Villard Books.

Morse, M. with Perry, P. (1993). *Transformed by the Light.* London: Piatkus.

Morse, M. with Perry, P. (1994). *Parting Visions: Uses and Meanings of Pre-Death, Psychic and Spiritual Experiences.* New York: Villard Books.

Morse, M. with Perry, P. (2000). *Where God Lives: The Science of the Paranormal and How our Brains are Linked to the Universe.* New York: Cliff Street Books.

Morse, M., Conner, D. and Tyler, D. (1985). 'Near-Death Experiences in a Pediatric Population'. *American Journal of Diseases of Children*, vol. 139, pp. 595 – 600.

Morse, M., Castillo, P., Venecia, D., Milstein, J. and Tyler, D. C. (1986). 'Childhood Near-Death Experiences'. *American Journal of Diseases of Children*, vol. 140, pp. 1110 – 14.

Morse, M., Venecia, D. and Milstein, J. (1989). 'Near-Death Experiences: A Neurophysiological Explanatory Model'. *Journal of Near-Death Studies*, vol. 8, no. 1, fall, pp. 45 – 53.

Muldoon, S. (1965). *The Projection of the Astral Body*. London: Rider.

Muldoon, S. and Carrington, H. (1974). *The Projection of the Astral Body*. New York: Samuel Weiser.

Mundigler, G., Delle-Karth, G., Koreny, M. et al (2002). 'Impaired Circadian Rhythm of Melatonin in Sedated Critically Ill Patients with Severe Sepsis'. *Critical Care Medicine*, vol. 30, pp. 536 – 40.

Murphy, T. (2001). 'Near-Death Experiences in Thailand'. *Journal of Near-Death Studies*, vol. 19, no. 3, spring, pp. 161 – 78.

Musgrave, C. (1997). 'The Near-Death Experience: A Study of Spiritual Transformation'. *Journal of Near-Death Studies*, vol. 15, no. 3, spring, pp. 187 – 201.

Nahm, M. (2009a). 'Four Ostensible Near-Death Experiences of Roman Times with Peculiar Features: Mistake Cases, Correction Cases, Xenoglossy and a Prediction'. *Journal of Near-Death Studies*, vol. 27, no. 4, summer, pp. 211 – 22.

Nahm, M. (2009b). 'Terminal Lucidity in People with Mental Illness and Other Mental Disability: An Overview and Implications for Possible Explanatory Models'. *Journal of Near-Death Studies*, vol. 28, no. 2, winter, pp. 87 – 106.

Nahm, M. and Greyson, B. (2009). 'Terminal Lucidity in Patients with Chronic Schizophrenia and Dementia: A Survey of the Literature'. *Journal of Nervous and Mental Disease*, vol. 197, no. 12, December, pp. 942 – 4.

Nahm, M. and Nicolay, J. (2010). 'Essential Features of Eight Published Muslim Near-Death Experiences: An Addendum to Joel Ibrahim Kreps's "The Search for Muslim Near-Death Experiences"'. *Journal of Near-Death Studies*, vol. 29, no. 1, fall, pp. 255 – 63.

Nataraja, S. (2008). *The Blissful Brain: Neuroscience and the Proof of the Power of Meditation*. London: Gaia Books Ltd.

Neihardt, J. G. (1995). *Black Elk Speaks*. Lincoln, NB, and London: University of Nebraska Press. Eighth cloth printing. Originally published in New York by William Morrow & Company in 1932.

Nelson, K., Mattingly, M., Lee, S. A. and Schmitt, F. A. (2006). 'Does the Arousal

System Contribute to Near-Death Experience?' *Neurology*, vol. 66, pp. 1003 – 9.

Nelson, K., Mattingly, M. and Schmitt, F. A. (2007). 'Out-of-Body Experiences and Arousal'. *Neurology*, vol. 68, pp. 794 – 5.

Nouri, F. M. and Holden, J. M. (2008). 'Electromagnetic After Effects of Near-Death Experiences'. *Journal of Near-Death Studies*, vol. 27, no. 2, winter, pp. 83 – 110.

Noyes, R. and Kletti, R. (1976). 'Depersonalisation in the Threat of Life Threatening Danger: A Description'. *Psychiatry*, vol. 39, pp. 19 – 27.

Noyes, R. and Kletti, R. (1977). 'Panoramic Memory: A Response to the Threat of Death'. *Omega*, vol. 8, pp. 181 – 94.

Noyes, R., Jnr, Hoenk, P. R., Kuperman, S. and Slymen, D. J. (1977). 'Depersonalization in Accident Victims and Psychiatric Patients'. *Journal of Nervous and Mental Disease*, vol. 164, pp. 401 – 7.

Noyes, R. and Slymen, D. (1979). 'The Subjective Response to Life Threatening Danger'. *Omega*, vol. 9, pp. 313 – 21.

Olson, M. and Dulaney, P. (1993). 'Life Satisfaction, Life Review, and Near-Death Experiences in the Elderly'. *Journal of Holistic Nursing*, vol. 11, no. 4, December, pp. 368 – 82.

Orne, R. M. (1986). 'Nurses' views of NDEs.' *American Journal of Nursing*, vol. 86, pp. 419 – 20

Ornstein, R. and Sobel, D. (1987). *The Healing Brain*. Cambridge, MA: Makor Books.

Osis, K. (1972). 'New ASPR Research on Out-of-the-Body Experiences'. *Newsletter of the American Society for Psychical Research*, no. 14, pp. 2 – 4.

Osis, K. and Haraldsson, E. (1977). *At the Hour of Death*. New York: Avon Books.

Owens, J. E., Cook, E. W. and Stevenson, I. (1990). 'Features of Near-Death Experience in Relation to Whether or Not Patients Were Near Death'. *Lancet*, vol. 336, pp. 1175 – 7.

Oyama, T.Y., Jin, T., Yamaga, R., Ling, N. and Guillemin, R. (1980). 'Profound Analgesic Effects of Beta-Endorphin in Man'. *Lancet*, vol. 1, pp. 122 – 4.

Parnia, S., Waller, D. G., Yeates, R. and Fenwick, P. (2001). 'A Qualitative and Quantitative Study of the Incidence, Features and Aetiology of Near Death Experiences in Cardiac Arrest Survivors'. *Resuscitation*, vol. 48, pp. 149 – 56.

Pasricha, S. K. (2008). 'Near-Death Experiences in India: Prevalence and New Features'. *Journal of Near-Death Studies*, vol. 26, no. 4, summer, pp. 267 – 82.

Pasricha, S. and Stevenson, I. (1986). 'Near Death Experiences in India: A Preliminary Report'. *Journal of Nervous and Mental Disease*, vol. 174, no. 3, pp. 165 – 70.

Pelletier, K. R. (1994). *Sound Mind, Sound Body*: A New Model for Lifelong Health. New York, London and Toronto: Simon and Schuster.

Penfield, W. (1955). 'The Role of the Temporal Cortex in Certain Psychic Phenomena'. *Journal of Mental Science*, vol. 101, pp. 451 – 65.

Penfield, W. (1975). *The Mystery of the Mind: A Critical Study of Consciousness*. Princeton, NJ: Princeton University Press.

Penfield, W. and Kristiansen, K. (1951). *Epileptic Seizure Patterns*. Springfield, IL: Charles C. Thomas.

Penfield, W. and Perot, P. (1963). 'The Brain's Record of Auditory and Visual Experience'. *Brain*, vol. 86, pp. 595 – 695.

Perera, M., Padmasekara, G. and Belanti, J. (2005). 'Prevalence of Near-Death Experiences in Australia'. *Journal of Near-Death Studies*, vol. 24, no. 2, winter, pp. 109 – 16.

Persinger, M. A. (2003). 'Experimental Simulation of the God Experience: Implications for Religious Beliefs and the Future of the Human Species'. In *Neurotheology: Brain, Science, Spirituality, Religious Experience*, Joseph, R. A. (ed.), San Jose, CA: University of California Press.

Persinger, M. A. and Healey, F. (2002). 'Experimental Facilitation of the Sensed Presence: Possible Intercalation Between the Hemispheres Induced by Complex Magnetic Fields'. *Journal of Nervous and Mental Diseases*, vol. 190, pp. 533 – 41.

Planck, M. (1948). *Wissenschaftliche Selbstbiographie. Mit einem Bildnis und der von Max von Laue gehaltenen Traueransprache*. Leipzig: Johann Ambrosius Barth Verlag, p. 22, as translated in Scientific Autobiography and Other Papers, trans. F. Gaynor (New York, 1949), pp. 33 – 4.

Pommaret, F. (1989). *Les Revenants de l'Au-dela dans le Monde Tibetain: Sources Litteraires et Tradition Vivante*. Paris: Editions du Centre National de le Recherch. Scientifique.

Putnam, F. W. (1991). 'Dissociative Disorders in Children and Adolescents: A Developmental Perspective'. *Psychiatric Clinics of North America*, vol. 14, pp. 519 – 31.

Rawlings, M. (1979). *Beyond Death's Door* . . . London: Sheldon Press. Third impression. First published in the United States in 1978 by Thomas Nelson Inc.

Rawlings, M. (1993). *To Hell and Back*. Nashville, TN: Nelson.

Rees, W. D. (1971). 'The Hallucinations of Widowhood'. *British Medical Journal*, vol. 4, no. 778, pp. 37 – 41.

Rein, G., McCraty, R. M. and Atkinson, M. (1995). 'Effects of Positive and Negative Emotions on Salivary IgA'. *Journal for the Advancement of Medicine*, vol. 8, no. 2, pp. 87 – 105.

Ring, K. (1980). *Life at Death: A Scientific Investigation of the Near-Death Experience*. New York: Coward, McCann and Geoghegan.

Ring, K. (1984). *Heading Toward Omega: In Search of the Meaning of the Near-Death Experience*. New York: William Morrow.

Ring, K. (1992). *The Omega Project: Near-Death Experiences, UFO Encounters and Mind at Large*. New York: William Morrow.

Ring, K. (1994). 'Solving the Riddle of Frightening Near-Death Experiences: Some Testable Hypotheses and a Perspective Based on A Course in Miracles'. *Journal of Near-Death Studies*, vol. 13, no. 1, fall, pp. 5 – 23.

Ring, K. (1995). 'The Impact of Near-Death Experiences on Persons who Have Not Had Them: A Report of a Preliminary Study and Two Replications'. *Journal of Near-Death Studies*, vol. 13, no. 4, summer, pp. 223 – 35.

Ring, K. and Cooper, S. (1999). *Mindsight: Near-Death and Out-of-Body Experiences in the Blind*. Palo Alto, CA: William James Center for Consciousness Studies, Institute of Transpersonal Psychology.

Ring, K. and Rosing, C.J. (1990). 'The Omega Project: An Empirical Study of the NDE Prone Personality'. *Journal of Near-Death Studies*, vol. 8, no. 4, summer, pp. 211 – 39.

Ring, K. and Valarino, E. (1998). *Lessons from the Light*. New York and London: Insight Books, Plenum Press.

Roberts, B. and Chaboyer, W. (2004). 'Patients' Dreams and Unreal

Experiences Following Intensive Care Admission'. *Nursing in Critical Care*, vol. 9, no. 4, pp. 173 – 80.

Rodin, E. (1989). 'Comments on "A Neurobiological Model for Near-Death Experiences"'. *Journal of Near-Death Studies*, vol. 7, no. 4, summer, pp. 255 – 9.

Rogo, D. S. (1978). *Mind Beyond the Body*. New York: Penguin.

Rominger, R. A. (2009). 'Exploring the Integration of Near-Death Experience Aftereffects: Summary of Findings'. *Journal of Near-Death Studies*, vol. 28, no. 1, fall, pp. 3 – 34.

Rommer, B. (2000). *Blessing in Disguise: Another Side of the Near-Death Experience*. St. Paul, MN: Llewellyn Publications.

Rosen, D. H. (1975). 'Suicide Survivors'. *Western Journal of Medicine*, vol. 122, pp. 289 – 94.

Ruttan, L. and Persinger, M. A. (1990). 'Enhancement of Temporal Lobe-related Experiences During Brief Exposures to Milligauss Intensity Extremely Low Frequency Magnetic Fields'. *Journal of Bioelectricity*, vol. 9, no. 1, pp. 33 – 54.

Sabom, M. (1982). *Recollections of Death: An Investigation Revealing Striking New Medical Evidence of Life After Death*. London: Corgi.

Sabom, M. (1998). *Light and Death: One Doctor's Fascinating Account of Near-Death Experiences*. Grand Rapids, MI: Zondervan Publishing House.

Sanders, M. A. (2007). *Nearing Death Awareness*. London: Jessica Kingsley Publishers.

Sartori, P. (2008). *The Near-Death Experiences of Hospitalized Intensive Care Patients: A Five-Year Clinical Study*. New York and Lampeter: Edwin Mellen Press.

Sartori, P. (2010a). 'Spirituality 1: Should Spiritual and Religious Beliefs be Part of Patient Care?' *Nursing Times*, vol. 106, no. 28, pp. 14 – 17.

Sartori, P. (2010b). 'Spirituality 2: Exploring How to Address Patients' Spiritual Needs in Practice'. *Nursing Times*, vol. 106, no. 29, pp. 23 – 5.

Sartori, P. (2010c). 'Understanding the Subjective Experiences and Needs of Patients as they Approach Death'. *Nursing Times*, vol. 106, no. 37, pp. 14 – 16.

Sartori, P., Badham, P. and Fenwick, P. (2006). 'A Prospectively Studied Near-Death Experience with Corroborated Out-of-Body Perceptions and Unexplained Healing'. *Journal of Near-Death Studies*, vol. 25, no. 2, winter, pp. 69 – 84.

Saunders, N., Saunders, A. and Pauli, M. (2000). In *Search of the Ultimate High: Spiritual Experience through Psychoactives*. London, Sydney, Auckland and Johannesburg: Rider Books.

Saver, J. L. and Rabin, J. (1997). 'The Neural Substrates of Religious Experience'. *Journal of Neuropsychiatry and Clinical Neurosciences*, vol. 9, pp. 498-510.

Schenk, P. (2006). The Hypnotic Use of Waking Dreams: *Exploring Near-Death Experiences without the Flatlines*. London: Crown House Publishing.

Schoolcraft, H. R. (1975). *Travels in the Central Portions of the Mississippi Valley: Comprising Observations on its Mineral Geography, Internal Resources, and Aboriginal Populations*. Millwood, NY: Kraus Reprint. First published 1825.

Schwaninger, J., Eisenberg, P. R., Schechtman, K. B. and Weiss, A. N. (2002). 'A Prospective Analysis of Near-Death Experiences in Cardiac Arrest Patients'. *Journal of Near-Death Studies*, vol. 20, no. 4, summer, pp. 215-32.

Serdahely, W. (1990). 'Pediatric Near-Death Experiences'. *Journal of Near-Death Studies*, vol. 9, no. 1, fall, pp. 33-9.

Serdahely, W. (1991). 'A Comparison of Retrospective Accounts of Childhood Near-Death Experiences with Contemporary Pediatric Near-Death Experience Accounts'. *Journal of Near-Death Studies*, vol. 9, no. 4, summer, pp. 219-24.

Sheeler, R. D. (2005). 'Teaching Near-Death Experiences to Medical Students'. *Journal of Near-Death Studies*, vol. 23, no. 4, summer, pp. 239-47.

Shelly, M. P. (1993). 'Sedation for the Critically Ill Patient: Current Thoughts and Future Developments'. In *Intensive Care Britain*, Rennie, M. (ed.), London: Greycoat.

Sogyal, R. (1995). *The Tibetan Book of Living and Dying*. London: Rider Books. First published 1992.

Sotelo, J., Perez, R., Guevara, P. and Fernandez, A. (1995). 'Changes in Brain, Plasma and Cerebrospinal Fluid Contents of B-Endorphins in Dogs at the Moment of Death'. *Neurological Research*, vol. 17, pp. 223-5.

Spencer, M. (1996). 'Dissociation: Normal or Abnormal?' *Journal of Near-Death Studies*, vol. 14, no. 3, spring, pp. 145-57.

Spiegel, D. and Cardena, E. (1991). 'Disintegrated Experience: The Dissociative

Disorders Revisited'. *Journal of Abnormal Psychology*, vol. 100, pp. 366 – 78.

Stevenson, I. and Cook, E. W. (1995). 'Involuntary Memories During Severe Physical Illness or Injury'. *Journal of Nervous and Mental Disease*, vol. 183, pp. 452 – 8.

Storm, H. (2000). *My Descent into Death*. London: Clairview Books.

Stout, Y. M., Jacquin, L. A. and Atwater, P. M. H. (2006). 'Six Major Challenges Faced by Near-Death Experiencers'. *Journal of Near-Death Studies*, vol. 25, no. 1, fall, pp. 49 – 62.

Strassman, R. (2001). *DMT: The Spirit Molecule*. Rochester, VT: Park Street Press.

Sutherland, C. (1992). *Transformed by the Light: Life After Near-Death Experiences*. Sydney: Bantam Books.

Sutherland, C. (1995a). *Children of the Light*. London: Souvenir Press.

Sutherland, C. (1995b) *Reborn in the Light: Life After Near-Death Experiences*. New York, Toronto, London, Sydney and Auckland: Bantam Books.

Swaddling, M. (2006). *Telling Tales: 'Life as it Was – Told by those who Lived it'*. Aldershot: Pavilion Housing Association.

Tachibana, T. (1994). *Near-Death Experience*. Tokyo: Bungei Shunju (Japanese only).

Talayesva, D. (1942). *Sun Chief:* The Autobiography of a Hopi Indian. New Haven, CT: Yale University Press.

Tart, C. (1968). 'A Psychophysiological Study of the Out-of-Body Experiences in a Selected Subject'. *Journal of the American Society for Psychical Research*, vol. 62, no. 7, pp. 3 – 27.

Tart, C. (1998). 'Six Studies of Out-of-Body Experiences'. *Journal of Near-Death Studies*, vol. 17, no. 2, winter, pp. 73 – 99.

Taylor, E. (2011). ABC News interview broadcast 23 March 2011. http:// abcnews. go.com/WNT/Video/elizabeth-taylor-death-experience-13201786.

Thrum, T. (1907). *Hawaiian Folk Tales:* A Collection of Native Legends. Chicago, IL: A. C. McClurg.

Twemlow, S. W. (1977). 'Epilogue: Personality File'. In *Journeys Out of the Body*, Monroe, R. A. (ed.), New York: Anchor Press/Doubleday.

van Lommel, P. (2004a). Personal communication.

van Lommel, P. (2004b). 'About the Continuity of our Consciousness'. In Brain

Death and Disorders of Consciousness, Machado, C. and Shewmon,
D. A. (eds), New York, Boston, Dordrecht, London and Moscow: Kluwer
Academic/ Plenum Publishers.

van Lommel, P. (2010). *Consciousness Beyond Life: The Science of the Near-Death Experience*. New York: Harper One.

van Lommel, P., van Wees, R., Meyers, V. and Eifferich, I. (2001). 'Near-Death Experience in Survivors of Cardiac Arrest: A Prospective Study in the Netherlands'. Lancet, vol. 358, pp. 2039 – 45.

Varela, F. J. (ed.) (1997). *Sleeping, Dreaming, and Dying: An Exploration of Consciousness with the Dalai Lama*. Boston, MA: Wisdom Publications.

Vaughan, L. (1920). *Answered or Unanswered? Faith in China*. Philadelphia: Christian Life Literature Fund.

Wade, J. (2003). 'In a Sacred Manner we Died: Native American Near-Death Experiences'. *Journal of Near-Death Studies*, vol. 22, no. 2, winter, pp. 83 – 115.

Wallis Budge, E. A. (2008). *The Egyptian Book of the Dead* (Penguin Classics). London and New York: Penguin Books.

Warner, L. (1937). *A Black Civilization: A Social Study of an Australian Tribe*. New York: Harper and Brothers.

Whinnery, J. E. (1990). 'Acceleration-Induced Loss of Consciousness: A Review of 500 Episodes'. *Archives of Neurology*, vol. 47, pp. 764 – 76.

Whinnery, J. (1997). 'Psychophysiologic Correlates of Unconsciousness and Near-Death Experiences'. *Journal of Near-Death Studies*, vol. 15, no. 4, summer, pp. 231 – 58.

White, P. R. (1997). 'The Anatomy of a Transformation: An Analysis of the Psychological Structure of Four Near-Death Experiences'. *Journal of Near-Death Studies*, vol. 15, no. 3, spring, pp. 163 – 85.

Wilber, K. (1991). *Grace and Grit. Boston*, MA, and London: Shambhala.

Winkler, E. (1996). *Das Abendlandische Totenbuch* (The Occidental Book of Death and Dying). Hamburg: Corona.

Winkler, E. (2003). 'The Elias Project: Using the Near-Death Experience Potential in Therapy'. *Journal of Near-Death Studies*, vol. 22, no, 2, winter, pp. 79 – 82.

Woerlee, G. M. (2003). *Mortal Minds*: A Biology of the Soul and Dying

Experience. Utrecht: de Tijdstroom.

Woerlee, G. M. (2004). 'Cardiac Arrest and Near-Death Experiences'. Journal of Near-Death Studies, vol. 22, no. 4, summer, pp. 235 – 49.

Woodrow, P. (2000). *Intensive Care Nursing*: A Framework for Practice. London: Routledge.

Wren-Lewis, J. (2004). 'The Implications of Near-Death Experiences and Understanding Posttraumatic Growth'. *Psychological Inquiry*, vol. 15, pp. 90 – 2.

Yanagita, K. (1975). *The Legends of Tono*. Tokyo: Japan Foundation Translation Series. Originally published 1910.

Zaleski, C. (1987). *Otherworld Journeys: Accounts of Near-Death Experiences in Medieval and Modern Times*. New York and Oxford: Oxford University Press.

Zhi-ying, F. and Jian-xun, L. (1992). 'Near-Death Experiences Among Survivors of the 1976 Tang Shan Earthquake'. *Journal of Near-Death Studies*, vol. 11, no. 1, fall, pp. 39 – 49.

색인

나는 나를 보았다

펴 냄 2016년 4월 20일 1판 1쇄 박음 | 2016년 5월 2일 1판 1쇄 펴냄
지 은 이 페니 사토리
옮 긴 이 박정희
펴 낸 이 김철종
펴 낸 곳 (주)한언
등록번호 제1-128호 / 등록일자 1983. 9. 30
주   소 서울시 종로구 삼일대로 453(경운동) KAFFE 빌딩 2층(우 110-310)
          TEL. 02-701-6911(대) / FAX. 02-701-4449
책임편집 장웅진
디 자 인 정진희, 이찬미, 김정호
마 케 팅 오영일
홈페이지 www.haneon.com
e-mail haneon@haneon.com

ISBN 978-89-5596-759-3 03510

「이 도서의 국립중앙도서관 출판예정도서목록(CIP)은 서지정보유통지원시스템 홈
페이지(http://seoji.nl.go.kr)와 국가자료공동목록시스템(http://www.nl.go.kr/
kolisnet)에서 이용하실 수 있습니다.(CIP제어번호: CIP2016009998)」

Our Mission　– 우리는 새로운 지식을 창출, 전파하여 전 인류가 이를 공유케 함으로써 인류 문화의 발전과 행복에 이바지한다.

　　　　　　– 우리는 끊임없이 학습하는 조직으로서 자신과 조직의 발전을 위해 쉼 없이 노력하며, 궁극적으로는 세계적 콘텐츠 그룹을 지향한다.

　　　　　　– 우리는 정신적, 물질적으로 최고 수준의 복지를 실현하기 위해 노력 하며, 명실공히 초일류 사원들의 집합체로서 부끄럼 없이 행동한다.

Our Vision　　한언은 콘텐츠 기업의 선도적 성공 모델이 된다.

저희 한언인들은 위와 같은 사명을 항상 가슴속에 간직하고
좋은 책을 만들기 위해 최선을 다하고 있습니다.
독자 여러분의 아낌없는 충고와 격려를 부탁드립니다.

· 한언 가족 ·

HanEon's Mission statement

Our Mission　– We create and broadcast new knowledge for the advancement and happiness of the whole human race.

　　　　　　– We do our best to improve ourselves and the organization, with the ultimate goal of striving to be the best content group in the world.

　　　　　　– We try to realize the highest quality of welfare system in both mental and physical ways and we behave in a manner that reflects our mission as proud members of HanEon Community.

Our Vision　　HanEon will be the leading Success Model of the content group.